国家级继续医学教育项目教材

家庭肠内营养

主　编　于健春　陈　伟　王新颖

中华医学电子音像出版社
CHINESE MEDICAL MULTIMEDIA PRESS

北　京

版权所有　　侵权必究

图书在版编目（CIP）数据

家庭肠内营养 / 于健春，陈伟，王新颖主编 . —北京：中华医学电子音像出版社，2023.6

ISBN 978-7-83005-379-6

Ⅰ.①家… Ⅱ.①于…②陈…③王… Ⅲ.①临床营养 Ⅳ.①R459.3

中国国家版本馆CIP数据核字（2023）第046026号

网址：www.cma-cmc.com.cn（出版物查询、网上书店）

家庭肠内营养
JIATING CHANGNEI YINGYANG

主　　编：	于健春　陈　伟　王新颖
策划编辑：	秦　静
责任编辑：	周寇扣
校　　对：	龚利霞
责任印刷：	李振坤
出版发行：	中华医学电子音像出版社
通信地址：	北京市西城区东河沿街69号中华医学会610室
邮　　编：	100052
E-Mail：	cma-cmc@cma.org.cn
购书热线：	010-51322635
经　　销：	新华书店
印　　刷：	廊坊祥丰印刷有限公司
开　　本：	889mm×1194mm　1/16
印　　张：	14.25
字　　数：	403千字
版　　次：	2023年6月第1版　2024年5月第2次印刷
定　　价：	165.00元

购买本社图书，凡有缺、倒、脱页者，本社负责调换

国家级继续医学教育项目教材

内 容 简 介

《家庭肠内营养》是"国家级继续医学教育项目教材"系列丛书之一，也是《家庭肠外营养》的姊妹篇，是中国首部关于家庭肠内营养的专业书籍，由倡导家庭营养支持的于健春教授领衔，组织国内多位长期从事临床营养工作的临床医师、临床营养师、护师及药剂师，结合自己丰富的临床经验和国内外肠内营养指南共识撰写而成。全书围绕家庭肠内营养的历史与发展、基本概念和原则及临床应用等进行阐述，从营养风险筛查、评估到家庭肠内营养实施的评估和教育，结合膳食营养和肠内营养配制操作规范，肠内营养途径的选择，并发症及其处理，不同疾病相关营养不良病例实施家庭肠内营养的分享等不同方面，展示了实施家庭肠内营养的临床治疗效果、生存期、生活质量，延伸了现代医疗连续性和人文关怀的方向。本书配有7个视频，能更直观地让读者学习到先进的家庭肠内营养技术。本书可作为临床医师、临床营养学专业人员、护理人员及相关专业医护人员的学习和参考用书。

国家级继续医学教育项目教材

编委会

主　　编 于健春　陈　伟　王新颖

副 主 编 唐　云　李元新　郭淑丽

编　　者（按姓氏笔画排序）

于健春　么改琦　王新颖　宁晓红　巩　颖
朱明炜　任姗姗　刘　洋　孙晓红　李元新
李幼生　李融融　杨炯贤　吴　琼　张小田
陈　伟　陈志达　苑润雪　孟庆华　赵　彬
施咏梅　钱素云　徐田磊　郭淑丽　唐　云
符云来　康　琳　康维明　梁　斌　蒋　奕
曾子杨　蔚　田　樊跃平　魏俊吉

主编简介

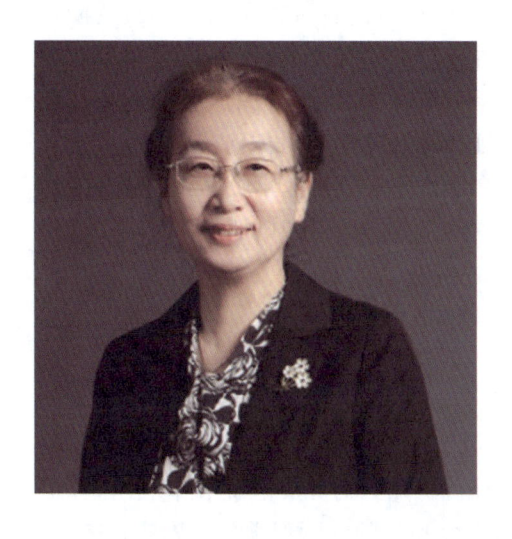

于健春 医学博士，主任医师，中国医学科学院北京协和医学院教授、博士研究生导师，北京协和医院基本外科副主任。曾任中华医学会肠外肠内营养学分会主任委员（2014—2017年），中华医学会外科学分会营养支持学组副组长，国家卫生健康标准委员会营养标准专业委员会副主任委员，中国医师协会外科医师分会临床营养医师学组副主任委员，北京市住院医师规范化培训外科委员会副主任委员（2013—2018年），北京医学会肠外肠内营养学分会主任委员，北京医师协会临床专家营养委员会主任委员，北京医师协会第五届理事会常务理事，北京医学会外科学分会胃肠学组副组长，中国老年保健医学研究会老年胃肠外科分会副主任委员（2018—2021年），中国产学研合作促进会、中国康养医学协同创新联合体理事会副主席，北京市卫生健康委员会北京健康文化促进会副会长，中国抗癌协会胃癌专业委员会常委，国家癌症中心国家肿瘤质控中心胃癌质控专家委员会委员，欧洲肠外肠内营养学会（ESPEN）委员，美国肠外肠内营养学会（ASPEN）委员，美国胃肠道与内镜外科医师学会（SAGES）委员，国际胃癌协会（IGCA）委员。《肠外与肠内营养》杂志副主编，*Clinical Nutrition Experiment* 副主编，《中华医学杂志·英文版》编委。

学术成就

培养外科研究生42名（其中博士研究生37名，硕士研究生5名），外科博士后2名，发表文章200余篇，主编及参编专业著作20部、继续医学教育教材8部、科普专著1部。多次荣获中国医学科学院北京协和医学院及北京协和医院优秀教师；曾荣获1996年度、2002年度卫生部、北京市及国家科技进步奖二等奖，2010年、2016年度北京医学会工作贡献奖，2012年度北京市科学技术奖三等奖，2013年华夏医学科技奖二等奖，2018年中华医学会肠外肠内营养学会（CSPEN）杰出贡献奖，2018年欧洲肠外肠内营养学会（ESPEN）荣誉会员。

专业擅长

主要从事普外科、胃肠外科与营养代谢专业相关临床和基础研究工作。作为主要研究者完成多项全国多中心临床营养研究。带领中华医学会肠外肠内营养学分会制定《临床肠外肠内营养治疗指南和共识》，开展营养风险筛查与营养规范治疗、胃肠肿瘤化疗与免疫营养、保留胃功能的腹腔镜微创手术、减肥手术与多学科综合治疗的研究。

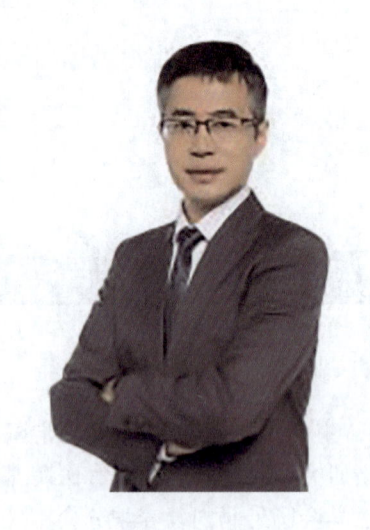

陈 伟 中国医学科学院北京协和医院临床营养科主任医师，博士研究生学位，博士生研究生导师，博士后导师。现任中华医学会肠外肠内营养学分会副主任委员，中国营养学会临床营养分会主任委员，中国医疗保健国际交流促进会营养与代谢管理分会主任委员，中国医师协会营养医师专业委员会常委兼总干事。参加国家多项课题研究工作，获得省级科学技术奖5项。发表学术论文110余篇，其中以第一作者及通讯作者被科学引文索引（SCI）收录36篇。长期致力于临床患者的各种类型营养不良的防治工作，主导人工营养支持的实施全过程，以及肥胖相关慢性疾病、糖尿病等营养干预。在行业内编写多部基于医学减重、糖尿病的循证指南和专家共识，且掌握了相关领域的国际前沿技术。在国内率先开发医学营养减重体系、家庭营养支持、临床营养诊断的教育和培训工作。

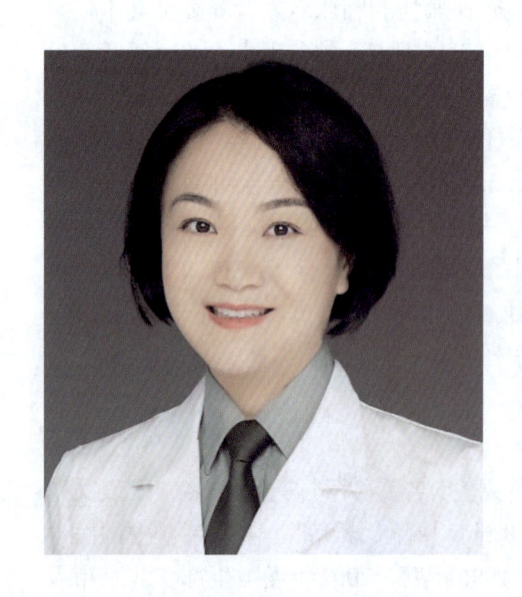

王新颖 主任医师，博士研究生导师，教授。东部战区总医院全军普通外科研究所副所长，临床营养治疗中心主任。现任中华医学会肠外肠内营养学分会副主任委员，中华医学会外科学分会营养支持学组委员，中国医师协会外科医师分会临床营养医师学组组长，江苏省医学会外科学分会营养外科学组组长。《肠外与肠内营养》杂志副主编。第十六届中国青年科技奖获得者。主持多项国家级及省部级科研课题、国家公益性行业科研专项、江苏省杰出青年基金项目等。获得国家科技进步奖一等奖、江苏省科技进步奖二等奖等5项。

前 言

自20世纪60年代至今，临床营养学的发展已经走过60余年的历程，抗生素、麻醉技术、微创技术、器官移植，特别是肠外肠内营养支持治疗，已挽救了无数肠功能衰竭或疑难重症患者的生命，创造了医学史的奇迹。

进入21世纪以来，随着经济的快速增长，现代化、工业化、城市化和社会老龄化的问题逐渐凸显，人民工作和生活习惯发生改变，疾病谱也随之改变。慢性病的患病率升高，已成为消耗医疗和社会资源最多的因素，是制约我国走向健康幸福社会的最大障碍。临床营养学在慢性疾病的预防和治疗管理中起到重要作用。由于我国慢性病合并肠功能障碍或衰竭的营养高风险患者或营养不良患者数量增多，肿瘤、炎症性肠病、手术、老年人共病、神经血管疾病等患者因胃肠功能障碍或衰竭，且对生存期和生活质量的需求不断增长，家庭肠内营养模式的实施势在必行。

目前，欧洲各国、美国、日本等发达国家已经开展家庭肠内营养几十年，临床营养学的理论和技术日趋成熟，我国尚处于起步阶段，与国外相比，我国临床营养学还存在较大差距。

既往医学院课程设计中临床营养学的学科课时设置少，住院医师及专科培训中缺乏临床营养学知识和技能培训。临床营养学的问题一直不被临床医师认识或重视。我国临床营养的需求巨大，而营养学教育及临床营养应用不足。同时，临床营养学教育及实践在医学院医学生、住院医师培训及临床与康复治疗机构的需求也与日俱增，亟待多学科临床营养学专业人才的培养教育、长期管理人才和体系的建立、医疗保险政策、营养产品的保障及卫生经济学研究的深入开展。

本书邀请长期从事临床营养工作的临床医师、临床营养师、护师及药剂师参编，结合临床实践经验及国内外肠内营养指南共识，从营养风险筛查、评估，到家庭营养实施评估和教育，结合膳食营养及肠内营养配制操作规范，肠内营养途径选择，并发症及处理，不同疾病相关营养不良病例实施、家庭肠内营养的分享等，展示了成功实施家庭肠内营养的临床治疗效果、生存期、生活质量，延伸了现代医疗连续性和人文关怀的方向。

本书是我国第一部《家庭肠内营养》专业书籍，标志着临床营养技术的发展水平，凝聚了我国医护工作者的健康智慧和人文关怀，开启了我国家庭肠内营养事业的新乐章。本书展示了当今多学科医护同道们对于临床营养事业的不懈追求和贡献，承载着我国走向繁荣富强、经济腾飞、医疗技术及医药企业蓬勃发展的新时代的呼唤、责任与期望。在此，我要感谢长期以来热忱帮助、支持我国临床营养事业的医护同道，感谢不断研发临床营养产品的国内外企业，由衷感谢所有参编本书的同道作者的积极支持、经验分享和无私奉献!《家庭肠内营养》是"国家级继续医学教育项目教材"系列丛书之一，也是《家庭肠外营养》的姊妹篇。本书可作为临床医师、临床营养专业人员、护理人员及相关专业医护人员的学习用书，也可作为健康管理工作者的参考用书。

希望本书作为中国家庭肠内营养的专业教材，开启规范化慢性病相关营养不良的教育、预防、干预、治疗与康复的临床营养新时代，促进长期家庭肠内营养治疗管理水平的提升，特别是多学科临床营养研究、卫生经济学评价和医疗保险政策研究及产学研的发展。愿我们携手共同促进临床营养事业的发展，造福患者、家庭和社会，为实现健康中国做出新贡献。

  谨以此书纪念并致敬开创中国临床营养事业的黎介寿院士及先辈大师们！

于健春

2023年3月31日

目 录

第一篇　总论	1
第1章　家庭肠内营养的历史与发展	3
第2章　肠内营养保护肠屏障的机制研究	6
第3章　吞咽功能及胃肠功能的评估	10
第4章　家庭肠内营养的卫生经济学评价研究进展	14
第5章　家庭肠内营养临床营养诊疗流程的建立	19
第6章　肠内营养制剂及肠内营养配套设施的研发	23
第7章　肠内营养的疗效及安全性评价	26
第二篇　家庭肠内营养的流程建立与监测管理	31
第8章　家庭肠内营养的流程	33
第9章　家庭肠内营养制剂的选择	40
第10章　家庭肠内营养途径的建立与应用	56
第11章　如何开具家庭肠内营养的处方	74
第12章　肠内营养的管理和监测	88
第13章　家庭肠内营养的并发症及处理方法	93
第14章　家庭肠内营养的医学管理	101
第15章　家庭肠内营养与多学科团队管理	108
第三篇　家庭肠内营养的临床应用	113
第16章　短肠综合征型肠衰竭患者的家庭肠内营养	115
第17章　胃肠道瘘患者的家庭肠内营养	126
第18章　不完全性肠梗阻患者的家庭肠内营养	134
第19章　恶性肿瘤患者的家庭肠内营养	141
第20章　老年患者的家庭肠内营养	149
第21章　肝功能不全患者的家庭肠内营养	154
第22章　临床罕见疾病——遗传性代谢疾病患者的家庭肠内营养	159
第23章　炎症性肠病患者的家庭肠内营养	166
第24章　儿童患者的家庭肠内营养	173
第25章　缓和医疗与家庭肠内营养	178
第26章　危重症患者的家庭肠内营养	188
第27章　神经系统疾病患者的家庭肠内营养	199
第28章　肠内营养在加速康复外科中的应用	205
附录　肠内营养相关操作步骤及流程（视频）	215

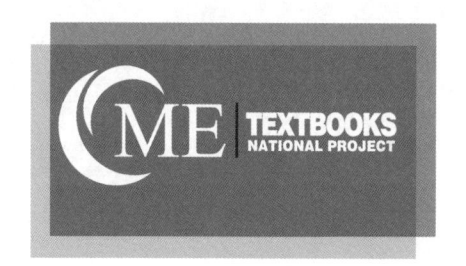

第一篇

总　论

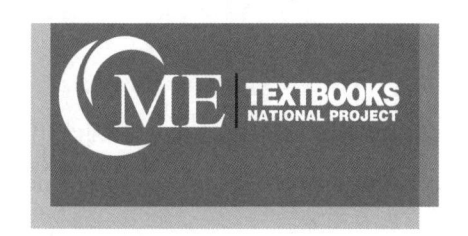

家庭肠内营养的历史与发展

第1章

于健春
中国医学科学院北京协和医院

对于经口摄食不足或不能的患者，营养支持可能是其生存的保障。肠内营养（enteral nutrition，EN）是指通过喂养导管为消化道提供营养素的营养支持方法，为经口摄入量不足患者提供营养的首选途径。当胃肠道途径可安全使用时，EN在生理、代谢、安全性及费用获益等诸多方面均优于肠外营养（parenteral nutrition，PN）。

无论在国内还是国外，以往一些医书文字记载营养治疗的手段是通过木制或玻璃导管向消化道注入混合营养液体，该操作过程困难且具有危险性。18—19世纪，采用的肠内营养装置较为原始，营养的选择仅限于可饮用的液体，如肉汤、牛奶、鸡蛋和红葡萄酒。19世纪后期，曾因误认为结肠为吸收营养的位置而从直肠灌注营养。现代医学和技术的发展促进了EN的安全有效使用，如今，许多研究证实，EN改善了患者的临床结局。

一、家庭肠内营养的定义

家庭肠内营养（home enteral nutrition，HEN）是指在专业的营养支持团队指导下，在家或社区为经口摄食不足、医疗状况稳定的患者通过喂养导管为机体提供所需营养素的营养支持方法。

二、家庭肠内营养实施的必要条件

HEN提供者需要确定肠内营养剂型、剂量及输注途径，教育患者和照护者，及时安排提供输注支持，在助力患者从医院转回家庭中起重要作用。国外一些家庭输注的医疗设备公司有专业的营养支持医师为患者进行营养评估和监测营养实施。许多患者出院后仍需家庭肠内营养支持治疗，北京、上海、南京等城市的一些医院虽然已经开展了家庭肠内营养，但由于我国人口众多，医疗资源有限，目前的医疗政策及医保政策尚未覆盖等因素，国内尚缺乏相关支持。

肠内营养途径设备、制剂、输注计划、实验室及临床监测的频度和力度在医院和家庭间差异较大。在医院，由训练有素的临床医师开具EN医嘱并由专业团队实施监测，而HEN的实施和一般监测则是由患者、家属或其他照护者提供。

三、家庭肠内营养的优势和目标

接受HEN的出院患者较长期住院患者具有诸多优势，如日常生活的活动范围增加、护理费用减少、院内感染的概率降低等。许多老年人患有多种慢性病，从急诊照护机构出院后，需要营养照护，HEN在有限的环境下，为病情复杂的患者提供最接近于生理的营养模式。

对患者及其家庭的评估，以及HEN的管理和监测，是安全、经济、有效实施HEN的必要条件。出院患者居家EN的联合计划应注重于HEN的个性化处方，考虑患者的经济来源，制订随诊计划，以及患者及家属的教育。HEN的目标是为出院患者提供适宜、个性化、有同情心、效价比优越及安全的支持治疗。

四、家庭肠内营养的现状

HEN的资料数据统计存在诸多困难。由于没有HEN患者人群的正规登记系统，HEN的研究数据大多都来源于研究报道。另外，接受HEN的患者可能自主选择肠内营养制剂，而不是接受原有医院提供的肠内营养制剂。2017年，美国肠外肠内营养学会（American Society for Parenteral and Enteral Nutrition，ASPEN）发表了一项针对居家机构中EN情况的调查报告，包含HEN患者数量、制剂类型、喂养置管的类型及途径，以及源于EN市场的信息。另外发现，23%的住院EN患者出院后，仍在家接受EN。通过这些数据估算，美国每年约有5万例患者接受HEN。

ASPEN不同的调查结果提示，成年或婴幼儿患者的比例及不同制剂使用比例如下：多数（59%）HEN患者接受整蛋白标准制剂，23%的患者接受水解蛋白/氨基酸型制剂；特殊疾病类型制剂占12%，遗传代谢性疾病的相关制剂占3%，经肠内营养导管喂养占2%。

ASPEN对HEN患者的喂养导管进行调查后发现，多数（75.4%）HEN患者使用胃造瘘管，8.6%的HEN患者使用胃空肠造瘘管，8.1%的HEN患者使用空肠造瘘管，7.9%的短期HEN患者采用鼻胃管或鼻空肠管。

ASPEN对输注模式的调查发现，23%的患者居家接受连续肠内营养泵入输注模式，17%的患者接受间断肠内营养泵入输注模式，60%的患者接受通过重力或注射器单次快速输注或间断输注喂养模式。

五、家庭肠内营养的发展模式

欧洲、美国、日本、中国等国家和地区先后开展了对先天性疾病、慢性病、恶性肿瘤及创伤或手术后并发症患者的家庭肠内营养支持治疗，并对其进行监测、评估和卫生经济学评价，证实了HEN的有效性、安全性、合理性。

尽管我国HEN处于刚刚起步阶段，随着HEN的需求与日俱增，其发展需要国家、医院、多学科医疗小组、社区医疗机构、医疗保险机构、患者及家属、医疗照护部门及相关企业等多层次的系统管理和支持合作，相信随着我国科学技术及远程监控技术与人工智能化的发展，将促进并完善HEN为先天性疾病、慢性病、恶性肿瘤及创伤等患者带来延续医疗和人文关怀的新型医疗模式。HEN支持治疗将以其独特的生命力在我国发挥重要作用。

参考文献

[1] ELWIRA G, DOMINIKA G, ZUZANNA P, et al. Quality of life of cancer patients receiving enteral nutrition: A systematic review of randomized controlled trials [J]. Nutrients, 2021, 13 (12): 4551.

[2] AINSLEY M, LIESJE N C, AMY L C, et al. Enteral nutrition handbook [M]. 2nd. ASPEN, 2019.

[3] 于健春, 吴国豪, 王新颖. 家庭肠外营养 [M]. 北京: 中华医学电子音像出版社, 2020.

[4] MARTIN K, GARDNER G. Home enteral nutrition: updates, trends, and challenges [J]. Nutr Clin Pract, 2017, 32 (6): 712-721.

[5] SEVILLA W M, MCELHANON B. Optimizing transition to home enteral nutrition for pediatric patients [J]. Nutr Clin Pract, 2016, 31 (6): 762-768.

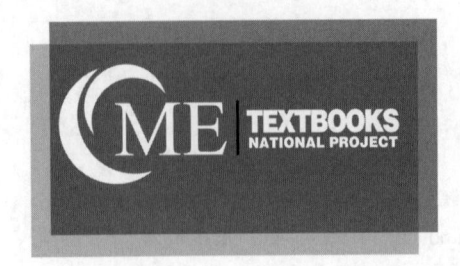

第2章 肠内营养保护肠屏障的机制研究

樊跃平
航空总医院

一、临床营养支持的发展历史

临床营养支持被誉为20世纪末医学的一大进展。如今，临床营养支持已成为各种疾病治疗过程中的重要手段，并在很大程度上影响着疾病的预后。有效、及时的临床营养支持往往会给患者带来良好的临床结局。

临床营养学60余年的发展历史并不平坦，是在不断实践、不断总结中逐步完善的。1968年，Dudrick及Wilmore首先建立了深静脉通路，肠外营养得以实现并推广，当时选择营养支持的"金标准"是"当患者需要营养支持时，首选静脉营养支持"。20世纪80年代，免疫学有了快速的发展，人们发现并认识到肠黏膜屏障的重要性，肠内营养也随之日益得到重视，营养支持的"金标准"演变为"当肠道有功能且能够安全使用时"。如今，随着营养支持在临床中得到广泛的应用和实践，营养支持的"金标准"进展为"给予全量营养支持，首选肠内营养，必要时联合应用肠内和肠外营养"。

临床营养支持具有重要的临床意义和作用。营养支持的目的不仅为机体提供营养底物，保证机体热卡的供给及维持机体氮平衡，更为重要的是维持、促进细胞代谢，维护组织、器官功能，调节机体免疫，平衡内稳态，保护肠黏膜屏障和减少并发症。对于某些疾病，如炎症性肠病（inflammatory bowel disease，IBD）也能起到积极治疗的作用。因此，临床营养支持的概念也逐步转化为临床营养支持治疗。临床营养支持分为两种方式，即肠外营养和肠内营养。顾名思义，肠外营养通路不经过消化道，而是从消化道之外的途径给予营养支持，目前主要包括深静脉通路及周围静脉通路。肠内营养通路为经消化道途径，如口服营养补充（oral nutritional supplement，ONS）、鼻胃管通路、鼻肠管通路、经皮内镜下胃造口（percutaneous endoscopic gastrostomy，PEG）、经皮内镜下空肠造口（percutaneous endoscopic jejunostomy，PEJ）、空肠造瘘管，有时根据患者的疾病情况于肠瘘远端置入营养管，建立肠内营养通路。

二、肠内营养的重要性

肠内营养的重要性及其临床应用日益受到临床医师的重视。"一旦危重患者顺利恢复了部分肠内营养，疾病的治疗就成功了一半"，这句经典之语形象地说明了肠内营养对患者治疗结局有重要影响。临床实践发现，一旦肠外瘘患者开始肠内营养，即使给予的是部分肠内营养，患者发热、内稳态紊乱、营养不良、肝功能不全等并发症也显著减少，发生不良事件的频率明显降低。国内外大量临床研究证实，在术前1周左右，给予限期胃肠道肿瘤手术患者肠内营养，其术后并发症减少、切口感染率降低及住院时间显著短于未给予肠内营养的患者。对于全身化学治疗（以下简称"化疗"）的恶性肿瘤患者，化疗期间给予适时、正确的肠内营养可显著提高患者对化疗的耐受性，减少化疗带来的营养不良、贫血、感染及胃肠道功能障碍等并发症。另外，对于克罗恩病患者，肠内营养不仅能改善营养状况，还可有效缓解克罗恩病活动期病变，该作用堪比糖皮质激素对活动期的稳定作用。

三、肠内营养保护肠黏膜屏障的机制

肠内营养在临床得到重视始于免疫学研究对肠黏膜屏障重要性的认识。胃肠道的生理作用于20世纪80年代前仅局限于对食物消化、吸收功能方面的认识。20世纪80年代后，对肠黏膜屏障的发现及对其重要生理意义的阐述，让我们对胃肠道有了更加深刻的认知。胃肠道除了具有消化、吸收功能外，还具有免疫功能，机体约60%的淋巴细胞位于消化道。消化道是机体最大的免疫器官。胃肠道黏膜细胞的营养来源为双系统，即肠系膜动脉供血和肠黏膜细胞直接从肠道内的食糜或肠内营养制剂营养底物获取营养物质。肠内营养途径更符合机体生理过程，可有效改善肠黏膜细胞的营养摄入，如谷氨酰胺为小肠黏膜细胞的直接供能底物，结肠内细菌分解的可溶性膳食纤维产物短链脂肪酸（short-ehain fatty acids，SCFA）则可直接向结肠黏膜细胞供能，而肠外营养不具备以上优势。

（一）肠黏膜屏障

肠黏膜屏障的有效维护也是肠内营养优于肠外营养的重要方面。肠道内存在大量的细菌，即肠道菌群，其数量远大于机体细胞的总量，因此，消化道可被看作未被引流、潜在的巨大脓腔。另外，胃肠道黏膜每天接触大量的外源性物质、异质性抗原，而大量的细菌、外源性物质及抗原并不能轻易通过肠黏膜屏障进入血液引起机体病理状态，皆因肠黏膜屏障的存在。肠黏膜屏障包含4个部分，即机械屏障、化学屏障、生物屏障及免疫屏障。

1. 机械屏障 是指肠黏膜柱状上皮细胞及这些细胞之间的紧密连接，而这些物理结构对防止病原微生物穿透黏膜层进入黏膜下层起阻拦作用。肠黏膜上皮的完整性及其正常的更新、再生是肠黏膜屏障的结构基础。

2. 化学屏障 由肠道内的胃酸、胆汁、多种消化酶、溶菌酶、黏多糖、糖蛋白及糖脂等多种化学物质组成。胃酸可消灭经口进入胃肠道内的外源性细菌；溶菌酶破坏细菌的细胞壁，从而杀死细菌；消化道每天分泌7000～8000ml消化液，大量的消化液可稀释肠道内的毒素，减少了细菌对肠黏膜上皮细胞的黏附及定植。

3. 生物屏障 即肠道菌群，是肠道内环境的重要构成部分。肠道是人体最大的细菌库，存在10^{13}～10^{14}数量级的细菌，因此，肠道菌群又被形象地称为"器官中的器官"。肠道正常菌群参与肠道屏障的构建。肠道常驻菌群99%左右为专性厌氧菌，并与其他约1%的细菌构成了一个既相互作用又相互依赖的微生态系统，这种微生态系统的动态平衡及稳定构成了肠黏膜的生物屏障。肠道中常驻菌群通过黏附作用与肠道上皮细胞紧密结合，形成生物屏障，从而竞争性抑制了肠道内的致病菌与肠黏膜上皮细胞的接触及定植。另外，肠道菌群分泌的乳酸、醋酸及短链脂肪酸等物质可降低肠道内酸碱度（potential of hydrogen，pH）及氧化还原电势压，竞争性利用营养物质，从而有效抑制肠道内致病菌的生长。

4. 免疫屏障 主要由肠道免疫系统的细胞群组成，肠道中包含两种不同表型的淋巴细胞，即位于上皮细胞层中的上皮内淋巴细胞和分散于疏松结缔组织中的固有层淋巴细胞。上皮内淋巴细胞约占上皮细胞的1/6，CD8阳性，具有胸腺依赖性及非胸腺依赖性的双源性特征，参与免疫监控及免疫防御。固有层淋巴细胞包括B淋巴细胞、浆细胞、巨噬细胞、T淋巴细胞及肥大细胞，可产生大量免疫球蛋白A（immunoglobulin，IgA），在肠道体液免疫中发挥重要作用。肠黏膜选择性地允许肠道内容物中的营养物质、药物等外源性抗原进入，而阻止致病菌及毒素等抗原的进入，此时肠道的免疫屏障发挥重要作用，其防御机制主要包括3个方面，即免疫排斥、免疫调节及免疫消除，通过细胞免疫和体液免疫防止致病性抗原对机体的病理性损伤。

（二）肠道受损的机制

20世纪70年代，当多器官功能障碍，如急性肺损伤、急性肾损伤、弥散性血管内凝血（disseminated intravascular coagulation，DIC）、急性肝损伤等成为临床医疗及基础医学关注及研究的热点，急性肠道损伤并未受到广泛关注。20世纪80年代后，随着免疫学的进展，尤其是对肠黏膜屏障及其重要生理、病理作用研究的进展，对胃肠道损伤、胃肠道功能障碍的研究逐步得到重视。由于肠道特殊的解剖结构及微循环特点，当机体处于严重应激、创伤、烧伤、大手术、严重感染及休克时，机体处于循环紊乱、缺血、缺氧状态，肠道极易受到损伤，导致肠黏膜屏障损伤，进而引起内毒素及肠道细菌移位入血，引起全身炎症反应，造成远隔器官的损伤。

肠道受损的机制：①感染、应激等因素导致机体血流动力学不稳定，为保障重要脏器，如心、脑等组织的灌注，周围血管及其他组织灌注减少，肠黏膜极易受缺血影响，出现肠黏膜缺血、缺氧，导致肠黏膜细胞病理性氧代谢、黏膜酸中毒、黏膜屏障受损；②进入肠道的细菌和毒素可通过炎症反应，直接引起肠黏膜充血、水肿，造成细胞间紧密连接受损；③应激、感染、烧伤时，机体处于高分解代谢、负氮平衡状态，肠黏膜缺乏自身修复的营养底物，如足够的谷氨酰胺，可导致肠黏膜数量显著减少。

急性肠道损伤时，肠道的主要改变为肠壁水肿、肠麻痹、应激性溃疡出血、肠道菌群失调，以及肠黏膜屏障损伤。肠黏膜屏障损伤可导致肠道内致病菌、常驻菌群及内毒素穿透肠壁进入腹腔引起腹腔感染，也可经过门静脉进入体循环，引起菌群移位。

1986年，Carrico等认为肠道是多器官功能障碍的启动器官。1988年，Wilmore指出在创伤、手术患者的应激过程中，肠道是中心器官之一。肠道既是应激、感染、创伤等伤害性刺激的"受害者"，又是导致全身炎症反应及多器官功能障碍的"启动者"，其核心为肠黏膜屏障的损伤、破坏。

（三）肠内营养的优势

肠内营养对肠道功能和肠黏膜屏障有重要保护作用。随着肠黏膜屏障概念的提出，以及对肠黏膜屏障的重要生理意义的发现和逐步认识，肠内营养的临床应用逐步受到重视，并在临床应用中逐步推广。肠内营养使许多胃肠功能障碍、急性肠损伤的患者受益，使他们获得良好的临床结局。同时，能否恢复肠内营养作为评价肠道屏障功能障碍的重要指标也得到了临床的公认。

相对于肠外营养，肠内营养具有许多显著优势：①更加符合机体营养摄入的正常生理过程；②更好地提供营养底物和改善患者的营养状态；③促进胃肠道蠕动，促进胃肠道功能恢复；④增加门静脉血流；⑤促进消化液、消化酶及胃肠道激素的分泌和释放；⑥减少胆汁淤积及肝功能损害；⑦减少长期肠外营养的诸多并发症，如导管相关性血流感染（catheter-related blood stream infection，CRBSI）、代谢紊乱、肝功能异常等；⑧采用持续滴注的鼻饲方式时，对于腹腔情况复杂的患者，如腹部多次手术、严重腹腔感染、放射性肠道损伤等可在保证营养供给的同时，有效减少胃肠道负担，并可促进术后肠道良性粘连的形成，避免过早经口进食从而引起肠梗阻；⑨有效维护肠黏膜屏障功能，避免肠道菌群的移位，从而减少肠源性感染，避免对机体的二次打击。

肠内营养的重要临床意义很大一部分是对肠黏膜屏障的有效保护。约30%的肠黏膜细胞营养来自肠系膜动脉血供，另外70%直接来自肠道内的营养底物，因此，无论采取ONS方式或鼻饲方式，均实现了肠内营养制剂与肠黏膜细胞的直接接触，从而直接向肠黏膜细胞提供营养，刺激肠黏膜细胞增生，纠正并改善长期肠外营养及急性肠损伤时出现的肠黏膜细胞萎缩，保证了肠黏膜细胞的正常结构，加强了肠黏膜细胞间的紧密连接及绒毛高度，维护了肠黏膜的机械性屏障。由于营养底物与肠黏膜的直接接触，肠内营养可刺激、促进消化液、消化酶及大量胃肠道激素的分泌和释放，从而促进胃肠蠕动、增加肠道血流、促进胆囊收缩，有效维护了肠道化学屏障。

肠内营养方式不仅有效喂养了肠道的黏膜细胞，也有效喂养了肠道内的常驻菌群，维持了肠道固有菌群的正常生长，保证了肠道内菌群内环境的稳定，不溶性膳食纤维在结肠内被细菌分解为短链脂肪酸可直接向结肠黏膜细胞供能，以上方面均有效稳定了肠道生物学屏障。肠黏膜细胞、肠道相关免疫细胞均为快速增长细胞，早期、积极、有效的肠内营养为肠黏膜细胞及肠道相关免疫细胞提供营养底物，有助于肠道细胞正常分泌分泌型免疫球蛋白A（secretory immunoglobulin A，sIgA），刺激免疫细胞应答功能，维持正常、适度的免疫应答，调控细胞因子的产生，减轻过度炎症反应，从而有效维护了肠道免疫屏障。因而，肠内营养维护了肠道的机械屏障、化学屏障、生物屏障及免疫屏障，从整体上有效维护了肠黏膜屏障，纠正了肠道内菌群及内毒素移位，避免了肠源性感染的发生。

若肠黏膜屏障发生损伤，可造成肠道细菌及毒素移位，引起全身炎症反应，甚至可导致多器官功能障碍。及时、有效的肠内营养可充分维护肠黏膜屏障，避免肠道细菌及毒素移位，使患者获得良好的临床结局，其临床意义不仅是提供营养支持，还具有临床治疗价值。

参考文献

[1] 黎介寿. 肠外瘘[M]. 2版. 北京：人民军医出版社，2004.
[2] 吴国豪. 外科危重症患者营养支持治疗热点问题及对策[J]. 中华消化外科杂志，2019，18（10）：908-911.
[3] 于健春，李子建. 外科营养支持治疗焦点问题及研究进展[J]. 中国实用外科杂志，2018，38（3）：250-253.
[4] 陈伟，于健春，李子建，等. 基于循证指南的肠外肠内营养学临床实践进展[J]. 中华外科杂志，2017，55（1）：32-36.
[5] 黎介寿. 免疫营养的现状[J]. 肠外与肠内营养，2012，19（6）：321-323.
[6] 黎介寿. 肠内营养与肠屏障功能[J]. 肠外与肠内营养，2016，23（5）：257-259.
[7] 蒋正英，常志刚，李维勤. 重症病人胃肠功能障碍肠内营养专家共识[J]. 中华消化外科杂志，2021，20（11）：1123-1136.
[8] 黎介寿. 首选肠内营养的合理性[J]. 肠外与肠内营养，2013，20（6）：321-323.

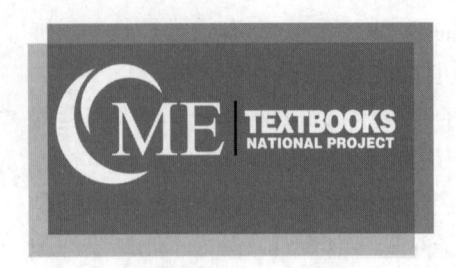

吞咽功能及胃肠功能的评估

第3章

孙晓红
中国医学科学院北京协和医院

一、概 述

良好的营养状态是治疗疾病和维护功能的最基本条件。在临床上，营养支持分为肠内营养和肠外营养。众所周知，肠内营养更符合生理性营养的代谢和利用，肠内营养能促进和维护胃肠道的结构和功能的完整性，保护胃肠黏膜屏障，减少并发症。相比肠外营养，肠内营养安全、有效、费用低。肠内营养可经口或通过营养管给予，肠内营养途径的选择及是否可顺利实施，其前提条件是受试者具有良好的吞咽功能和胃肠道具有良好的动力和吸收功能。本章重点阐述对吞咽功能及胃肠道功能的评估。

二、吞咽功能的评估

吞咽是一个重要而复杂的生理过程。吞咽障碍（dysphagia）是指不能发起吞咽动作或感受到食物，或者水不容易从口腔入胃内。从咀嚼到食团进入胃这一过程中，任何一环节出现功能异常都可能引起吞咽障碍。在临床上，按解剖部位进行分型可将吞咽障碍分为口咽性吞咽障碍和食管性吞咽障碍。

判断受试者是否存在吞咽障碍应从问诊开始，首先通过提问："你有吞咽方面的问题吗？有无饮水呛咳？"来筛查，也可采用进食评估问卷调查工具-10（eating assessment tool-10，EAT-10）进行筛查。在进行吞咽障碍筛查和评估时，还须重视病因方面的诊断，明确有无结构性病变。

（一）吞咽障碍筛查

1. 进食评估问卷调查工具-10 对于有吞咽障碍风险的受试者首先应选择简便、快速、有效、无风险的方法筛查是否存在吞咽问题。EAT-10符合上述要求，具有普适性，适用于初级保健医师、全科医师、护士、照护者。该量表为受试者自评量表，共有10个问题，每个问题分为5个等级，总分为40分，得分超过3分提示有吞咽障碍（表3-1）。

表3-1 进食评估问卷调查工具-10

序号	问题	0	1	2	3	4
1	我的吞咽问题使我体重减轻					
2	吞咽问题影响了我外出就餐					
3	我吞咽液体费力					
4	我吞咽固体食物费力					
5	我吞咽药物费力					
6	我吞咽时感到疼痛					
7	我的吞咽问题影响了进餐的愉悦感					
8	当我吞咽时感觉食物"卡"在喉部					
9	当我进餐时会咳嗽					
10	吞咽时需要用力					

注：0＝无症状；1＝轻度，不影响日常生活；2＝中度，对日常生活稍有影响；3＝中度，对日常生活有明显影响；4＝症状严重，无法忍受。

2. 洼田饮水试验 洼田饮水试验（kubota drinking test，表3-2）用于评估是否有吞咽障碍，适用于神志清楚、配合检查的受试者。检查时受试者取坐位，饮30 ml温水，观察受试者饮水经过、耗时和是否有呛咳及其程度，根据情况分为5个级别。正常无吞咽障碍为1级、5 s之内饮完；可疑吞咽障碍为1级、超过5 s饮完或2级；明确吞咽障碍为3～5级。对2～3级受试者应给予进食方法指导，对于4～5级的受试者需要进行康复训练。

表3-2 洼田饮水试验

分级	饮水经过	呛咳	时间/s
1	1次咽下	—	
2	≥2次咽下	—	
3	1次咽下	有	
4	≥2次咽下	有	
5	不能全部咽下	频繁呛咳	

注：评定标准如下，正常，1级，吞咽时间在5 s之内；可疑，1级，吞咽时间在5 s以上或2级；3～5级均为吞咽障碍；—，无内容。

3. 反复唾液吞咽试验 本试验适用于意识清楚的受试者。要求受试者取坐位或半坐卧位。观察30 s内受试者反复吞咽的次数和喉上抬的幅度。检查喉上抬时手指放置位置如下：示指放于下颌骨下方，中指放于舌骨，环指放于甲状软骨/喉结，小指放于环状软骨。吞咽功能正常表现为30 s内吞咽3次及以上，喉结上下移动2 cm及以上。其他表现均为异常。

（二）吞咽功能的评估方法

1. 观察一般状态 对于患者是否存在吞咽障碍，护理者或照护者应关注以下3个方面。①意识：处于清醒、嗜睡或昏迷状态；②全身情况：有无发热、是否为气管切开、是否放置管饲、营养状态；③认知和语言功能：正常，无认知和交流障碍；认知功能减退需要进一步评估；无法正常交流和沟通。

2. 评估口咽吞咽功能 主要包括以下几方面。①咽反射：吞咽启动、自主咳嗽及反射时间、自主清嗓及反射时间；②发音情况：发音时间、发音质量及软腭提升情况；③口唇运动情况：观察有无流涎、闭唇、砸唇、呲牙、鼓腮等；④下颌运动张开、闭合运动情况；⑤舌体运动情况。

3. 摄食功能的评估 可通过X线下容积-黏度吞咽测试（volume-viscosity swallow test, V-VST）评估受试者一次吞咽的体积（5 ml、10 ml、20 ml）和黏度（黏稠、液体、布丁状）造影剂，主要观察吞咽安全性和吞咽功能，如患者在检查过程中出现咳嗽、声音变化（嘶哑）、血氧饱和度下降＞3%提示吞咽安全性受损；如在检查过程中发现唇部闭合不完全、口腔残留、分次吞咽、咽残留提示吞咽功能受损。

4. 电视X线透视吞咽功能检查 电视X线透视吞咽功能检查（videofluoroscopic deglutition examination，VDE）能直接观察患者吞咽器官的活动状态，是评估吞咽功能的"金标准"。常规VDE是通过进食一定量混有钡剂的不同黏稠度的造影剂，同时进行侧位和前后位X线透视，显示吞咽的动态过程。从而了解受试者口咽期的吞咽功能和解剖结构有无异常，也可以测定咽部通过时间。VDE可判断有无吸入及其原因，有助于判断是否存在隐性吸入，以及预测吸入性肺炎的风险。如今，有的医院将造影剂改为泛影葡胺，增加了检查的安全性。

VDE虽然是评估吞咽功能的"金标准"，但也有其局限性，检查过程中，老年人配合困难，且吞混有钡剂的造影剂过程中存在误吸风险；检查环境不利于有认知障碍的受试者，影响检查时注意力；咽下的物质是造影剂，并非食物，当吞咽真正的食物时，可能由于食物的口味和质地，使检测结果出现偏倚。

5. 其他检查手段 随着医疗技术的不断进步，用于客观检查的手段也在不断涌现。喉镜检查可观察患者咽喉部形态与运动正常与否，如软腭关闭情况、咽腔形态、会厌形态、声带形态及开闭情况、梨状窝有无潴留等。结合亚甲蓝等染色剂还可以观察有无显性误吸、渗漏等，结合一定压力的空气刺激评估咽喉部的感觉功能。

6. 食管测压 适用于食管源性吞咽障碍（首先除外器质性病变）。食管测压可以用于评估食管上、下括约肌功能及食管体部蠕动收缩功能。根据食管测压结果将食管源性吞咽障碍分为下食管括约肌松弛障碍和食管体部蠕动廓清功能障碍所致的吞咽障碍，临床常见贲门失弛缓症、胃食管反流病、无效食管、弥漫性食管痉挛等。

三、胃肠动力及功能的评估

（一）胃排空功能

胃是一个具有多功能的初级消化器官。胃的运动包括胃平滑肌周期性地产生电活动和机械运动，以完成3种主要运动功能：①近端胃肌舒张以适应进餐后大量食物的涌入和贮存；②远端胃肌收缩进行机械消化，将大块食物碾磨成微小颗粒并与胃液搅拌混合，促进有效的消化与吸收；③胃的运动把初步消化的食糜以足够慢的速度推进至十二指肠。

1. 胃排空功能检查 胃排空（gastric emptying, GE）功能检查是在试餐后的一定时间测定胃试餐或标志物的排出量。方法包括放射性核素法、超声法、不透X线标志物法等。放射性核素法是检查胃排空功能的"金标准"。但因检查费时、费用高、需要放射性核素标志食物，限制了其广泛应用于临床。超声法检查胃液体/半流体排空功能，通过定时测算胃窦面积和体积变化，评估胃的排空功能。不透X线标志物法简便、易行，便于临床应用，受试者检查前空腹6 h，进食标准试餐，同时服用不透X线标志物，进餐后5 h摄腹部X线片，通过标志物排出胃腔的比例计算胃排空功能，通常5 h标志物排出＞50%为排空功能正常。

2. 胃肠传输试验　胃肠传输试验（gastrointestinal transition test，GITT）不透X线标志物法是口服一种或一种以上不透X线标志物后摄片，计算在一定时间内不透X线标志物在消化道的分布情况。用于测算胃肠道及其各段传输时间，评价其传输功能是否正常。通常胃小肠（达回盲部）传输时间为4～6 h即为正常；胃结肠传输时间为24 h，标志物排出85%或72 h标志物100%全部排出亦为正常。

（二）小肠吸收功能

小肠的吸收功能包括对糖类、蛋白质和微量元素的吸收。

1. 糖类吸收试验　常用于评估小肠对糖类的吸收功能，包括D-木糖试验、氢呼气试验、乳糖耐量试验。临床较常用D-木糖试验。木糖是一种五碳糖，在小肠不完全吸收，50%被小肠吸收，其中25%由尿中排出，因此，在肾功能正常的情况下，口服一定量的D-木糖后，测定尿中木糖的排出量可以间接反映小肠吸收功能。方法是禁食6 h空腹排空尿液，口服5 g D-木糖，尽量多饮水保持尿液，收集5 h全部尿液测定。正常5 h收集尿液中D-木糖排出≥1.2 g。

2. 蛋白质吸收试验　常用氮平衡方法，为受试者连续5～6天进食含有一定量的蛋白质（60～100 g）的试餐，用卡红标记，分别留取其后72 h的全部粪便，排出量超过2 g或吸收率低于摄入量的90%为蛋白质吸收异常。

3. 希林试验　又称维生素B_{12}吸收试验。维生素B_{12}是含钴的维生素，主要吸收部位在回肠末端。希林试验是口服小剂量^{57}Co或^{58}Co标记的维生素B_{12}，同时肌内注射维生素B_{12} 1 mg，使肝内维生素B_{12}储存饱和。收集24 h尿，测尿中放射性维生素B_{12}的含量。24 h尿液中排出放射性维生素B_{12}大于8%为正常。

只有有的放矢地评估吞咽功能及胃肠道动力和吸收功能，结合受试者具体情况及医疗照护意愿才能帮助受试者顺利实施肠内营养。

参考文献

[1] 柯美云，周吕. 神经胃肠病学与动力：基础与临床[M]. 北京：科学出版社，2005：470-521.
[2] 潘国宗，曹世植. 现代胃肠病学[M]. 北京：科学出版社，1998：1056-1061.
[3] 刘晓红，陈彪. 老年医学[M]. 3版. 北京：人民卫生出版社，2020：355-358.

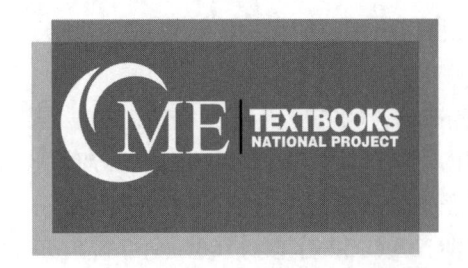

家庭肠内营养的卫生经济学评价研究进展

第4章

蔚田 于健春
中国医学科学院北京协和医学院

目前，家庭肠内营养的真实应用率在全球各地区的差异较大，据估计，美国每百万人中有1385例患者在应用HEN，而美国疗养院中2%～34%的患者在应用HEN。在新加坡，HEN的应用率为15.7/1000人年，每位患者的每个月应用HEN成本的中位数为799.47新加坡元，其中护理成本占HEN总成本的63%。近年来，随着肠内营养通路技术的发展，HEN的安全性和便捷程度得到提高，HEN患者的存活率高达82%，且71%的患者表示下一年会继续使用HEN。He等评估了HEN在上消化道恶性肿瘤术后患者的应用效果，该荟萃分析共纳入了15项随机对照研究（randomized controlled clinical trial，RCT）共有1059例患者，该研究结果表明，与正常口服饮食相比，HEN显著避免了患者体重减轻，并可提高白蛋白、血红蛋白、前白蛋白、转铁蛋白等营养指标的状况，降低了营养不良或潜在营养不良的发生率。随着HEN患者的存活率和HEN的应用率提高，HEN的卫生经济学的评价在确定未来的卫生政策和决策方面具有重要作用。本章对目前家庭肠内营养的卫生经济学评价的文献进行了回顾和讨论，进一步探讨HEN的卫生经济学评价的研究进展。

卫生经济学评价是对治疗疾病的不同替代方案的成本和效果进行比较分析，评价医疗决策的经济性，通过有限的卫生资源获取更大的医疗受益，从而优化配置医疗资源。常见的卫生经济学评估包括成本-效果分析（cost-effectiveness analysis，CEA）、成本-效用分析（cost-utility analysis，CUA）、成本-效益分析（cost-benefit analysis，CBA）。卫生经济学评价已经成为评估医疗干预成本与效果、研究干预措施可负担性的主要策略和有效方法。

一、家庭肠内营养的成本-效果分析

成本-效果分析的特点是以最低的成本实现最大化的健康产出，其计算公式为成本的差值比效果的差值，即成本效果比。营养支持的成本效果是卫生经济学评价的重要内容，短期的肠内营养可缩短住院时间、减少并发症和医疗费用。王艳等的研究发现，对于有营养风险的患者，接受营养支持组比未接受营养支持组感染性并发症的发病率显著降低。因此，有营养风险的胃肠病患者接受营养支持有助于改善患者的临床结局。多项研究发现，多学科团队支持下长期HEN有助于改善患者的预后。在我国，HEN已被证明可以改善晚期胃癌患者的营养状况和生活质量。HEN的肠内营养制剂的支出是其成本的重要组成部分，美国肠外肠内营养学会（American Society for Parenteral and Enteral Nutrition，ASPEN）指出，肠内营养制剂的选择必须综合评估患者的营养状况、代谢情况、胃肠功能、整体医疗状况和预期结果。欧洲肠外肠内营养学会（European Society of Parenteral and Enteral Nutrition，ESPEN）制定的2022版《家庭肠内营养指南》推荐，HEN患者使用标准的商业配方制剂。

2007年，波兰开始将HEN纳入医疗保险的报销范围内。波兰一项研究观察了203例患者从每天5～6次50～100 ml推注的混合管饲转为在专业团队指导下以推注或连续输注的方式进行专业肠内营养管喂养后的临床效果。结果发现，在将HEN纳入报销后，患者的入院率和入住重症监护病房（intensive care unit，ICU）率明显降低。此外，肺炎、呼吸衰竭、尿路感染和贫血的发生率也降低。患者住院治疗的平均费用从764.65美元/年降至142.66美元/年。该研究结果强调了专业的营养支持团队在HEN中的重要性。波兰另一项多中心观察性研究纳入了456例HEN患者，结果发现，与未应用HEN相比，HEN的实施降低了感染性并发症的发生率（37.4% vs. 14.9%，$P<0.001$）、入院次数（1.98±2.42次 vs. 1.26±2.18次，$P<0.001$）和住院时间（39.7±71.9天 vs. 11.9±28.5天，$P<0.001$）。患者平均住院费用从6500.20美元/年降低至2072.58美元/年。以上研究结果表明，HEN改善了患者的临床结局并降低了医疗保健成本。商业配方制剂比混合膳食在营养配比方面更完整，可降低长期不正确营养供给的风险，并且还可节省准备混合膳食的时间。

经皮内镜下胃造瘘术（percutaneous endoscopic gastrostomy，PEG）是一项为需要长期营养支持治疗患者提供HEN的重要技术。意大利的一项研究评估了家用胃造瘘营养管（gastrostomy feeding tube，GFT）更换的安全性和成本效果。在该研究的3年间为纳入的84例患者进行了235次GFT置换。其中，230次（97.8%）在患者家中完成，5次（2.2%）患者被转诊至医院以确认适当的GFT放置位置。研究期间未发生不良事件，总体成本降低了46.8%，每次手术可节省124欧元，整个研究期间节省的费用可达29 000欧元。

目前，我国与营养相关的成本-效果研究大多为回顾性分析，其中影响成本的相关因素较多，如我国目前多样性的医保政策及医师对营养方式选择的偏好不同等，然而，回顾性的分析多未对此类因素进行记录，从而无法通过多元数学模型对混杂因素进行调整。中华医学会肠外肠内营养学分会（Chinese Society for Parenteral and Enteral Nutrition，CSPEN）创立了"营养风险-不足-支持-结局-成本/效果多中心分享数据库协作组（Nutrition risk Undernutrition Suppor Outcome Cost，简称'NUSOC协作组'）"以期实现全面的营养支持的成本-效果分析。我国未来的HEN的卫生经济学评价仍需具有前瞻性且记录全面卫生经济学数据的队列研究。

二、家庭肠内营养的成本-效用分析

效用是指人们通过医疗卫生服务和药物治疗后对健康状况改善和提高的满意程度。成本-效用分析中的主要效用指标是质量调整生命年（quality adjusted life year，QALY），即实际生存年数换算成完全健康状态所存活的年数。成本-效用分析以QALY的成本形式衡量干预措施的结果或增量成本效用比。Elia等研究了在家中或疗养院接受HEN的脑血管意外患者的成本-效用分析，这些患者的HEN的中位时间为2.08年。在家接受HEN的患者的成本/QALY为12 817英镑（95%CI 10 351～16 826），结果表明脑血管意外患者应用HEN的成本低于其他医疗保健干预措施（成本/QALY远低于30 000英镑）。

日本的一项针对60例压疮患者的营养干预随机对照试验表明，与传统治疗方式相比，HEN干预下压疮的愈合状况得到改善，HEN干预12～16周可缩短压疮的时间9.6～16.2天（$P<0.05$）。Hisashige等分析了HEN干预治疗压疮的成本-效用分析，该研究比较了4个月内HEN干预组与对照组在改善患者压疮方面的效果。研究结果证明，HEN对压疮的治疗有效并可节约成本，每例患者的成本分别降低了542美元和881美元，HEN干预组的总成本降低。Maeda等探讨了日本HEN患者居家护理与医院护理的平均治疗费用的差异，结果发现以医院为基础的护理成本始终高于以家庭

为基础的护理成本。成本-效用分析的特色是将生活质量纳入了综合评价并进一步量化，未来在我国开展HEN的成本-效用评价需要充分比较患者在家庭和在医院的生活质量差别。

三、家庭肠内营养的成本-效益分析

成本-效用不仅考虑健康产出和疗效，还考虑了生命的质量，而成本-效益分析要求成本和结果都使用货币单位来衡量，它通过比较预期效益和预期成本来进行评价，属于最具挑战性的经济分析方法。英国的一项研究对70例经胃造瘘营养的HEN患者提供多学科HEN支持团队护理。该研究结果提示，引入HEN支持团队可最大限度地减少与经胃肠营养管喂养相关的成本，并提高患者在家接受经导管喂养的体验感。通过有效的管理和护理服务，HEN团队支持的患者往返医院的交通费用降低，此外，膳食和增稠剂的成本也大幅度降低，共节省成本约46 457英镑。HEN团队对营养管的护理可避免管路堵塞和感染等并发症，从而降低入院率。此外，中、重度营养不良的发生率也从41%降至25%。另一项前瞻性的随机对照单盲临床试验评估了PEG术后12个月营养支持专业团队随访的成本和结果。将纳入研究的成年患者随机分为两组（干预组47人，对照组54人）。干预组由营养支持专业团队进行定期随访，为患者、家庭护理人员和初级保健专业人员提供适当的支持和建议，而对照组不提供营养支持专业团队随访。研究结果发现，干预组患者的医疗保健费用为13 330英镑，而对照组为16 858英镑。干预组患者的医疗费用支出降低约21%，且住院时间更短，再入院的次数更少且时间更短，营养管移除时间更早，喂养时间更短。以上结果表明，对HEN的患者进行定期、系统的营养团队随访不仅不会增加成本，还可提高患者的护理质量和生活质量。

Hall等的一项研究评价了实施家庭肠内营养支持诊所（nutrition support clinic，NSC）的成本和结果。该研究纳入30例患者，并与22例具有充分随访的基线患者进行了比较。NSC使与HEN相关的急诊就诊次数减少了88.9%，再入院次数减少了78.1%。预计每位患者的医疗成本降低了6831美元。约30%的患者在NSC中至少出现一次管路堵塞，只有1例患者需要重新置入营养管。该结果表明，营养师主导的HEN支持诊所的实施提高了HEN的质量，并降低了再入院率，减少了导管相关并发症和医疗保健费用。

对患者及家属等护理人员进行培训是HEN成功的关键因素。Ana等开展了一项针对HEN患者的电话支持计划（patient support program，PSP），43例患者被纳入研究，平均年龄为72岁，HEN平均持续时间为4年。PSP实施前、后的计划外医疗费用分别为6229欧元和4711欧元，这一成本的减少主要与急诊就诊次数减少有关。研究结果提示，HEN和PSP有助于改善患者营养状况和维持生活质量，并减少某些计划外的HEN相关医疗资源的使用，从而节省了医疗成本。

综上所述，HEN支持治疗能让患者在家中生活、学习和工作，并且具有较好的卫生经济学效果。HEN支持是一种医学治疗，但营养支持的途径、内容和管理最好由多学科营养支持团队制定，对HEN患者及护理者的培训和定期随访有助于提高HEN的质量，且有助于降低医疗成本。健康中国营养先行，如今，HEN已逐渐成为我国营养支持的重要方式。

参考文献

[1] MARTIN K, GARDNER G. Home enteral nutrition: updates, trends, and challenges [J]. Nutr Clin Pract, 2017, 32 (6): 712-721.

[2] 江志伟, 李宁, 黎介寿. 家庭肠内营养支持 [J]. 肠外与肠内营养, 2004, 11 (5): 317-319.

[3] BISCHOFF S C, AUSTIN P, BOEYKENS K, et al. ESPEN practical guideline: home enteral nu-

trition [J]. Clinical nutrition (Edinburgh, Scotland), 2022, 41 (2): 468-488.

[4] MUNDI M S, PATTINSON A, MCMAHON M T, et al. Prevalence of home parenteral and enteral nutrition in the United States [J]. Nutr Clin Pract, 2017, 32 (6): 799-805.

[5] MITCHELL S L, BUCHANAN J L, LITTLEHALE S, et al. Tube-feeding versus hand-feeding nursing home residents with advanced dementia: a cost comparison [J]. J Am Med Dir Assoc, 2004, 5 (2 Suppl): S22-S29.

[6] WONG A, SOWA P M, BANKS M D, et al. Home enteral nutrition in singapore's long-term care homes-Incidence, Prevalence, Cost, and Staffing [J]. Nutrients, 2019, 11 (10): 2492.

[7] WONG A, GOH G, BANKS M D, et al. A systematic review of the cost and economic outcomes of home enteral nutrition [J]. Clinical Nutrition (Edinburgh, Scotland), 2018, 37 (2): 429-442.

[8] XUETING H, LI L, MENG Y, et al. Home enteral nutrition and oral nutritional supplements in postoperative patients with upper gastrointestinal malignancy: a systematic review and meta-analysis [J]. Clinical Nutrition (Edinburgh, Scotland), 2021, 40 (5): 3082-3093.

[9] SANDERS G D, NEUMANN P J, BASU A, et al. Recommendations for conduct, methodological practices, and reporting of cost-effectiveness analyses: second panel on cost-effectiveness in health and medicine [J]. JAMA, 2016, 316 (10): 1093-1103.

[10] 张慧, 牟绍玉, 蒋朱明, 等. 营养支持"成本-效果"的研究方法 [J]. 中华临床营养杂志, 2011, 19 (5): 343-346.

[11] CORREIA M I, WAITZBERG D L. The impact of malnutrition on morbidity, mortality, length of hospital stay and costs evaluated through a multivariate model analysis [J]. Clinical Nutrition, 2003, 22 (3): 235-239.

[12] 王艳, 蒋朱明, JENS K, 等. 营养支持对有营养风险胃肠病患者临床结局的影响以及成本-效果比初步探讨: 275例前瞻性队列研究 [J]. 中华临床营养杂志, 2013, 21 (6): 333-338.

[13] MAJKA A J, WANG Z, SCHMITZ K R, et al. Care coordination to enhance management of long-term enteral tube feeding: a systematic review and meta-analysis [J]. JPEN J Parenter Enteral Nutr, 2014, 38 (1): 40-52.

[14] QIAN Z Y, SUN Y S, YE Z Y, et al. Application of home enteral nutrition and its impact on the quality of life in patients with advanced gastric cancer [J]. Zhonghua Wei Chang Wai Ke Za Zhi, 2014, 17 (2): 158-162.

[15] BANKHEAD R, BOULLATA J, BRANTLEY S, et al. Enteral nutrition practice recommendations [J]. JPEN J Parenter Enteral Nutr, 2009, 33 (2): 122-167.

[16] KLEK S, SZYBINSKI P, SIERZEGA M, et al. Commercial enteral formulas and nutrition support teams improve the outcome of home enteral tube feeding [J]. JPEN J Parenter Enteral Nutr, 2011, 35 (3): 380-385.

[17] KLEK S, HERMANOWICZ A, DZIWISZEK G, et al. Home enteral nutrition reduces complications, length of stay, and health care costs: results from a multicenter study [J]. Am J Clin Nutr, 2014, 100 (2): 609-615.

[18] PONSKY J L. Percutaneous endoscopic gastrostomy: after 40 years [J]. Gastrointest Endosc, 2021, 93 (5): 1086-1087.

[19] COMINARDI A, LISOTTI A, TECI E, et al. Elective home replacement of gastrostomy feeding tubes is safe and cost-effective. Has hospital referral become obsolete? [J]. Dig Liver Dis, 2021, 53 (5): 620-624.

[20] 赵敏, 李卓, 蒋朱明, 等. 肠外肠内营养学与转化医学T3阶段转化——规范应用患者受益临床研究设计探讨 [J]. 中华临床营养杂志, 2019, 27 (5): 257-264.

[21] HIGGINS A M, HARRIS A H. Health economic methods: cost-minimization, cost-effectiveness, cost-utility, and cost-benefit evaluations [J]. Crit Care Clin, 2012, 28 (1): 11-24.

[22] JOISH V N, ODERDA G M. Cost-utility analysis and quality adjusted life years [J]. J Pain Palliat Care Pharmacother, 2005, 19 (1): 57-61.

[23] ELIA M, STRATTON R J. A cost-utility analysis in patients receiving enteral tube feeding at home and in nursing homes [J]. Clinical Nutrition (Edinburgh, Scotland), 2008, 27 (3): 416-423.

[24] OHURA T, NAKAJO T, OKADA S, et al.

Evaluation of effects of nutrition intervention on healing of pressure ulcers and nutritional states (randomized controlled trial)[J]. Wound Repair Regen, 2011, 19(3): 330-336.

[25] HISASHIGE A, OHURA T. Cost-effectiveness of nutritional intervention on healing of pressure ulcers[J]. Clin Nutr, 2012, 31(6): 868-874.

[26] MAEDA M, FUKUDA H, SHIMIZU S, et al. A comparative analysis of treatment costs for home-based care and hospital-based care in enteral nutrition patients: a retrospective analysis of claims data[J]. Health Policy, 2019, 123(4): 367-372.

[27] 何力鹏, 姜宇. 临床效果是成本效益的决定因素[J]. 中华医学杂志, 2013, 93(17): 1296.

[28] DINENAGE S, GOWER M, VAN WYK J, et al. Development and evaluation of a home enteral nutrition team[J]. Nutrients, 2015, 7(3): 1607-1617.

[29] SCOTT F, BEECH R, SMEDLEY F, et al. Prospective, randomized, controlled, single-blind trial of the costs and consequences of systematic nutrition team follow-up over 12 mo after percutaneous endoscopic gastrostomy[J]. Nutrition, 2005, 21(11-12): 1071-1077.

[30] HALL B T, ENGLEHART M S, BLASEG K, et al. Implementation of a dietitian-led enteral nutrition support clinic results in quality improvement, reduced readmissions, and cost savings[J]. Nutr Clin Pract, 2014, 29(5): 649-655.

[31] CANTóN B A, LóPEZ O N, GóMEZ V E, et al. A telephone support program for patients with home enteral nutrition contributes to nutrition status and quality of life maintenance and reduces health resource use[J]. Nutr Clin Pract, 2022, 37(4): 878-886.

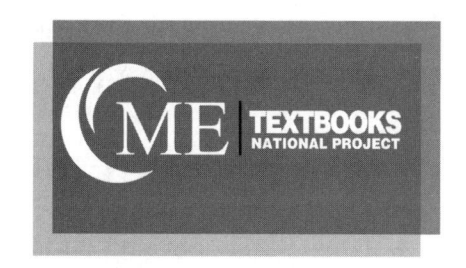

第5章 家庭肠内营养临床营养诊疗流程的建立

于健春
中国医学科学院北京协和医院

家庭肠内营养是维护生命的疗法，患者在住院期间需要由医师、护师、营养师、药剂师等多学科团队共同决策并建立临床营养诊疗流程。

在开启肠内营养之前，应该首先考虑的因素包括：①患者的病情和营养状况、诊断及预后；②治疗的风险及获益；③出院计划；④生活质量；⑤伦理问题；⑥患者及家属的意愿；⑦医疗费用及医疗保险问题等。

一、出院回家的决策和实施家庭肠内营养的标准

（一）患者的评估和选择

临床医师或营养师首先要考虑为患者实施HEN的适应证，通常需要仔细评估病情、肠内营养的目标、营养种类、选择途径、治疗时间及费用。

实施HEN的对象是超过1周以上口服膳食不能满足其营养需求量［实际摄入热卡＜60%预计摄入量、摄入热卡＜10 kcal/（kg·d）或＜600～800 kcal］、营养高风险或营养不良、具有胃肠功能、能够接受家庭肠内营养治疗的非急诊患者，其治疗目标是增加体重、提高功能状况或生活质量。如果患者1～3个月内体重下降＞5%，即为营养状况受损，应及时开始肠内营养。

由住院患者成功转换实施HEN患者需要具备以下3项标准：①患者至少要有居家肠内营养的意愿；②患者或照护者应具有实施EN的能力；③患者能够耐受医嘱开具的肠内营养制剂。因此，并非每例患者均符合HEN的标准。

一项对食管切除术后或全胃切除术后患者经造瘘管实施HEN的多中心随机对照研究证实了HEN的安全性、有效性和对于患者及其照护者的可接受性，且随诊6个月的人体测量评定和功能及效-价比的结果良好。另外几项国内外的临床研究也证实了HEN对于癌症和克罗恩病患者的有效性。

处于营养不良风险的患者，如神经疾病、脑外伤、头颈部肿瘤、胃肠或其他脏器恶性肿瘤、非肿瘤的胃肠疾病（包括吸收不良综合征、短肠综合征）等在出院之前，均应考虑口服营养补充或HEN。

一项流行病学调查资料显示，在意大利HEN患者每年递增3246例，患者居家和在照护机构的比例各占50%。

根据欧洲国家登记的数项流行病学研究发现，成年患者HEN的主要适应证是神经疾病（神经

血管疾病及神经退行性疾病)、头颈部恶性肿瘤、非肿瘤性胃肠道疾病(如瘘、食管狭窄、炎症性肠病)、脑外伤、吸收不良综合征(如短肠综合征)、严重的肠动力疾病(如自身免疫性肠道平滑肌炎)、遗传代谢性疾病,以及囊性纤维病。

一项回顾性调查研究显示,意大利患者HEN的平均时间为196天。其中,神经血管疾病261天,神经退行性疾病251.5天,头颈部恶性肿瘤118天,腹部恶性肿瘤82.5天,脑外伤788天,先天性疾病387天。仅有7.9%的患者恢复口服营养,平均生存期为9.1个月。以上调查研究为我国开展HEN预期达到的平均时间提供有益参考。

基于肠内营养的临床实践,HEN禁忌证包括:①预计生存期不足1个月的患者;②严重的肠道功能障碍,如胃肠道梗阻、胃肠道出血、严重吸收不良或严重代谢失衡;③患者或其法律照护者因组织机构或伦理等问题不能解决,不同意或不能实施HEN,则应放弃HEN计划。

上述建议已被欧洲肠外肠内营养学会(ESPEN)2020年版及2022年版《家庭肠内营养指南》推荐。

欧洲相关的伦理指南与缓和医疗中颇有争议的人工营养,包括肠内营养,并不能改善严重认知功能障碍或终末期疾病的结局,还会增加医疗负担,因此,营养支持的决策开启、继续或停止,均面临着包括来自患者、家属、临床医师及照护者的伦理挑战。因此,需要全面考虑并尊重患者及家属的意愿,包括选择喂养管的置入部位或停止EN的时机等。

(二)患者教育的方式和重要性

临床医师及配套服务体系的建立应关注接受EN照护治疗的患者和照护者的教育,特别是线上课程或远程教育和指导,其目标是为发展和提供患者标准的营养教育做出贡献。

充分的教育能够减少治疗相关的并发症,改善患者的临床结局,增加照护者的知识和自信心,提高治疗用药的依从性。检测评价患者或照护者的学习方式,有利于为学习者提供适宜的个体化教育模式(如应用纸质版材料、录音、视频或教学用具)。应该用纸质版材料要求学习者具有一定的阅读水平(5~6年级),避免不必要的医学或技术名词。

教育资料的内容应该包括患者或照护者的预期和HEN可能引起的并发症,应强调有去急诊静脉输液或再入院等状况的可能。HEN实施者及家庭健康护士在治疗过程中应始终指导患者了解HEN相关并发症,如恶心、呕吐、脱水、便秘、误吸、置管部位刺激或导管滴漏、导管阻塞、输注泵动力问题等。

(三)多学科团队指导

医师、护师、营养师、药剂师及病例管理师组成的多学科团队在助力患者出院的过程中起到重要的整合作用。例如,患者家庭照护者和患者在出院前参加临床代表会议,以帮助评估、教育患者及指导家属如何使用喂养泵。肠内营养医嘱实施者应核对出院医嘱,以确认医嘱涵盖的所有设备安全和必要提供的物质无遗漏,均有利于肠内营养喂养。

二、家庭肠内营养服务

在国外,HEN的提供者和服务包括医药公司、家庭输注公司及家庭健康管理公司。医药公司主要提供制剂和服务医疗设备,如床、走路助力器、轮椅车、呼吸机。家庭输注公司不仅可以提供制剂和输注系统,还可提供静脉输注药品及药师和护师服务。家庭健康管理公司可以提供教育、培训和临床监测的护理服务。

病例管理师、照护协调员或者社会工作者负责协助患者进行家庭肠外营养（home parenteral nutrition，HPN）和 HEN 的选择和教育，助力患者转运到家。当选择了提供者，应考虑的条件如下：患者的医疗保险范围、可获得的注册营养师和/或营养支持团队，提供者的实施操作的时间（小时）、HEN 的照护标准、是否有健康照护或社区健康认证机构或专业委员会认证。

（一）患者教育内容

对于 HEN 患者和照护者，需要设计并提供肠内营养输注设备相关的患者教育的具体内容：①患者姓名与肠内营养制剂组成；②检查、储存、制备和输注制剂的方法；③制剂挂置的时间限制；④输注方法（顿服、重力滴注、泵入）及 HEN 日程计划；⑤喂养管的清洁说明；⑥经过肠内营养管注入药品的说明（如果需要）；⑦确定导管的类型、型号及放置日期；⑧制造厂商的名称及企业联系方式；⑨肠内营养设施的养护；⑩导管重置（经鼻）或导管安全说明；⑪并发症的症状和体征；⑫记录提供者的信息（公司名称及联系方式）；⑬开具肠内营养医师的姓名及联系方式。

（二）肠内营养泵异常情况及处理

1. 肠内营养泵异常情况 ①无法启动泵；②无明显原因反复报警；③预计输注完成后的肠内营养制剂袋内剩余量过多。

2. 肠内营养泵异常的原因 ①电量或电池量不足；②泵内电池接触不良；③泵未插电；④泵功能失灵。

3. 肠内营养泵异常的处理步骤 ①检查泵连接插头；②检查墙壁电源插座是否功能正常；③检查电池是否充电；④关闭泵，检查阅读使用者说明书；⑤如果泵仍不工作，联系家庭营养供应商。

三、出院计划

出院前，健康照护团队应尽快决策需要 HEN 的患者；患者应得到专业团队的指导和照护服务，并提供输注的肠内营养制剂、肠内营养通路维护及皮肤完整的护理，多学科团队应与家庭照护支持者协调并平稳对接。

除了多学科团队，家庭照护者在为出院患者实施家庭肠内营养的过程中起整合作用。例如，家庭照护者在患者出院前应与患者见面，一同接受多学科团队的评估和教育、指导和帮助患者及家庭成员如何使用肠内营养制剂及输注泵；肠内营养照护者应核对出院医嘱，以确认 HEN 仪器和了解相关安全喂养处方。

儿童患者 HEN 的适应证、相关并发症的风险、所需的肠内营养设备不同于成年患者，且其病情复杂，因此，儿童患者出院后是否接受 HEN，医师应予充分考虑并与家属沟通。无论儿童患者还是成年患者，患者和照护者的教育是安全实施 HEN 的重要因素。应尽早启动对患者的教育，包括通过书面材料及直接沟通或录像视频等形式进行 HEN 相关的健康教育。

四、医疗保险

在国外，HEN 的费用可被医疗保险、医疗护照管理、私人保险及其他形式覆盖。享受医疗保险的 HEN 患者必须符合特定的标准。①患者吞咽困难的证据。②胃肠排空的检查结果，以证明动力障碍和吸收不良。③预期 HEN＞90 天（如长期需要须每年证明），证明患者需要 HEN 提供足够的营养素，以保持患者体重和肌力，以维持其全身健康状况。④如果经口继续摄食，HEN必须成为患者营养摄入的主要占比。需要另附文件说明患者的需求（HEN＜750 kcal/d或＞2000 kcal/d）。⑤不同地区医疗政策、个人或家庭收入等均影响医疗保险的报销比例。有的保险公司要求先提出报销肠内营养制剂和支持系统的申请。有时需要在患者出院前确定肠内营养制剂及支持系统是否可由保险公司支付。⑥HEN报销的评估应在肠内营养途径置管之前完成。

我国的HEN医疗保险尚处于起步阶段，对HEN的支付不足可能导致患者或照护者经济拮据。我国各个地区和医疗机构需要根据具体情况，进一步促进和推动HEN及医疗保险的有效实施，以促进医疗资源的合理分配和医疗的连续性、HEN及配套服务体系可持续发展，以合理实施HEN，使患者、家庭及社会受益。

参考文献

［1］于健春. 临床肠外肠内营养治疗指南与共识［M］. 北京：中华医学电子音像出版社，2018.

［2］AGRE P，BROWN P，STONE K. Tube feeding troubleshooting guide［EB/OL］.（2018-11-16）［2023-02-27］. https://cdn.ymaws.com/oley.org/resource/resmgr/Docs/TF_Troubleshooting_Guide_201.pdf. Updated May 2018. Accessed November 16，2018.

［3］BISCHOFF S C，AUSTIN P，BOEYKENS K，et al. ESPEN guideline on home enteral nutrition［J］. Clin Nutr，2020，39：5-22.

［4］STEPHAN C，BISCHOFF，PETER AUSTIN，et al. ESPEN practical guideline：home enteral nutrition［J］. Clin Nutr，2022，41（2）：468-488.

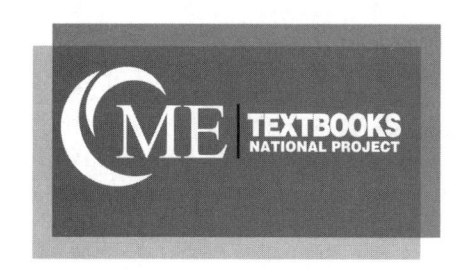

肠内营养制剂及肠内营养配套设施的研发

第6章

于健春
中国医学科学院北京协和医院

肠内营养制剂是安全有效提供肠内营养（EN）的保障。EN能够为单纯经口膳食不能满足营养需求的患者提供100%的营养需求。EN可以通过短期的经鼻胃管或经鼻空肠营养管，或者长期的肠内营养导管（如胃造瘘营养管或空肠造瘘营养管）进行输注。喂养模式包括注射方式（又称"顿服"）、重力袋滴注喂养、输注泵助力输注。患者医疗病史、胃肠功能状态及参与喂养过程的能力均可影响个体化理想EN剂型的选择。

一、肠内营养制剂的需求

（一）经肠内营养导管途径输注的肠内营养制剂

根据ESPEN《临床营养基础》（第5版），经肠内营养导管途径输注的肠内营养制剂通常分为以下3类。

1. 整蛋白型 ①成人型（含膳食纤维型、无膳食纤维型）；②小儿型（含膳食纤维-混合型、无膳食纤维型）。

2. 加工修饰蛋白型 ①成人型：半要素型（双肽/三肽）、要素型（氨基酸）；②小儿型：半要素型（双肽/三肽）、要素型（氨基酸）。

3. 特殊疾病型 ①呼吸疾病型；②肾病型（低蛋白、低电解质、高能量、低液体量）；③加强治疗型（添加谷氨酰胺/ω-3脂肪酸）；④肝病型（添加支链氨基酸）；⑤心功能不全型（低钠）；⑥肿瘤型（添加精氨酸/谷氨酰胺/ω-3脂肪酸）；⑦糖尿病型。

根据患者吞咽功能、胃肠功能、吸收功能、肠道耐受性及口味和形态等临床个体需求，需要开发一系列肠内营养制剂及特殊医学用途配方食品，组件（增稠剂、电解质等）或益生菌等，以及需要研发适合国人口味和剂型的新型肠内营养制剂或特殊配方食品。

营养制剂中的粉剂在制作完成后并非无菌，有细菌污染的风险。添加组件产品制备的肠内营养制剂，不用时应放置在冰箱中冷藏保存，混合制剂超过24h应弃用。

（二）匀浆膳

匀浆膳在制备和经导管喂养输注过程中均存在污染风险。匀浆膳在制备中或因食物加工技术不当，在清洗设备时及食物储藏时或输注喂养过程中，营养成分均有可能被污染。匀浆膳经导管喂养时的微生物污染，可能引起食物感染性疾病。匀浆膳导管喂养引起细菌感染的发生率及相关感染的研究报道较少。匀浆膳在我国某些医院应用较普遍，建议在医院食堂有营养专家的监督指导下制作，并放置在密封容器中送到病房冰箱供患者食用。

国外的一项研究发现，可在刚制备好的匀浆膳标本中均检测出不同菌落计数的大肠埃希菌和金黄色葡萄球菌。在匀浆膳标本（76份）制备后18 h，68份标本（90%）大肠埃希菌检测呈阳性，72份标本（95%）金黄色葡萄球菌检测呈阳性。

一项在儿科20例患者胃造瘘管注入匀浆膳，调整商业用肠内营养制剂的研究发现，匀浆膳喂养提高了胃肠道的耐受性，降低了呕吐频率，增加了肠道菌群的多样性，并提示患者需要50%以上的匀浆膳作为热卡的来源。

为减少微生物的污染，医院或家庭制作及使用匀浆膳应遵循美国营养师协会操作指南规范要求：匀浆膳存放在冰箱并在24 h之内使用，室温下营养袋悬挂输注不超过2 h，未使用的匀浆膳放置冰箱超过24 h应该丢弃。中国医师协会营养医师协会关于匀浆膳安全制作规范详见本书第9章相关内容。

2020年及2022年版《欧洲肠外肠内营养学会：家庭肠内营养指南》（*ESPEN practical guideline*：*Home Enteral Nutrition*）推荐HEN患者应采用商业化肠内营养制剂，以降低肠道感染的风险。

二、肠内营养配套设施的研发

（一）肠内营养导管

根据临床不同患者的需求，患儿或成年患者需要不同型号或长短的肠内营养导管，其具有组织相容性好，刺激性小，对酸、碱性消化液及药物耐受性好，便于清洗及可长期使用的特点。

肠内营养导管根据使用时间可分为短期和长期置管。①短期（4～6周）置管：经鼻胃管，或者经鼻-胃-空肠营养管，或者三腔管（包括胃管、空肠营养管）带有导丝的导管或有重力或磁力牵引的装置，更有利于胃肠营养导管的置入顺利到位。②长期（1～2年以上）置管：经皮内镜下胃造口术（percutaneous endoscopic gastrostomy，PEG）及经皮内镜下空肠造口术（percutaneous endoscopic jejunostomy，PEJ）、经X线胃穿刺置管。目前已有可替换装置的带有水囊或气囊的胃管（1～3个月），便于在家中床旁替换。

尽管经开腹手术行空肠穿刺营养置管设计合理，但随着腹腔镜手术的广泛普及，尚需研发适用于腹腔镜下操作的胃穿刺营养置管及空肠穿刺营养置管。

（二）肠内营养输注泵

最早的商业化肠内营养输注泵（enteral feeding pumps）于1956年面市，旋转式及直线蠕动式输注泵的机制是加压和减压滚筒中的液体，其真正广泛应用是自1970年以来，与商业化肠内营养制剂制造的发展相得益彰。肠内营养输注泵的设计先进之处在于应用容量机制，促进了精准测定制剂的预设输入量进入容器内，控制管道内的输入速率。1990年肠内营养输注泵提升了安全特征，包括微型遥控器、显示屏、项目选择、报警及错误信息、自动冲管，以及肠内营养制剂输注管道加温装置，大幅度提升了肠内营养的安全性、耐受性和有效性。

（三）个性化需求产品

对于临床患者的个体化需求，需要进一步研发系列产品，如不同类型、材质、型号的肠内营养管；在不同需求和环境下（居家、职场、学校或旅行）滴注EN用袋、输注管道及输注泵，以及相关的配套设施（便携式恒温箱、输注泵的背包或充电器等）。另外，需要研发胃肠功能的监测设备，有利于客观判断肠内营养实施的安全性和耐受性。

（四）远程医疗设备

对于远程医疗设备的研发，包括信息反馈记录、实验室检查及影像资料储存、危机值提醒或报警。对于胃肠功能监测的开发应用，包括输注过程中胃肠功能障碍的提示，以及血糖的监测、泵速的调整、输注泵温度的调整、导管输注障碍的提示等，还需要整合远程医疗及医工结合，研发可视频和穿戴的医疗器械，对家庭肠内营养患者进行远程监测、评估，医护与患者沟通交流的手机软件（application，APP）开发设计，将进一步体现人性化的个性化医疗服务。

家庭肠内营养应用中常见的问题和信息汇总分析是推动肠内营养制剂及配套设施研发的直接动力。

总之，随着我国经济发展水平和医疗水平的提高，老龄化、慢性病和癌症患者对于生活质量和健康需求的增长，家庭肠内营养及相关制剂、器械及配套设施或远程监控体系的研发和使用势在必行。

参考文献

[1] DURFEE S M, ADAMS S C, ARTHUR E, et al. ASPEN. standards for nutrition support: home and alternate site care [J]. Nutr Clin Pract, 2014, 29 (4): 542-555.

[2] KONRAD D, MITCHELL R, HENDRICKSON E. Home nutrition support. In: Mueller CM, ed. The ASPEN Adult Nutrition Support Core Curriculum [M]. 3rd ed. Silver Spring, MD: American Societyfor Parenteral and Enteral Nutrition, 2017.

[3] BOULLATA J I, CARRERA A L, HARVEY L, et al. ASPEN safe practices for enteral nutrition therapy. JPEN J Parenter Enteral Nutr, 2017, 41 (1): 15-103.

[4] US FOOD AND DRUG ADMINISTRATION. The FDA encourages use of enteral device connectors that reduce risk of misconnection and patient injur [letter] [EB/OL]. (2018-09-07) [20230-02-27] https://www.fda.gov/downloads/MedicalDevices/ResourcesforYou/Industr/UCM619782.pdf.

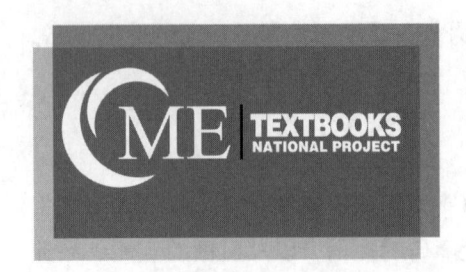

第7章 肠内营养的疗效及安全性评价

樊跃平
航空总医院

临床营养支持作为一种新兴的技术，其作用及重要的临床意义已逐步为广大临床医师接受和认可，其概念及内涵也从单纯的营养底物的供给演化为具有一定的临床治疗价值，如免疫调控、维护胃肠道功能及结构、减轻氧化应激、降低炎症反应、提高患者生存率等，因而，目前称之为"临床营养支持治疗"。临床营养支持治疗包括经周围静脉或深静脉途径的肠外营养及经胃肠道途径的肠内营养，肠内营养较肠外营养而言，其临床意义更为重要，有时能否顺利建立并给予肠内营养甚至可能决定着疾病的转归。对于危重患者，一旦顺利地恢复了肠内营养，疾病的治疗就成功了一半。

一、肠内营养的疗效

肠内营养最基本、最初的临床意义就是通过胃肠道途径向机体提供营养底物，包括宏量营养素，如糖类、脂肪及蛋白质；微量营养素，如维生素、矿物质、微量元素等。肠内营养制剂的特点可简单地概括为两个方面，即营养全面和均衡。目前，肠内营养制剂种类繁多，已超过200种，大体上可分为整蛋白型、加工修饰蛋白型及特殊疾病型。无论口服营养补充（ONS）或是经营养管喂养，若能实施完全肠内营养水平，可满足机体日常生理的营养需求，包括对维生素、无机盐、微量元素推荐的日摄入量。肠黏膜细胞所获营养约70%直接来源于肠内营养制剂与胃肠道黏膜接触；约30%来源于肠系膜动脉的血供，因此，肠内营养更符合机体的生理过程。与肠外营养相比，肠内营养可更有效地改善机体营养状况。此外，一些特殊营养物质，例如，谷氨酰胺是空肠、回肠肠黏膜细胞的直接供能底物；可溶性膳食纤维在结肠内被肠道菌群分解为短链脂肪酸，是结肠黏膜细胞的直接供能底物。

肠内营养不仅可有效喂养肠黏膜细胞，也可有效喂养肠道的菌群，从而维持肠道常驻菌群的稳定性，维护肠黏膜屏障中的生物屏障。通过营养底物与肠黏膜细胞的接触，刺激肠黏膜细胞增生，避免肠黏膜萎缩，增强肠黏膜细胞间连接，维持绒毛高度，从而保障了肠黏膜屏障中的机械性屏障的结构及功能。肠内营养促进了60%～70%的肠道免疫细胞，如黏膜内淋巴细胞、Peyer小结、淋巴滤泡的增殖，有助于肠道细胞正常分泌分泌型免疫球蛋白A，从而保持了肠黏膜屏障中的免疫屏障部分。肠内营养还可刺激和促进消化液、胃酸、胃肠道激素的分泌，对肠黏膜屏障中化学屏障具有保护作用。严重感染、较大创伤及手术打击、严重烧伤等应激状态下，肠道极易缺血、缺氧，可造成肠黏膜屏障障碍。另外，长期完全肠外营养时，肠黏膜屏障也易出现障碍，从而出现肠道内菌群及内毒素的移位，引起远隔组织、器官的急性损伤，如急性肺损伤、急性肾损伤、急性肝功能障碍等，甚至引起全身炎症反应，对机体造成二次打击，导致不良临床结局。肠内营养通过对机械屏障、化学屏障、生物屏障及免疫屏障的有效维护，可改善、纠正肠黏膜屏障障碍，促进并维护正常的肠黏膜屏障功能，减少了菌群和内毒素移位。

肠内营养的疗效还表现在减少并避免长期肠外营养相关并发症。长期肠外营养存在发生导管相关性血流感染（CRBSI）、代谢紊乱、肠黏膜萎缩、肝功能异常、胆汁淤积等并发症的风险。CRBSI是肠外营养主要的感染性并发症，发生率为2%～8%，与深静脉导管放置时间呈正相关。由于肠内营养不需要建立深静脉途径，因而不存在放置深静脉导管相关的气胸、出血、误入动脉及长期放置深静脉导管引起的导管相关性感染风险。肠外营养的营养底物不经过肝脏代谢，而是直接进入循环系统，且全肠外营养（total parenteral nutrition，TPN）时容易出现过度喂养，可引起代谢紊乱，如高血糖症、高脂血症、高碳酸血症、电解质失衡及代谢性酸中毒等。过多、过快地输注脂肪乳剂还可导致或加重脂质代谢异常，引起脂肪过载综合征，患者可出现发热、肌肉疼痛、肝脾大、呼吸窘迫等症状。肠内营养其营养底物经胃肠道途径吸收，经肠系膜静脉、门静脉进入肝脏，由肝脏进行代谢、处理后转运至全身组织、器官，因而上述代谢异常情况的发生率低，且肠内营养能够促进、增加门静脉血流，促进肝细胞分泌胆汁，促进胃动素、胆囊收缩素的分泌，可促进胆囊收缩，因而可有效改善肝功能不全、胆囊增大及胆汁淤积。肠道禁食48 h后即可出现肠黏膜萎缩、肠道绒毛变短变稀、隐窝变浅及细胞紧密连接破坏，而肠内营养由于存在营养底物对胃肠道黏膜的机械性刺激，并可促进消化液、消化酶及胃肠道激素的大量分泌，因而改善了肠黏膜萎缩情况。

肠内营养不仅可改善患者的营养状况，对于一些疾病也起重要的治疗作用。例如，肠内营养可在短期内改善克罗恩病患者肠道病变的活动性，有助于缓解病情；长期给予肠内营养可减少糖皮质激素的用量，有利于改善预后。对于消化道恶性肿瘤患者，术前给予7～10天肠内营养，可有效改善患者营养状况，减少术后并发症，降低手术相关风险及缩短住院时间。对于全身化疗的患者，化疗期间可出现恶心、食欲缺乏、进食减少等症状，如果在化疗期间给予患者适当的肠内营养，无论ONS或鼻饲方式，均可提高患者对化疗的耐受性，并且有助于增强化疗效果。另外，肠内营养也是重症急性胰腺炎（severe acute pancreatitis，SAP）患者重要的治疗方式，其可明显降低全身炎症反应综合征（systemic inflammatory response syndrome，SIRS）的发生率，有效降低细胞因子等炎症指标，改善急性生理学和慢性健康状况评分Ⅱ（acute physiology and chronic health evaluation Ⅱ，APACHⅡ）评分，减轻病情严重度，以及显著降低SAP感染率及手术的概率。对于肠外瘘患者，肠内营养也是极其重要的治疗措施。肠内营养可解决肠瘘患者在接受全肠外营养时所致的感染和肝损伤，降低肠源性感染的发生率，促进肝脏清蛋白的合成。

二、肠内营养的安全性评价

总体来讲，与肠外营养相比较，肠内营养风险低、并发症少、安全性高。如果肠内营养应用指征掌握不好，对肠内营养途径、制剂的选择，给予方式选择不当也会引起并发症和风险。首先，要明确肠内营养应用的原则，即"如果胃肠道有功能，那就使用它"。其次，即使只恢复了部分肠内营养，对患者的临床结局也有利。因此，不要强求迅速达到全肠内营养水平，并在开始尝试肠内营养时需反复进行尝试，尤其是对于某些胃肠道功能复杂的疾病，如肠外瘘、短肠综合征、不完全肠梗阻及急性胰腺炎等。

肠内营养的禁忌证：①血流动力学尚不稳定的患者；②完全性肠梗阻；③高位、复杂肠外瘘，尚未控制感染、尚未控制肠瘘流出量时；④短肠综合征早期治疗阶段；⑤胃潴留不能经鼻胃管途径给予肠内营养的患者。

给予肠内营养时，应充分考虑其安全性问题，应日常监测患者对肠内营养的耐受性、机体代谢状况及肠内营养管路的情况。

（一）患者对肠内营养的耐受性

开始尝试并恢复肠内营养阶段，要注意观察患者有无不耐受的情况，包括腹胀、腹痛、腹泻、恶心、呕吐等。对于幽门前喂养，要密切观察患者有无上腹部胀满、恶心、呕吐，查体时有无中上腹部饱满、轻度触痛及振水音。若存在上述症状，应及时停止肠内营养，同时将鼻胃管接负压器，若经鼻胃管引流出大量胃肠液，则应考虑行幽门后喂养。也可口服造影剂或经鼻胃管造影，观察有无胃瘫、胃潴留。对于幽门后喂养，要密切观察患者有无腹胀、腹痛、腹泻，查体时注意腹部是否膨隆，有无肠型，触诊腹部是否硬韧，有无触痛，听诊肠鸣音是否活跃、亢进，必要时应行立位腹部X线片、腹部CT或经鼻肠管造影，了解有无腹水、肠管有无扩张、肠壁有无水肿、造影剂在肠道的走行情况。若腹痛、腹胀明显，影像学提示肠管扩张、肠壁水肿或造影剂于肠道内走行不顺利时，应及时停用肠内营养或下调肠内营养泵入速度，也可尝试经鼻肠管注入76%泛影葡胺，以促进肠道蠕动、减轻肠壁水肿，并根据患者腹部情况，反复尝试肠内营养。

患者出现腹泻时，应立即停用或根据情况调整肠内营养方案，注意肠内营养给予时的速度、温度、浓度及清洁度。当患者胃肠功能尚未完全恢复，此时肠内营养泵入速度过快可出现腹泻，经鼻肠管造影检查，可见造影剂于肠道内走行速度较快，对于多次肠道手术患者，还可发现小肠长度相对较短，此时肠内营养的恢复一定要有耐心，要缓慢上调泵入速度，不必追求全肠内营养（total enteral nutrition，TEN）标准。

持续泵入肠内营养制剂时还应注意加温，可利用加温棒或暖水袋将肠内营养泵管加温。对于一些体弱、老年、病情较重的患者，未加温的肠内营养制剂可引起肠道蠕动增快，从而造成腹泻。另外，短肽型及氨基酸型肠内营养制剂渗透压高，与整蛋白制剂相比更易出现不耐受及腹泻症状，要注意肠内营养制剂的合理选择。一些胃肠功能尚未恢复的患者如出现腹泻、腹胀时，还可口服或鼻饲复方阿奇米特含消化酶药物及益生菌类药物，如地衣芽孢杆菌活菌胶囊（整肠生）、双歧三联活菌等，以促进肠道消化、吸收肠内营养制剂。

（二）肠内营养时对机体代谢性并发症的监测

肠内营养过程中应监测代谢性并发症。①糖代谢异常，血糖增高较为多见，当给予高热卡喂养或患者应激状态下糖耐量降低时，均可导致高血糖，因此，需定期监测血糖水平。②电解质异常，如钾离子异常。某些营养制剂钾含量高，当患者肾功能欠佳，或者恢复肠内营养总液体量供给量不足时，可引起高钾血症。低钾血症见于分解代谢、机体瘦组织群消耗、代谢性碱中毒或大量利尿时。③机体长期肠外营养，当开始恢复肠内营养时出现高热，如能明确排除肺部感染、腹腔感染、导管相关性感染、尿路感染时，应考虑肠内营养再灌食综合征的可能。高热症状是由于长期肠外营养导致肠黏膜屏障受损，此时给予部分肠内营养制剂，可刺激肠黏膜，增加肠系膜、门静脉的血流，促进肠道菌群及内毒素移位，发生肠源性感染。若明确高热由肠内营养再灌食综合征引起，在对症降温处理后，应继续坚持肠内营养，随着肠黏膜屏障功能的恢复，肠道菌群及内毒素的移位可被阻止，高热症状也会逐步缓解。

（三）肠内营养管路的安全性

1. 肠内营养管放置的位置 床旁经鼻咽途径置入肠内营养管后，须确认有胃液经营养管流出，以确定营养管位于消化道内，而非误入呼吸道。营养管误入气管的患者会出现呛咳、呼吸道刺激症状，但部分患者，如长期卧床、老年、行动不便、免疫力低下等患者，当营养管误置入气管时，呛咳可能不明显，从而引起吸入性肺炎、肺部感染甚至急性呼吸窘迫综合征（acute respiratory distress syndrome，ARDS）。此外，对于胃瘘、十二指肠瘘、高位空肠瘘患者，胃镜下置入鼻肠营养管后，须行经鼻肠管造影，明确鼻肠营养管位于肠瘘远端且位于消化道内。高位肠瘘患者经胃镜放置鼻肠管，在营养管置入肠瘘远端（如胃瘘、十二指肠瘘、高位空肠瘘）后未造影检查明确营养管的位置，可导致以下问题：①肠内营养管在内镜下置入过程中经肠瘘处进入腹腔；②内镜下将营养管置入较深的位置，但退出内镜时误将营养管连带退出部分至肠瘘近端。以上两种情况均可造成肠内营养液直接进入腹腔或间接通过肠瘘处进入腹腔，从而引起腹水、腹腔感染、腹痛、腹胀及发热等症状，使患者病情加重、复杂化。

2. 妥善固定 空肠造瘘管、经皮内镜下胃造口（percutaneous endoscopic gastrostomy，PEG）、经皮内镜下空肠造口（percutaneous endoscopic jejunostomy，PEJ）途径肠内营养时，可出现营养管口处腹壁组织出血、肠液溢出、导管脱出等问题。置管操作时应注意有无活动性出血及渗血，并及时止血。营养管口处须给予丝线悬吊缝合固定，体外的管路避免过长，并用宽胶布行"高开低走"固定，嘱患者注意保护此营养管路，避免做用力、过快、大幅度起床、翻身等动作，减少管路脱落的风险。置管操作时须将胃壁组织或空肠壁组织与腹壁组织固定好，避免消化液漏入腹腔或溢出腹壁外。

3. 鼻咽部不适 长期（大于1个月）经鼻胃或鼻肠管途径肠内营养时，由于营养管长时间压迫鼻咽部或食管，可造成局部黏膜水肿、糜烂等病理改变，使患者不能耐受营养管路。若需长时间肠内营养，应尽量不选择经鼻咽途径，可在术中放置空肠营养管或行PEG/PEJ。如果只能经鼻咽途径置管，且需要较长时间鼻饲肠内营养时，应尽量选择质地柔软、管径较细的聚氨酯或硅胶材料管路。若患者不能耐受肠内营养管路，也可拔除该鼻孔肠内营养导管，更换至另一侧鼻孔重新放置新的管路。更换肠内营养导管位置后（不同鼻孔入路），鼻咽部管路压迫部位可能会发生改变，原压迫部位不再受新置入管路压迫，部分患者的鼻咽部不适症状可随之得到明显缓解。

4. 肠内营养管堵塞 肠内营养导管堵塞在临床肠内营养过程中经常出现，与营养导管口径大小、肠内营养制剂的选择及经营养管路鼻饲碾碎、溶解后的口服药片相关。选择肠内营养导管，既要考虑患者鼻咽部的耐受性，也要考虑管路的持续通畅度。从减少、避免管路堵塞方面考虑，可选择口径稍大的肠内营养导管。在选择肠内营养制剂方面，含膳食纤维丰富的肠内营养制剂较预消化肠内营养制剂（如氨基酸型、短肽型）和不含膳食纤维的整蛋白制剂更易引起管路堵塞，因此，鼻饲肠内营养可尽可能选择不含膳食纤维的制剂和预消化型制剂，而含膳食纤维丰富的肠内营养制剂可考虑ONS途径摄入。对于无法口服的鼻饲肠内营养患者（如胃潴留、幽门梗阻、胃瘘、食管-小肠吻合口瘘、食管狭窄、进食障碍、脑血管病后遗症等），应将口服药物尽量碾碎，用白开水充分溶解后经营养管注入。给予口服药物后须用30～40 ml的白开水进行冲管，避免药物残渣附着于营养管管壁，从而造成管路堵塞。另外，鼻饲肠内营养中应常规定期冲洗营养管路，每次30～40 ml，每4～6 h冲洗一次，冲洗液选用白开水即可。若感觉冲洗时管路阻力加大，可增加冲洗次数和冲洗量，若阻力仍存在，还可应用碳酸饮料进行冲洗。需要更换不同肠内营养制剂时，在更换前、后充分冲洗营养管路，避免不同制剂于营养管路内混合。

总之，相较于肠外营养，肠内营养支持对营养改善的效果更佳，更符合机体生理过程，可有效避免长期肠外营养相关并发症的发生，并有效维护肠黏膜屏障功能，对某些疾病甚至起治疗作用。虽然肠内营养应用安全、有效、确切、经济、并发症少，但也要注意其应用的适应证，避免禁忌证。在肠内营养过程中，应密切监测患者腹部情况、体征，定期冲洗管路，保持管路通畅，将肠内营养的风险降至最低，充分发挥肠内营养的治疗作用。

参考文献

[1] 黎介寿. 首选肠内营养的合理性[J]. 肠外与肠内营养, 2013, 20(6): 321-323.

[2] 黎介寿. 胃肠手术的"围手术期营养处理"[J]. 肠外与肠内营养, 2013, 20(2): 65-67.

[3] 杨桦, 古应超. 外科临床营养20年进展回顾与展望[J]. 中国实用外科杂志, 2020, 40(1): 27-32.

[4] 吴国豪. 临床营养治疗现状: 挑战及对策[J]. 中国实用外科杂志, 2018, 38(1): 83-86.

[5] 蒋正英, 常志刚, 李维勤, 等. 重症病人胃肠功能障碍肠内营养专家共识[J]. 中华消化外科杂志, 2021, 20(11): 1123-1136.

[6] 黎介寿. 错位输注肠内营养——危险的失误[J]. 肠外与肠内营养, 2011, 18(6): 321.

[7] 张伟, 江海娇, 姜小敢, 等. 危重病人肠内营养喂养不耐受危险因素的Meta分析[J]. 肠外与肠内营养, 2020, 27(5): 313-319.

[8] 张国强, 米玉红, 马岳峰. 中国急诊危重症患者肠内营养治疗专家共识[J]. 中华急诊医学杂志, 2022, 31(3): 281-290.

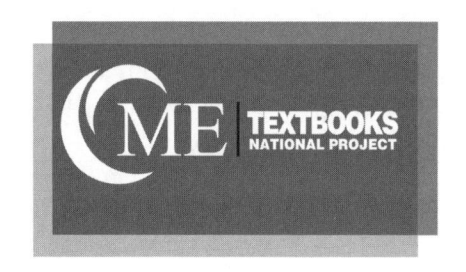

第二篇

家庭肠内营养的流程建立与监测管理

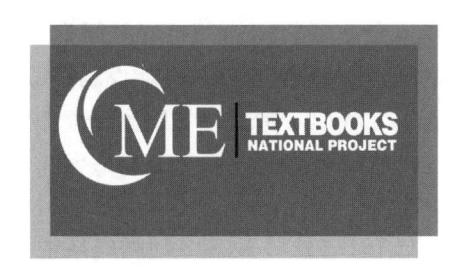

第8章 家庭肠内营养的流程

陈 伟
中国医学科学院北京协和医院

家庭肠内营养（HEN）的概念于20世纪70年代引入，合理的家庭肠内营养可有效减少医疗费用，提高患者的生活质量。家庭肠内营养的流程见图8-1。

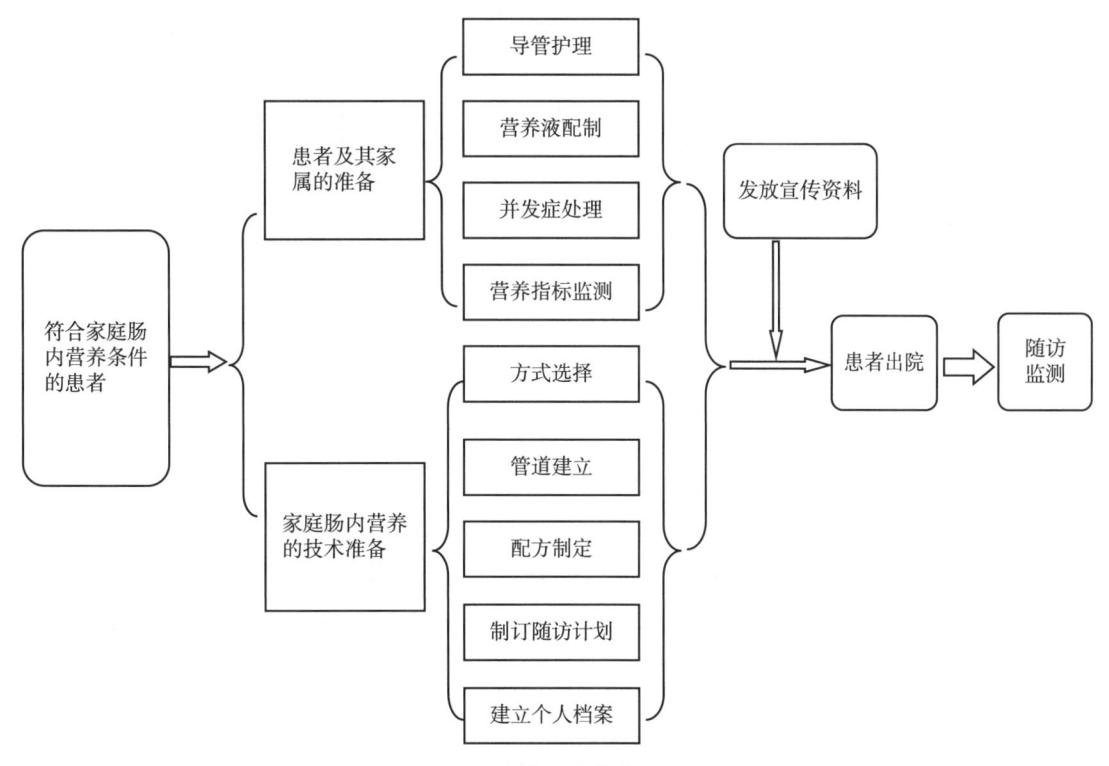

图8-1 家庭肠内营养流程图

一、患者及其家属的准备

HEN适用于胃肠道功能基本正常，经口进食无法满足营养摄入的需求，但可出院在家庭中接受肠内营养的患者。根据HEN应用时间的长短可将患者分为短期HEN患者和长期HEN患者两类。短期HEN患者包括大手术后早期、一些疾病的早期康复阶段等，这类患者由于手术等原因导致进食减少或营养素摄入不足或不均衡，需要通过ONS增加营养物质的摄入。ONS能改善营养状况，促进伤口愈合和胃肠道功能的进一步恢复，逐渐摆脱HEN，自行进食。短期HEN的持续时间为2周至3个月。长期HEN患者包括中枢神经系统疾病、肿瘤、消化道瘘、短肠综合征、炎症性肠病、厌食等。最常见的为肿瘤引起的患者经口进食减少，其次是吞咽障碍的患者，原因多与脑血管意外引起意识障碍或神经肌肉功能障碍有关；失去吞咽能力者（昏迷、口腔或咽部手术后等）也适合长期HEN。

2019年欧洲肠外肠内营养学会（ESPEN）在家庭营养支持指南中提出，当疾病（如神经系统疾病引起的吞咽障碍，恶性肿瘤引起的消化道梗阻，癌症恶病质，慢性阻塞性肺疾病，心血管疾病，慢性感染及因肝脏、胰腺或肠道疾病引起的吸收不良/消化不良）导致不能经口进食或经口进食难以满足营养需求，胃肠道功能正常或部分正常，但出院后仍存在高营养风险或营养不良的患者，需接受营养支持治疗，以提高体重、改善机体功能状态或提高生活质量，若有条件在非医院环境下实施肠内营养，可启用家庭肠内营养。

不能满足营养需求是指如果患者不能在1周内进食，或者摄入的能量少于1~2周的预计需求量的60%［即摄入的能量小于10 kcal/（kg·d）或减少至600~800 kcal/d］。

针对厌食症、胃肠道疾病、疼痛和心理社会应激等基础疾病，如果普通饮食不能满足患者的营养需求，应该在1周内启动肠内营养。有的患者在1个月内因为摄入不足导致体重下降超过5%（或在3个月内下降超过15%），食物吸收量低于每天所需量的75%，就需详细地评估患者的营养供给状态及居家过程中是否启用家庭肠内营养。

预计生存期小于1个月的缓和医学状态下的患者；存在或可能进展为导致胃肠道严重损伤的疾病，包括存在严重肠功能障碍、消化道梗阻、消化道出血、高流量的肠外瘘、严重吸收不良或严重代谢失衡等的患者；患者及家庭因素相关患者和/或其法律认可的护理人员不同意家庭肠内营养计划，不能遵守和/或存在无法克服的组织/家庭条件问题，则不应提供家庭肠内营养。

二、家庭肠内营养的技术准备

（一）方式选择

HEN是住院营养支持的延续，其实施的基本条件包括专业营养支持小组的指导、获得各种营养支持制剂的便利途径、家庭成员的参与、管理部门的支持、社会的配合和团体的协作。专业营养支持小组负责制定和调整营养支持方案、建立并维护输注途径、监测与评估效果、处理并发症、随访患者，以及决定中止、继续或更换营养支持方案等。营养支持小组成员应包括医师、护士、营养师、药剂师及心理学专家等。

1. 评估 由专业营养医师评估患者是否有HEN支持的指征，获得患者和家属的同意，并评估及核实家庭情况，包括住房条件、卫生情况、经济状况、心理素质等，以及确认家人的关爱程度后，判断是否具有家庭肠内营养的条件。患者和家属在出院前应接受相关培训，主要包括肠内喂养管的护理和维护、肠内营养的输注方法、并发症的监测和发现，建立与营养支持小组成员和肠内营养制剂的供应渠道等的联系。

2. 营养学评价 通过对患者进行营养学评价来选择营养支持的方式、方法及营养需要量。营养状况评价是一个复杂过程，应由专业营养医师来完成，需综合考虑疾病史、饮食情况、药物史、体格检查、人体测量、实验室检查等资料。营养学指标分为两种：①客观营养学指标，包括人体测量、血浆蛋白质含量、外周血淋巴细胞计数等；②主观营养学指标，包括体重变化、食欲、饮食量变化、有无胃肠道功能障碍或相关病史、器官功能状态等。患者在住院时应动态、连续地进行营养学评价。患者出院后通过家访、电话随访继续对其营养状态进行评价。营养状态改善最重要的指标为体力恢复，器官功能得以改善。经过合理的HEN治疗达到改善器官功能状态或生活质量的目标。

（二）能量需要量的估算

根据患者的营养状态和疾病状态来估算机体能量及蛋白质的需要量。HEN患者的能量需要量估算方法同住院患者，可以在出院前采用间接测热法测定能量需要量作为参考，或者通过哈里斯-本尼迪克特公式（Harris-Benedict formula）计算。大多数情况下，患者能量需要量为20～30 kcal/（kg·d），蛋白质需要量为1.0～1.5 g/（kg·d）。对于已存在营养不良的患者，营养需要量可能更高。成年人每天液体的需要量为30～40 ml/kg，大多数标准肠内营养配方的能量密度为1 kcal/ml，其中含80%的水，即若患者接受1500 kcal能量，约需1200 ml的水。发热、腹泻、呕吐所引起的额外水分丢失，需要额外补充。多数情况下，每天肠内营养提供1000 kcal能量时，肠内营养配方中含有维生素、矿物质已足够，仅在很少数情况下需额外补充矿物质和其他特殊营养物质。

（三）配方制定

随着临床营养学的发展，肠内营养配方也随之发展，标准配方可以满足多数患者的需要。为了避免乳糖不耐受，多数肠内营养制剂不含或仅含少量乳糖。多数配方含整蛋白，可应用于胃肠道有消化能力、能吸收完整蛋白的患者。标准整蛋白的肠内营养配方通常为等渗液，患者的耐受性好。在肠内营养制剂中加入调味剂，可增加味觉，但同时可引起渗透浓度增加。

标准配方的能量密度常为1 kcal/ml，蛋白质提供的能量占14%～16%。高热量密度为1.5～2.0 kcal/ml，可应用于需要限制液体量或需要增加能量的患者。

高蛋白质配方适合于高蛋白需求或蛋白质需要量正常而需要减少能量的患者，配方常由蛋白质提供20%～25%的能量。含膳食纤维的制剂对胃肠道功能障碍患者有益，膳食纤维从粪便中吸收水分，不仅有助于控制腹泻，增加粪便容量，还有助于减轻便秘，具有双向调节作用。大豆多糖是常用的膳食纤维，含95%不溶性纤维及5%可溶性纤维。可溶性纤维有助于控制血糖、血脂，并通过发酵产生短链脂肪酸，可促进结肠黏膜细胞生长与水、钠的吸收。

短肽类或要素膳适用于胃肠功能有障碍，消化、吸收营养素能力受损的患者。要素膳中蛋白质通常以氨基酸或小分子多肽替代整蛋白，糖类主要来源于寡糖或糊精、麦芽糖复合剂，含有中链脂肪酸以增加脂肪吸收。当器官功能障碍时，需使用特殊配方，如专门为肺、肾、肝功能不全和糖尿病患者设计的肠内营养配方。

应根据患者的病情、需要量及患者的耐受程度来选择要素膳、标准配方制剂或添加膳食纤维及特殊配方的肠内营养。胃肠道功能状态及吸收能力是选择配方的重要依据，其他需要考虑的因素包括营养状态、治疗方案、肾功能、液体耐受性、电解质平衡及输注途径。配方根据蛋白质、能量含量的不同而分类，有些配方是为不同疾病专门制定的。根据患者对蛋白质、能量及液体量的需要，决定是否使用高蛋白质或高能量的配方。

HEN实施最常见的情况是营养供给不充分导致营养状况改善不满意。因此，HEN实施过程中需仔细监测、指导及调整配方。根据患者营养状况的评价结果调整实施方案，随患者的体重、活动量的增加，及时增加营养物质的摄入量。

三、家庭肠内营养与伦理

尊重患者及其家属的自主性和强调保障患者参与式的临床决策正日益成为临床决策中不可或缺

的重要伦理实践，但临床医疗实践、医疗机构和医疗卫生管理、组织方面的关系使临床伦理困境突出，如医疗数据保护、资源分配及医学培训等。同时，卫生管理涉及的社会层面，如器官获取与分配、免疫接种采取强制或自愿方式及传染病预防和治疗等问题，也可能引起家庭肠内营养患者的临床医疗伦理问题。

（一）伦理理论对临床决策的影响

对终末期患者有争议决策源于伦理情境下个体基于不同伦理的观点和立场。例如，患者及其家属可能会认为营养支持是一项基本生命需求，其不仅可以维持生命，还可以提供舒适感，这是尊重人的体现，而从多数临床医师的角度看，应充分告知患者信息，让患者最终做出自主决定再实施医疗干预。

坚持伦理学义务论者更倾向坚持对患者进行喂食，而不论最终结果如何，因为维持患者生存是医师的使命和义务。如今，人们越来越不再倾向不惜一切代价来支持生命。

伦理学后果论者更关注行为的后果而非行为本身，因此，更倾向根据实证数据为患者提供不同的方案。只有在证明方案的有效性后，伦理学后果论者才会接受使用家庭肠内营养为终末期患者提供帮助。他们认为营养是一种药物，而药物的最初定义是"影响生命过程的任何化学物质"。美国肠外肠内营养学会的指导原则认为"必须对治疗性药物和维持人类健康和生存的营养素加以区分。停止药物或侵入性手段将不会使健康人产生疾病，但必须向健康人和患者提供必需的营养素"。因此，对于营养不良的失语症患者，再设定一个无营养干预的对照组是无法在伦理上接受且不可能得到实证效果的。

权利论的观点主要依赖对患者意愿的辨析。美国和大多数欧洲国家的学术组织提出"营养即人权"的理念，在提供医疗干预或撤除该干预时，应基于相同的伦理学理由。如果接受自愿原则作为个人的权利和医师的义务，必须尊重他人不希望了解诊断和/或预后的愿望。

（二）"不提供"营养支持和"撤除"营养支持

大多数伦理学家认为，"不提供"治疗和"撤除"治疗之间在概念上和伦理上没有区别。只要认可"不提供"营养支持，那么当然可以"撤除"营养支持，但比起"不提供"营养支持，"撤除"营养支持似乎有更多的情感负担，特别是在特定文化背景中。因此，建议使用"放弃"这一术语来统称二者。但是，许多临床医师及患者和亲属都认为，实际上两者在伦理和法律上存在区别。许多医师认为"不提供"治疗比"撤除"已开展的营养支持在道德方面的合理性更强。另外，临床医师更愿意"撤除"支持器官衰竭治疗而不是"撤除"营养支持。

四、家庭肠内营养的准备与教育

（一）人员培训

在启动家庭肠内营养治疗时，首先需由专门的多学科NST（医师、护士、营养师、药剂师）进行标准化流程的制定，以求提高HEN实施的质量，降低并发症发生率。同时为患者及家属提供书面或图片形式的信息，教会其使用和维护相关设备，培训观察临床症状、判断并发症的发生及对症处理的能力。

（二）家庭肠内营养制剂的相关培训

根据病情选择合适的肠内营养制剂，让胃肠道有一个逐步适应、耐受的过程，在肠内营养刚刚开始的1～3天，采用低浓度、低剂量、低速度的喂养方式，而后，根据患者的耐受情况，如无明显腹泻、腹胀等并发症，应逐步增量。若能在3～5天内达到维持剂量，即说明胃肠道能完全耐受此种肠内营养制剂。具体需注意以下5点。

1. 速度 目前临床上多主张通过输液泵连续12～24 h匀速输注肠内营养液，特别是危重症患者及空肠造口患者。也可以使用重力滴注的方法匀速滴注肠内营养液。速度建议从20 ml/h开始，根据患者的耐受情况逐步增量，如果患者在输注肠内营养液过程中出现腹胀、恶心、腹泻等症状，应及时减慢输注速度或暂停输注。对于采用注射器推注的家庭肠内营养患者，建议缓慢推注，且单次推注总量控制在200 ml以内。

2. 温度 输注肠内营养液的温度应保持在37 ℃左右，过凉的肠内营养液可能引起患者腹泻。

3. 浓度 肠内营养初期应采用低浓度的肠内营养制剂，而后根据患者的耐受情况，选择合适浓度的配方。

4. 角度 对于长期卧床、吞咽功能不良、误吸风险高的老年患者，口服或者胃内管饲肠内营养时，应注意保持坐位、半坐位或将床头抬高30°～45°的体位，以减少反流误吸的风险。

5. 导管冲洗 所有肠内营养管均有可能堵管，含膳食纤维的混悬液制剂较乳剂型制剂更易发生堵管。因此，在持续输注过程中，应每隔4 h即用30 ml温水脉冲式冲洗导管，在输注营养液前后、不同药物输注前后也应冲洗喂养管，尽量避免混用不同药物。营养液中的酸性物质可以引发蛋白质沉淀而导致堵管，若应用温水冲洗无效，则可采用活化的胰酶制剂、碳酸氢钠冲洗喂养管。

（三）家庭肠内营养的并发症

家庭肠内营养可引起多种并发症，尤其需要关注吸入性肺炎、导管堵塞和感染性并发症的发生。HEN的实施可以通过ONS或管饲进行，主要依据患者是否具备正常的吞咽功能来选择HEN的方式。如果患者吞咽功能正常，则经口营养支持是安全经济的方法；如果患者有吞咽功能障碍，则必须通过管饲给予肠内营养。

1. 消化道并发症

（1）腹泻：常由营养液高渗透压、输注速度太快、营养液污染引起。长期应用广谱抗生素者，应与菌群失调所致腹泻鉴别。预防方法如下：①营养液初次使用应按少量或从稀释液开始，逐渐增量至目标要求，应匀速滴注；②营养液应每天新配制，输注用具应每天更换；③应用抗生素者应根据情况停用或改用，并适当应用止泻剂。

（2）恶心、呕吐：管饲后胃潴留、胃内残留液超过150 ml，营养液未加温或速度过快，可引起恶心、呕吐。若有此种情况应停用/降低肠内营养的输注速度或将营养液加温至适宜温度，以防吸入性肺炎。

（3）倾倒综合征：高渗营养液进入小肠会引起倾倒综合征，应及时稀释营养液及减慢输注速度。

2. 代谢并发症 HEN应用过程中可发生高血糖症或低血糖症。营养液中糖含量过高或应激状态下糖耐受性下降可表现为血糖过高，出现尿糖，这种情况下宜应用胰岛素治疗；出现低血糖则应增加葡萄糖。发生腹泻且未及时治疗可能发生水和电解质紊乱，如低钠血症、低钾血症，均应及时发现并补充纠正。

3. 机械性并发症

（1）导管移位：鼻胃管、肠管的易位如果未能及时发现，可能引起营养液输入鼻咽、食管或腹腔中。因此，患者和家属应学会判断导管在位的方法，如测量体外导管的长度，并在喂养前常规进行检查。如发现有强烈咳嗽、呕吐等，应考虑有导管易位的可能。如果使用鼻肠管的患者发生呕吐，应及时向医师报告。

（2）导管渗漏、断裂：肠内营养管由于长期使用可能发生渗漏、损坏或断裂。

（3）导管阻塞：预防导管阻塞胜于治疗，其主要原因可能与经管给药或冲洗喂养管不充分有关。HEN患者可能自行灌注家庭配制的饮食，但若导管管径较小，一般不允许这样应用。如果经医师同意使用自制的饮食，应充分搅拌混匀成细的匀浆后再行营养管喂养。必须使用药物时，应争取另选途径或使用液体形式。碾碎的药物不能放入肠内营养输注袋中，否则可能发生堵管。最佳冲管方法是用温水定时冲洗，这样同时可以补充一定量的水分，限制液体摄入者除外。

4. 感染性并发症 手术、内镜和X线透视下胃肠造口最常见并发症是造口处感染。表现为造口处出现红肿、引流液流出，甚至坏死。一旦造口处愈合，无须在造口管下盖以敷料。导管太松易引起渗漏。造口处的肉芽组织可使用硝酸银棒处理，以防出血、结痂。患者导管口处如发生引流液渗出、疼痛、肿胀等，需要立即向医师报告。经皮内镜下或X线透视下胃肠造口术的严重并发症之一是造口后早期因造口部胃壁与前腹壁接触不紧密而产生渗漏，从而可导致腹膜炎。因此，造口后早期应由医师、护士严密观察和处理。反流误吸的危险应在建立导管途径时就应考虑到。在给患者输注中及完成输注后的1h内，应采用斜卧位。站立位或仅垫枕头会增加腹内压，增加反流机会。

（四）随访计划的制订

HEN营养支持小组应主动定期监测和随访，使患者及家属尽可能地实施治疗方案，并指导他们观察患者体重的变化、压疮情况、营养液和水分输注不足等问题。不要等患者出现严重不适时才与医师联系。在居家情况下，通过监测每天的摄食及体重变化可有效评估患者的营养状态。患儿的正常生长发育是HEN监测的重要指标。患者、家属与医师之间经常保持联系，是保证治疗方案顺利进行的必要条件。在刚开始HEN时，患者需要每天与医师进行电话随访，以后每周、每个月进行1次，病情稳定的患者可每季度或6个月随访1次。

五、家庭肠内营养的停止

（一）达到目标

当患者达到理想体重，经口摄入量可以满足需求时，即可停止家庭肠内营养治疗。这个过程通常是逐渐进行而不是骤然停止的，根据患者恢复的情况逐渐由全肠内营养改为部分肠内营养，最后过渡到全部经口进食。

（二）发生严重并发症

若在治疗过程中，发生严重并发症（顽固性腹泻、吸入性肺炎），或者患者因病情变化导致出现了肠内营养治疗禁忌证，需停用家庭肠内营养。

（三）照护条件改变

患者从家庭转到长期护理机构，不需要NST的帮助，不需要患者或家属自己输注营养液时，可停止家庭肠内营养治疗。

参考文献

[1] BISCHOFF S C, AUSTIN P, BOEYKENS K, et al. ESPEN guideline on home enteral nutrition [J]. Clin Nutr, 2019, 5614 (19): 30198-301200.

[2] MARTIN K, GARDNER G. Home enteral nutrition: updates, trends, and challenges [J]. Nutr Clin Pract, 2017, 32 (6): 712-721.

[3] STROLLO B P, MCCLAVE S A, MILLER K R. Complications of home enteral nutrition: mechanical complications and access issues in the home setting [J]. Nutr Clin Pract, 2017, 32 (6): 723-729.

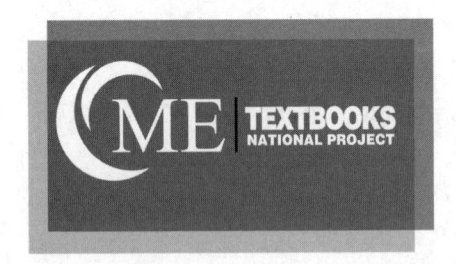

第9章 家庭肠内营养制剂的选择

任姗姗 朱明炜
北京医院

一、配方成分

肠内营养制剂按氮源分数可分为整蛋白型、短肽型、氨基酸型。短肽型和氨基酸型又称为要素膳、低聚膳或预消化型肠内营养制剂。国内市售的EN制剂有液体剂（乳剂、混悬液）和粉剂等多种剂型。

（一）整蛋白型制剂

整蛋白型制剂多为标准肠内营养制剂，其营养成分完整，适用于有消化功能的HEN患者。制剂成分以整蛋白作为氮源，糖类来源于低聚糖、麦芽糖糊精或淀粉，脂类来源于蔬菜（植物）油，还包括矿物质、维生素及微量元素。

一般整蛋白型制剂不含乳糖，多数也不含谷蛋白。由于营养素未被水解，其渗透压接近生理水平（300 mOsm/L），有益于胃肠道耐受，其能量密度在0.5～2.0 kcal/ml。根据患者的不同需求选择能量密度，0.5～1.0 kcal/ml一般用于肠内营养起始阶段；1.5～2.0 kcal/ml用于营养需求量增加或需限制液体的患者。

1. 糖类 整蛋白型制剂中糖类作为主要的能量供体，其提供的热卡一般占总能量的40%～60%。麦芽糖糊精通常是糖类的主要来源，其优点在于比淀粉易溶解，低渗透负荷，可在肠道迅速水解。有些制剂可能添加少量蔗糖，以增加渗透浓度和口感（常用于口服），也有制剂添加淀粉。

2. 膳食纤维 膳食纤维是指在小肠不被消化但可在结肠被完全或部分代谢或供能的糖类。膳食纤维的主要成分包括非淀粉多糖、菊粉、低聚果糖、抗性淀粉和木质素。含纤维的膳食会影响营养素的吸收及糖类、脂类代谢。

按生理作用可将膳食纤维分为可溶性和不可溶性纤维。不可溶性纤维富含纤维素和木质素，通过吸收带走水分而增加粪便体积，有助于防止便秘、促进胃肠功能、调节胃肠通过时间。可溶性纤维（果胶和胶类）可在结肠被厌氧微生物很好发酵后，提供营养底物维持结肠结构和功能。

3. 蛋白质 标准型整蛋白制剂中蛋白质可提供的热卡占总能量的15%～20%。蛋白质的含量为30～80 g/L，非蛋白热卡中氮比例在75∶1～200∶1。蛋白质来源于其天然形式（如牛奶、鸡蛋蛋白、大豆）和分离蛋白。

4. 脂类 脂类为整蛋白型制剂重要的能量来源，尤其是非蛋白能量成分。玉米和大豆通常是肠内营养制剂的主要脂类来源。红花油和芥菜花籽油（单不饱和脂肪酸）等蔬菜油的添加不仅提供必需脂肪酸，还有助于限制渗透压。标准整蛋白型制剂中脂类提供的热卡一般占总能量的25%～40%。中链甘油三酯（medium-chain triglycetrides，MCT）可以全部或部分替代脂类。MCT不需要胆盐或胰腺脂肪酶的消化，不经过淋巴系统，可直接被门静脉吸收，用于吸收障碍或乳糜胸或乳糜腹水的特殊患者。MCT为饱和脂肪酸，且不含必需脂肪酸，可减慢胃排空导致的不耐受。

5. 矿物质和微量营养素　当提供目标量的整蛋白型肠内营养制剂通常能100%满足膳食营养素推荐供给量（recommended dietary allowance，RDA）对维生素、矿物质及微量元素的要求，在需求增加或特殊营养素丢失情况下，应充分计算和监测，以便给予肠内或肠外途径补充替代治疗。

6. 水分　肠内营养能量密度由其中水分决定。一般等能量密度（1 kcal/ml）整蛋白型肠内营养制剂含85%的水分，而高能量密度制剂（2 kcal/ml）只含70%的水分。

（二）要素膳

要素膳指化学结构明确，包括被酶水解成不同程度的大分子营养素，只需少量消化即可以完全吸收的膳食。要素膳肠内营养制剂均不含乳糖和谷胶且残渣少。要素膳的渗透压与其营养素的分子颗粒大小呈反比。氨基酸和短肽制剂由于其颗粒小，因而主要影响水解型制剂的渗透压。

1. 氨基酸制剂　一般包括游离氨基酸、葡萄糖、寡糖、少量不同的脂类，通常含有MCT和必需脂肪酸。氨基酸制剂含所有必需的大分子营养素、矿物质、维生素和必需脂肪酸，通常为低钠配方。多数化学结构明确的氨基酸制剂具有以下特征：①能量密度为1 kcal/ml；②氮浓度约为7 g/L；③非氮热卡：氮的比例为150：1以满足节省蛋白的效果；④渗透压较高（500～900 mOsm/L）。

2. 短肽或水解蛋白制剂　短肽或水解蛋白制剂的氮源由双肽和三肽及不同量的游离氨基酸组成；糖类由双糖和麦芽糖糊精提供；脂类主要由长链甘油三酯（long-chain triglycerides，LCT；包括n-3和n-6等必需脂肪酸），与MCT共同作为供能的来源。短肽或水解蛋白制剂含有建议剂量的所有微量营养素，一般不包括膳食纤维。与氨基酸型肠内营养制剂相比，短肽或水解蛋白制剂具有渗透压较低、易于吸收的特点。

要素膳适用于消化、吸收障碍或胰酶不足的患者，尤其适用于炎症性肠病、短肠综合征、肠瘘及放射性肠炎引起的癌症等患者。要素膳制剂的不足：①渗透性腹泻；②口感欠佳；③费用高于整蛋白型制剂。

二、肠内营养制剂的稳定性

商品化的肠内营养制剂成分相对稳定，未开封的成品无特殊说明无须冷藏，只需放置在通风阴凉处。避免阳光直射或接近热源，避免放置在鼠类和昆虫常出没的地方。但对于已开封的制剂，液体制剂建议在4 ℃以下的环境中保存，并于24 h内使用，建议在说明书规定范围内使用。粉剂肠内营养制剂应按说明书要求的倍数稀释，过稀容易导致患者营养摄入不足，过浓容易使配制的营养液浓度过高导致出现患者腹泻、腹胀等情况。推荐使用温水稀释，采用过热的水稀释可能导致部分营养成分被破坏。乳剂或混悬液制剂开袋即食，一般不建议加水稀释，为提高肠道耐受性，可用温水预热，但切不可煮沸，以免破坏制剂的稳定性和导致营养物质的流失。

为保证肠内营养制剂的稳定性，一般情况下不推荐往成品制剂中添加其他营养素。对于粉剂推荐使用温水稀释即可，但为改善口感，也可用米汤、果汁或专用调味剂等适量稀释。粉剂也可以添加少量氯化钾/枸橼酸钾口服液等补钾或补钠的电解质溶液。但对于乳剂或混悬制剂，不推荐添加各种电解质溶液，防止出现沉淀等情况，以免影响口感和肠道的吸收利用。特别是对于通过营养管喂养的患者，随意添加其他成分是导致管饲过程中堵管的原因之一。

三、食物过敏和食物不耐受

（一）食物过敏

食物过敏是指机体在摄入某一种食物后，由于免疫机制调节异常引发的不良反应，可引起靶器官的功能改变。

引起食物过敏的主要原因是食物中所含有的抗原类物质。不同食物的致敏性不同，同组食物具有类似的变态反应，尤以植物性食物更为明显，如对花生过敏的人常对其他豆科食物有不同程度的过敏。

1. 易引起过敏的食物

（1）富含蛋白质的食物：牛奶、鸡蛋、海产类（如鱼、虾、蟹、海贝、海带等）。

（2）有特殊气味或有刺激性的食物：葱、姜、蒜、洋葱、韭菜、香菜、羊肉、辣椒、胡椒、酒、芥末等。

（3）油料作物：花生、大豆、芝麻、葵花籽等。

（4）坚果类：核桃、榛子、杏仁、开心果、腰果等。虽然坚果类引起的食物过敏的概率低，但一旦发生，症状严重时可引起喉头水肿和窒息。

（5）水果：桃、苹果、梨、橘子（尤其是金橘）、香蕉、荔枝、草莓、西瓜、哈密瓜、香瓜等。

（6）蔬菜：扁豆、黄瓜、黄豆芽菜、番茄、芹菜、胡萝卜等。

（7）谷类：燕麦、荞麦、小麦等。

（8）食品添加剂：食用色素、防腐剂、保鲜剂、调味剂等，以柠檬黄引起哮喘最常见。

（9）发酵食品：啤酒中的啤酒花、做面包用的酵母等。

食物过敏可按过敏器官不同分类，也可根据发病距进食时间长短而分为速发型和缓发型两类。速发型食物过敏一般在进食后0.5 h内即发病。缓发型则于进食后数小时至数天发病，引起的症状常不典型，如腹泻、食欲减退、慢性头痛、皮疹、紫癜、关节痛等。

2. 食物过敏的临床表现　消化系统症状最常见，其次是皮肤和呼吸道系统的症状。其中最危险的过敏反应是系统性变态反应，其症状有腹痛、恶心、发绀、血压降低、血管性水肿、荨麻疹、腹泻，严重时甚至可以导致死亡。运动诱导性变态反应，通常在进食某种食物之后若进行剧烈运动，2 h之内发生反应。口腔过敏综合征是指所有症状都出现在口腔和咽部，常由新鲜水果和蔬菜引起。一旦出现食物过敏立即使用抗组胺药物、色甘酸钠、激素、中药及其他对症药物治疗。

3. 防治食物过敏的方法

（1）避免疗法：从患者膳食中完全去除致敏食物是最为有效的方法。当明确找出变应原后，即完全停止食用该种食物。例如，对牛奶过敏者不再食用牛奶、奶油蛋糕、冰淇淋等一切奶制品。一段时间（如3～4年）后，可以进行试食，一些患者可能不再出现过敏症状，此时可继续食用该食品。避免疗法也可认为是一种脱敏疗法。

（2）食物加工处理：一些瓜果，如生食桃、李子、番茄等引起的食物过敏，可以将瓜果煮熟后试用熟食。生食中经过煮沸有的变应原被破坏，常可防止过敏的发生。对牛奶、乳糖或肉类过敏者，可先食用相应的酶，如糜蛋白酶、凝乳酶、乳糖酶、胰蛋白酶、胃蛋白酶等对食物进行处理再食用。

（3）代用食物疗法：如对牛奶过敏者，可使用羊乳或马乳代替，也有少数用炼乳或奶粉代替。

（4）食物口服脱敏疗法：对于营养价值较高而又需经常食用的食品，可采用口服脱敏疗法，即从少量开始，逐渐加量。

早期喂养在食物过敏和过敏性疾病的发生中所起的作用至今仍处于争论当中。对于一些高危婴儿，母乳喂养可以延缓过敏性疾病的发生。在婴儿期减少对致敏性食物的暴露，可以降低1岁之内食物过敏的发生率。建议在6个月内采用完全母乳喂养，必要时添加一些蛋白质水解配方产品，在出生后至3岁以内避免食用一些高度致敏性食物，如牛奶、鸡蛋、花生及鱼肉等。对于成年人，要注意以往的食物过敏史，避免食入致敏食物，或者每次少量食用。因此，有学者建议有家族过敏史的孕妇，在孕期及哺乳期应注意限制膳食，少食容易引起过敏的食物。强调母乳喂养，对减少婴儿过敏很重要。

（二）食物不耐受

食物不耐受是由食物所引发的机体不良反应，主要是由食物中含有的成分、食物代谢紊乱，以及特异体质因素引起，发病与免疫机制无关，其发生比食物过敏更常见。食物不耐受的常见病因有以下6个。

1. 胃肠道功能紊乱

（1）酶缺乏：①乳糖酶缺乏。当小肠黏膜乳糖酶缺乏或活性降低，机体在摄入大量奶及奶制品后可能出现腹胀、腹痛、腹泻等不耐受症状。②葡萄糖-6-磷酸脱氢酶缺乏症。机体对蚕豆不耐受，可引起溶血性贫血，俗称"蚕豆病"。

（2）疾病因素：如胆囊纤维化、胆道疾病、肠道疾病等。若患者摄入某些食物，尤其是脂肪含量高的食物可加重腹胀、腹痛等症状。

2. 出生代谢异常

（1）苯丙酮尿症：患者不耐受含苯丙氨酸的食物，可引起血浆苯丙氨酸水平升高，影响神经系统的发育和功能，引致智力障碍、癫痫样发作等症状。

（2）半乳糖血症：是由于患儿缺乏半乳糖-1-磷酸尿苷转移酶，故半乳糖不能被利用，发生半乳糖血症。患儿吃奶几天后就发生呕吐、腹泻、脱水、黄疸，而后逐渐出现营养不良、智力障碍、白内障、肝硬化、肝脾大。

3. 某些食物成分引起

（1）作用于血管的胺类：①苯胺。如巧克力、红葡萄酒等，可引起偏头痛；②酪胺。如奶酪、酵母、鱼罐头等中含有酪胺，可引起偏头痛、皮肤红斑、荨麻疹及对单胺氧化酶抑制因子的超敏反应；③组胺。如发酵奶酪、发酵食物等，可引起皮肤红斑、头痛及血压降低等。

（2）组胺释放因子：如牡蛎、巧克力、草莓、西红柿、花生、猪肉、葡萄酒、菠萝等，可引起荨麻疹、湿疹等。

4. 食品添加剂引起

（1）苯甲酸或苯甲酸钠：相关食物包括软饮料、某些奶酪、无盐人造奶油及马铃薯的加工产品等，可引起荨麻疹、皮疹、哮喘等。

（2）亚硫酸盐：主要用于虾和许多加工食物，如鳄梨、干燥水果、蔬菜、饮料及葡萄酒等，是为了防止食物褐变、防腐、改善食物口感及漂白某些食物。亚硫酸盐的不耐受者主要为哮喘患者，发生率为3%～8%，可引起急性哮喘发作和过敏反应，严重者可导致患者意识丧失。

5. 乳糖不耐受 乳糖不耐受在食物不耐受中发生率较高，指当小肠黏膜乳糖酶缺乏时，摄入奶或奶制品中的乳糖不能在小肠中被分解和吸收，出现腹痛、腹胀、腹泻、产气增多等症状。乳糖不耐受可分为以下3种类型。

（1）先天性乳糖酶缺乏：即幼儿型乳糖酶缺乏，为常染色体隐性遗传性疾病，临床上罕见。出生后即有明显的腹泻、呕吐等症状，大便呈泡沫状，含有乳糖和乳酸，患儿常有营养不良。若将食物中的乳糖除去，上述症状则得到显著改善；若给予乳糖，患儿症状恶化。小肠黏膜活体组织检查（简称"活检"）可见乳糖酶缺乏，但数月后对乳糖的消化能力可以恢复，乳糖酶活性也转为正常。

（2）原发性乳糖酶缺乏：即成人型乳糖酶缺乏，指断乳之后，在一定年龄时小肠乳糖酶活性逐渐降低或消失，其发生率随种族和地区而异。患者平素健康，但食用牛奶或含有乳糖的食品后，出现腹泻、腹绞痛、腹胀、排气等症状。

（3）继发性乳糖酶缺乏：并非遗传因素引起，系继发累及小肠黏膜的疾病与某些全身性疾病，如胃部分切除、乳糜泻、短肠综合征、克罗恩病、感染性腹泻等。此外，因小肠黏膜病变，不仅引起乳糖酶缺乏，还常伴蔗糖酶、麦芽糖酶等双糖酶不同程度的缺乏。

乳糖不耐受的营养治疗基本原则包括减少和禁止乳糖食品的摄入，选择不降低营养的替代食品，正规补钙，应用适宜的乳糖酶替代品。尽管禁用乳类食品对缓解和消除乳糖不耐受症状非常有效，是治疗乳糖不耐受的主要措施，但因为乳类食品是钙摄入的最好来源，也是优质蛋白、维生素及磷、酶等元素的来源，因此，不论是原发性或继发性的乳糖不耐受，禁食乳类食品并非理想的治疗方法。对于轻度患者不必完全停用乳类食品，可少量食用牛奶及奶制品，不同个体均可耐受一定量的乳类食品而不会出现症状；将大剂量牛奶分为小剂量食用，可以避免或减轻不耐受症状。也可将牛奶和其他固体食物，如淀粉、豆粉、巧克力等一起食用，可以提高对乳糖的耐受性，同时尽量避免空腹饮用。对于重度乳糖不耐受者，因其对乳糖极为敏感，因此还需实行无乳糖膳食。

因酸奶中含有的活菌及酸奶本身的特性，与牛奶相比，乳糖不耐受者能更好地耐受酸奶。酸奶中含有活菌，如乳酸杆菌、嗜热链球菌等含有半乳糖苷酶活性，可以分解乳中的乳糖。乳糖酶由乳酸杆菌或酵母菌产生的乳糖酶制成，可使乳糖在食用前被消化，可显著减轻乳糖不耐受的症状。

对先天性乳糖酶缺乏的新生儿、婴幼儿的治疗最困难，此时必须严格限制乳糖摄入。可食用乳糖含量极低的发酵奶制品，如酸奶，其中约75%的乳糖已经被转化，此外，可选用代乳品。由继发性乳糖酶缺乏引起的乳糖不耐受，首先要治疗原发病。

6. 其他食物不耐受 须限制引起机体不耐受的食物，并根据患者不耐受的程度限制该食物的摄入量。如果对某种食物不耐受程度高，则要禁食，如果不耐受程度低，则可少量摄入。儿童若因禁食某些食物而出现营养不良，应注意替代营养素的摄入，例如，因乳糖不耐受而不能饮用牛奶时，就要注意以其他食物补充，如对苯丙酮尿症患者需要限制苯丙氨酸的摄入量，或者补充一些特殊配方的饮食。

注意对患者饮食治疗过程中的长期随访，如果症状持续存在或者重新出现，就要注意是否已将各种形式的可疑食物从饮食中去除。如果饮食完全控制后症状还持续存在，应考虑其他原因。

四、儿童肠内营养制剂（1～10岁）

（一）能量需要量的评估

可通过评估得出特殊儿童的能量需要量，但正常生长和发育是营养需要的最终检验指标。对于健康儿童，食欲和选择食物的能力可以保证充足的能量摄取。但当罹患疾病时，满足充足的营养需要"人工"处理，并在治疗过程中通过再评估以确认治疗是否合适。

(二)蛋白质的需要

推荐每日膳食供给量（recommended daily dietary allowance，RDA）是根据营养学的科学知识制定的，反映了摄入的安全和最佳范围。RDA值可作为婴儿和儿童蛋白质需要量的指标。此数值是摄取、生长、氮增加、氮平衡综合性指标的反映。

(三)糖类的需要

糖类是人体重要的能量来源，是维持中枢神经系统和红细胞功能的主要能量物质。糖类并无特定的膳食需要量，但若膳食中没有糖类，将出现脂肪分解、酮体积累和短暂的蛋白质分解。50～100 g的糖类即可预防或最低限度地减少这些不良结果。RDA对婴儿糖类的推荐量占总能量需要的50%以上。

(四)脂肪需要量

RDA中没有制定脂肪的标准需要量。脂肪是机体能量的主要来源，可协助脂溶性维生素的吸收，提供必需脂肪酸（亚油酸和亚麻酸）。推荐摄取的亚油酸占总热量的2.7%及亚麻酸接近1.0%即可满足需要量。美国儿科协会关于营养和胆固醇教育计划已同意2岁以下的儿童不再限制脂肪和胆固醇的摄入量。2岁以上儿童总热量的30%来源于脂肪，其中低于10%来源于饱和脂肪，每天胆固醇的摄入量应低于300 mg。

(五)维生素和矿物质

婴幼儿的营养干预中需要补充常规剂量的维生素和矿物质。应注意以下问题：推荐为新生儿补充维生素K以预防新生儿出血症，人乳喂养或人工喂养的婴儿肌内注射维生素K 0.5～1.0 mg或口服1.0～2.0 mg。推荐人乳喂养的婴儿、超过6个月的婴儿及接受阳光照射不足的儿童补充维生素D 200～400 U/d。铁强化配方应提供给非人乳喂养的婴儿。人乳喂养的婴儿在4～6月龄期间应补充铁。6月龄以上的婴儿食物中应加入谷物。

(六)水的需要量

各阶段年龄液体需要与体表面积有关，液体需要量为1500～2000 ml/（m^2·d）。根据Holliday-Seegar公式计算的液体需要量是通过估算能量消耗而得出的。

五、儿童配方制剂

对于婴幼儿的肠内营养配方应满足以下原则：适用于1～10岁人群的全营养配方食品每100 ml（液态产品或可冲调为液体的产品在即食状态下）或每100 g（直接食用的非液态产品）所含有的能量应不低于60 kcal（250 kJ）。蛋白质的含量应不低于2 g/100 kcal（0.5 g/100 kJ），其中优质蛋白质所占比例不低于50%；亚油酸供能比应不低于2.5%，亚麻酸供能比应不低于0.4%；维生素和矿物质的含量应符合表9-1。

适用于1～10岁人群的全营养配方食品中除表9-1中规定的成分外，如果在产品中选择添加或标签标示含有表9-2中一种或多种成分，其含量应符合表9-2。

表9-1 维生素和矿物质指标（1～10岁人群）

营养素	每100 kJ 最小值	每100 kJ 最大值	每100 kcal 最小值	每100 kcal 最大值
维生素 A/μg RE[a]	17.9	53.8	75.0	225.0
维生素 D/μg[b]	0.25	0.75	1.05	3.14
维生素 E/mg α-TE[c]	0.15	N.S.	0.63	N.S.
维生素 K$_1$/μg	1	N.S.	4	N.S.
维生素 B$_1$/mg	0.01	N.S.	0.05	N.S.
维生素 B$_2$/mg	0.01	N.S.	0.05	N.S.
维生素 B$_6$/mg	0.01	N.S.	0.05	N.S.
维生素 B$_{12}$/μg	0.04	N.S	0.17	N.S
烟酸（烟酰胺）[d]/mg	0.11	N.S.	0.46	N.S.
叶酸/μg	1	N.S.	4	N.S.
泛酸/mg	0.07	N.S.	0.29	N.S.
维生素 C/mg	1.8	N.S.	7.5	N.S.
生物素/μg	0.4	N.S.	1.7	N.S.
钠/mg	5	20	21	84
钾/mg	18	69	75	289
铜/μg	7	35	29	146
镁/mg	1.4	N.S.	5.9	N.S.
铁/mg	0.25	0.50	1.05	2.09
锌/mg	0.1	0.4	0.4	1.5
锰/μg	0.3	24.0	1.1	100.4
钙/mg	17	N.S.	71	N.S.
磷/mg	8.3	46.2	34.7	193.5
碘/μg	1.4	N.S.	5.9	N.S.
氯/mg	N.S.	52	N.S.	218
硒/μg	0.5	2.9	2	12

注：a. RE为视黄醇当量，1 g RE＝3.33 U 维生素A＝1 μg全反式视黄醇（维生素A）。维生素A只包括预先形成的视黄醇，在计算和描述维生素A活性时，不包括任何的类胡萝卜素组分。b. 钙化醇，1 μg维生素D＝40 U维生素D。c. 1 mg α-TE（生育酚当量）＝1 mg d-α-生育酚。d. 烟酸不包括前体形式。N.S..为没有特别说明。

表9-2 可选择性成分指标（1～10岁人群）

可选择性成分	每100 kJ 最小值	每100 kJ 最大值	每100 kcal 最小值	每100 kcal 最大值
铬/μg	0.4	5.7	1.8	24.0
钼/μg	1.2	5.7	5.0	24.0
氟/mg	N.S.	0.05	N.S.	0.20
胆碱/mg	1.7	19.1	7.1	80.0

续　表

可选择性成分	每100 kJ		每100 kcal	
	最小值	最大值	最小值	最大值
肌醇/mg	1.0	9.5	4.2	39.7
牛磺酸/mg	N.S.	3.1	N.S.	13.0
左旋肉碱/mg	0.3	N.S.	1.3	N.S.
二十二碳六烯酸/%总脂肪酸	N.S.	0.5	N.S.	0.5
二十碳四烯酸/%总脂肪酸	N.S.	1	N.S.	1
核苷酸/mg	0.5	N.S.	2.0	N.S
膳食纤维/g	N.S.	0.7	N.S.	2.7

注：N.S..为没有特别说明。

六、婴儿配方制剂（0～1岁）

通常情况下，婴儿配方制剂每100 kJ/100 kcal所含蛋白质、脂肪、糖类的量应符合表9-3的指标。除特殊需求（如乳糖不耐受）外，首选糖类应为乳糖和/或葡萄糖聚合物。只有经过预糊化后的淀粉才可以加入婴儿配方制剂中，且不得使用果糖。

表9-3　婴儿配方制剂中蛋白质、脂肪和糖类指标

营养素	每100 kJ		每100 kcal	
	最小值	最大值	最小值	最大值
蛋白质[a]	0.45	0.70	1.88	2.93
脂肪[b]/g	1.05	1.40	4.39	5.86
亚油酸/g	0.07	0.33	0.29	1.38
α-亚麻酸/mg	12	N.S.[c]	50	N.S.[c]
亚油酸与α-亚麻酸比值	5:1	15:1	5:1	15:1
糖类[d]/g	2.2	3.3	9.2	13.8

注：a．蛋白质含量的计算，应以氮（N）×6.25；b．终产品脂肪中月桂酸和豆蔻酸（十四烷酸）总量＜总脂肪酸的20%；反式脂肪酸最高含量＜总脂肪酸的3%；芥酸含量＜总脂肪酸的1%；总脂肪酸指C4～C24脂肪酸的总和；c．N.S.为没有特别说明；d．糖类的含量A1，按式（1）计算。

A1 = 100 - (A2 + A3 + A4 + A5 + A6) …………（1）

式中：A1为糖类的含量，g/100 g；A2为蛋白质的含量，g/100 g；A3为脂肪的含量，g/100 g；A4为水分的含量，g/100 g；A5为灰分的含量，g/100 g；A6为膳食纤维的含量，g/100 g。

七、早产儿配方制剂

母乳是早产儿最理想的食物。母乳中蛋白质等营养物质含量丰富，脂肪和乳糖含量较低，且含有促进小肠成熟、视网膜和中枢神经系统发育的物质。但对无母乳喂养的早产儿，可选用早产儿配

方制剂。早产儿营养及配方需求包括热量、蛋白质、糖类、脂肪、水及维生素和矿物质。

（一）热量

早产儿的热量需要量为120 kcal/（kg·d）。热量推荐范围为110～130 kcal/（kg·d）。热量不足［＜110 kcal/（kg·d）］可导致生长发育迟缓，热量过多［＞165 kcal/（kg·d）］则可造成脂肪的积蓄。如早产儿患有某些疾病，如支气管肺发育不良、长期肺部疾患、宫内生长受限及高热、心力衰竭、严重败血症时，热量供给可能需要≥130 kcal/（kg·d）。

（二）蛋白质

早产儿的蛋白质需要量为3.0～4.0 g/（kg·d），且蛋白质的需要量随体重改变。早产儿的需要量明显高于其他年龄组。早产儿蛋白质供给过多［＞6 g/（kg·g）］或供给不足［＜2.5 g/（kg·d）］均可导致严重的不良结果。当氮热比达到（150～200）:1时，蛋白质的利用率最高。而氮热比降至150:1以下时则导致氨基酸氧化增强。早产儿除需要足月儿的10种必需氨基酸外，还需加入酪氨酸、半胱氨酸和牛磺酸。

（三）糖类

早产儿肠内营养时总热量的35%～55%由糖类供给。在出生早期，早产儿乳糖酶不足，聚葡萄糖较乳糖更易消化，因此，建议降低早产儿配方中乳糖的含量。聚葡萄糖的渗透压要低于一般葡萄糖，低渗透压对肠内营养的摄入有利，不易发生腹泻。因此，早产儿配方中糖类应该由等量的乳糖和聚葡萄糖组成。

（四）脂肪

脂肪提供的热量应占总热量的40%～55%。其中亚油酸提供总热量的3%～5%，当亚麻酸提供热量接近1%，就足以提供必需脂肪酸的需要量。每克亚油酸中含有1单位（U）的维生素E即可预防食物和组织中不饱和脂肪的氧化作用。早产儿肠腔内胆酸水平低下，吸收和利用长链甘油三酯的能力差，因此，早产儿配方中应提高中链甘油三酯的百分比，以改善脂肪的吸收。

（五）液体

婴儿体重＜1000 g时，液体的需要量为150 ml/（kg·d），婴儿体重＞1000 g时，液体的需要量为100～150 ml/（kg·d）。早产儿出生后1～2周处于多尿期，可导致10%～15%的体重丢失，液体量应随丢失量而调整。出生后2周应提高液体的摄入量以满足需要。早产儿对液体的耐受性因临床疾病而不同（如动脉导管未闭、支气管发育不良等需限制液体量）。早产儿易出现脱水和水过多。

（六）维生素和矿物质

早产儿较足月儿需要更多的钙、磷和镁。普通婴儿配方制剂和人乳中钙、磷含量不足，不能满足早产儿对无机物的需要量，建议使用早产儿配方乳及强化人乳。早产儿配方乳适用于出生体重＜2000 g的早产儿，水解蛋白配方乳适用于对蛋白质过敏或短肠综合征的婴儿，去乳糖配方乳适用于先天乳糖酶缺乏或继发性乳糖不耐受的婴儿。

八、全营养配方制剂

特殊医学用途配方食品（food for special medical purpose，FSMP）是指为了满足进食受限、消化吸收障碍、代谢紊乱或特定疾病状态人群对营养素或膳食的特殊需要，专门加工配制而成的配方食品。该类产品必须在医师或临床营养师指导下单独食用或与其他食品配合食用。研究和临床实践表明，FSMP在增强临床治疗效果、促进康复、缩短住院时间及改善患者生活质量方面具有重要的临床意义。按照不同的临床需要和特定人群，《特殊医学用途配方食品通则》（GB 29922—2013）将FSMP分为全营养配方、特定全营养配方和非全营养配方食品3类。国内市售全营养配方制剂有液体剂（乳剂、混悬液）和粉剂等多种剂型，具有成本低、等渗、耐受性好、更加符合饮食标准等优点，适用于需EN支持的胃肠功能基本正常的患者。

（一）全营养配方乳剂

全营养配方乳剂适用于需对营养素进行全面补充且对特定营养素没有特殊要求的人群。全营养配方乳剂为浅灰黄色至淡棕色含有固体混悬物的乳剂。

1. 适应证 胃肠道功能不良或摄入障碍的患者，创伤或颅面部、颈部术后患者咀嚼、吞咽困难，意识不清或接受机械换气的患者，手术后需要补充营养的患者，神经性厌食症患者等。不含膳食纤维的剂型可用于严重胃肠道狭窄患者、肠瘘患者及术前或诊断前肠道准备等。

2. 禁忌证 急腹症、胃肠张力下降、急性胰腺炎、胃肠道功能衰竭、严重消化不良或吸收不良、肠梗阻、消化道出血、严重肝肾功能不全、对此品所含营养物质有先天性代谢障碍及1岁以下婴儿。全营养配方乳剂禁忌静脉输入。

3. 注意事项

（1）必须监测以全营养配方食品作为唯一营养来源患者的液体平衡。根据患者不同的代谢状况判断是否需要另外补钠。

（2）全营养配方食品与含维生素A的其他营养制剂一起使用时，应考虑处于妊娠期前3个月的孕妇和育龄女性每天摄入维生素A不应超过10 000 U。

（3）25℃以下密闭保存，使用前摇匀。有效期内使用，开启后放入冰箱内（2~10℃）保存，超过24 h应丢弃。

（4）全营养配方食品含维生素K，对使用香豆素类抗凝剂的患者应注意与其他药物的配伍禁忌。

4. 不良反应 输入过快或严重超量时，可能出现恶心、呕吐或腹泻等胃肠道反应。

5. 用法和用量 通过管饲或口服应用，应按照患者体重和营养状况计算每天的剂量。

（1）以全营养配方食品为唯一营养来源的患者：推荐剂量为30 kcal/（kg·d）。

（2）以全营养配方食品为补充营养的患者：根据患者需要，每天使用500~1000 ml。管饲给药时，应逐渐增加剂量，第1天的速度约为每小时20 ml，之后的速度每天增加20 ml/h，最大滴速为125 ml/h。通过重力或泵调整输注速度。

（二）肠内营养混悬液

1. 性状 肠内营养混悬液为灰白色至微黄棕色乳状混悬液，含膳食纤维，味微甜。

2. 用法和剂量 一般患者每天给予1000~2000 kcal即可满足机体对营养成分的需求。初始剂量建议从每天1000 kcal开始，在2~3天内逐渐增加至需要量。若患者的耐受能力较差，也可从使用0.75 kcal/ml的低能量密度开始，以使机体逐步适应，低能量密度肠内营养混悬液更便于医护人员控制能量输入速率，较适用于糖尿病等对能量摄入敏感的患者。高代谢（烧伤、多发性创伤）患者可用2500 kcal/d的产品，以适应机体对能量需求的增加，或者使用能量密度为1.5 kcal/ml的产品。心、肾功能不全者，可使用能量密度为1.5 kcal/ml的产品以达到限制入量的目的。适应证、禁忌证、注意事项及不良反应同肠内营养乳剂。

（三）肠内营养粉剂

1. 注意事项 此品为淡黄色粉末，气芳香、味甜。含有蛋白质、糖类、脂肪、维生素和矿物质，渗透压为379 mOsm/L。热氮比为177∶1，非蛋白热氮比为152∶1。此品中没有麸质。

2. 用法和剂量 口服者在杯中加入此品55.8 g和温开水200 ml，缓慢搅拌直到溶解。管饲遵照医嘱使用。根据患者的病情和耐受性调整滴速、用量和浓度。额外需要的液体应通过每餐和两餐之间给予温水来补足。连续管饲时，给药速度应从25 ml/h开始，增加至正常速度。每天输注前检查胃内残留物，如胃液大于100 ml，应注意调整速度。间歇管饲时，如果患者仍不能耐受可将配方稀释。同时也要定期检查胃内残留物，根据情况调整灌注。适应证、禁忌证、注意事项及不良反应的内容同肠内营养乳剂。

九、疾病特定性营养制剂

特定全营养配方食品或肠内营养制剂适用于特定疾病或医学状况下需对营养素进行全面补充的人群，并可满足目标人群对部分营养素的特殊需求的特殊疾病或特殊器官有特殊营养需求的特殊制剂。目前市售产品中，肠内营养制剂和FSMP中均有此类产品。

目前，科学证据充分、应用历史长的8种特定全营养配方食品包括：①糖尿病患者用全营养配方食品；②慢性阻塞性肺疾病（chronic obstructive pulmonary disease，COPD）患者用全营养配方食品；③肾病患者用全营养配方食品；④恶性肿瘤（恶病质状态）患者用全营养配方食品；⑤炎症性肠病患者用全营养配方食品；⑥食物蛋白过敏患者用全营养配方食品；⑦难治性癫痫患者用全营养配方食品；⑧肥胖和减脂手术患者用全营养配方食品。

特定全营养配方食品包括：①肝病患者用全营养配方食品；②肌肉衰减综合征患者用全营养配方食品；③创伤、感染、手术及其他应激状态患者用全营养配方食品；④胃肠道吸收障碍、胰腺炎患者用全营养配方食品；⑤脂肪酸代谢异常患者用全营养配方食品。

临床常用配方制剂包括：①糖尿病型（diabetes formulas，DFS）；②肿瘤专用型（tumour formulas）；③肝病型（liver formulas）；④肾病型（renal formulas）；⑤胃肠功能障碍型（gastrointestinal dysfunction formulas）；⑥免疫调节型（stress and immunomodulatory formulas）；⑦肺病型（pulmonary formulas）。

（一）糖尿病型配方

糖尿病型配方在包含基础营养成分的同时，主要添加缓释淀粉、果糖、膳食纤维、单不饱和脂肪酸等，以此延缓葡萄糖的吸收，减少血糖的波动。一项荟萃分析显示，与标准肠内营养制剂比较，富含缓释淀粉及果糖的制剂明显有益于血糖控制、减少胰岛素的使用剂量。糖尿病型配方作用机制可能为：①缓释淀粉的大分子结构被淀粉酶水解的速率，肠道的吸收也随之减慢；②所含的膳食纤维可减缓肠黏膜对糖类的吸收，且还可与胆汁酸结合，降低胆固醇的水平；③缓释淀粉的血糖指数较低，可避免血糖波动范围过大。一项研究分析了5年间ICU患者中患2型糖尿病且使用糖尿病型肠内营养配方的结果，与未接受糖尿病型配方的患者相比，接受糖尿病型配方的2型糖尿病患者死亡率显著降低（5.1% vs.12.3%，$P = 0.0118$），胰岛素处方需求降低（29.1% vs.38.4%，$P = 0.0269$）。接受糖尿病型配方患者ICU总费用明显较低（6700美元 vs.9200美元，$P < 0.0001$）。虽然胰岛素是治疗高血糖的首选，糖尿病型肠内营养配方可以改善血糖、减少胰岛素用量，从而减少高血糖事件的发生，并降低患者的住院治疗费用。

（二）肿瘤专用型配方

肿瘤专用型配方提高了脂肪供能比（50%），并富含ω-3多不饱和脂肪酸，可以改善食欲，维持体质量和/或肌肉量，且具有抗炎作用，这些潜在益处可能对肿瘤恶病质起防治作用。ω-3脂肪酸是二十碳五烯酸（eicosapentaenoic acid，EPA）的前体物质，EPA可与细胞膜磷脂结合，部分与花生四烯酸竞争，使参与二十烷类合成的花生四烯酸减少，从而减少了前列腺素（prostaglandin，PGE）（如PGE_2）和白三烯（leukotrienes，LTB）（如LTB_4）的产生，进而降低血小板聚集、血液凝固、平滑肌收缩和白细胞趋化，调节炎症性细胞因子产生及减轻免疫抑制作用。研究发现，ω-3脂肪酸对恶性肿瘤有明显的抑制作用。肿瘤专用型配方适用于营养不良的肿瘤患者，包括恶病质、厌食症、咀嚼及吞咽障碍等，也适用于脂肪或ω-3脂肪酸需要量增高的其他疾病患者，可为患者提供全部营养或营养补充。对于接受化疗且有体重丢失风险或营养不良风险的晚期恶性肿瘤患者，可补充ω-3多不饱和脂肪酸（polyunsaturated fatty acid，PUFA），以稳定或改善食欲、食物摄入、瘦体重和体重。一项包含了35项研究的系统评价报道了3692例因消化道肿瘤（包括胃癌、结直肠癌、食管癌、壶腹周围癌或胰腺癌）接受手术的患者，与对照组相比，含ω-3PUFA等免疫营养组的总并发症、感染并发症及吻合口瘘减少，全身炎症反应综合征（systemic inflammatory response syndrome，SIRS）的持续时间、抗生素治疗的持续时间及住院时间均缩短。

（三）肝病型配方

肝病型配方适用于肝功能衰竭和肝性脑病患者，该配方含有高比例支链氨基酸（branched-chain amino acid，BCAA）、低比例芳香族氨基酸（aromatic amino acid，AAA）和甲硫氨酸（methionine，蛋氨酸），均有助于调整血浆谱中氨基酸比例异常，增加BCAA/AAA比例。肝病型配方制剂为低蛋白、低电解质，因限制液体量，故能量密度稍高（＞1 kcal/ml）。肝功能衰竭患者，如胃肠功能正常，若发生肝性脑病，可选择此制剂。

（四）肾病型配方

急性肾衰竭患者机体处于高分解和高代谢状态。肾病型配方可以减少血浆尿素氮和体内毒素产物的蓄积，维持水电解质平衡和营养状况。透析前患者需要富含必需氨基酸的低蛋白能量密度剂型；透析患者需要高蛋白能量密度剂型。需密切监测患者水和电解质情况，选择肾病型肠内营养剂型中的高能量密度剂型便于液体管理。

（五）胃肠功能障碍型配方

胃肠功能障碍（如胰腺功能障碍、短肠综合征、炎症性肠病、肠憩室及肠缺血等）的患者，接受水解蛋白或短肽型肠内营养剂可能获益。促进胃肠功能恢复还可以添加谷氨酰胺和可溶性（发酵）纤维，后者是短链脂肪酸的前体。谷氨酰胺促进肠上皮细胞的增生分化，改善肠黏膜屏障。可溶性纤维发酵生成的短链脂肪酸有益于维持和支持结肠黏膜的功能，患有憩室、憩室炎和便秘患者可获益于富含不溶性（少发酵）纤维的肠内营养制剂。

(六)免疫调节型配方

免疫调节型配方通过降低肠道细菌移位、促进肠道相关淋巴组织增加对感染的抵抗力,影响炎症反应。免疫调节型肠内营养配方又称为免疫增强型肠内营养制剂,主要包括谷氨酰胺、精氨酸、ω-3脂肪酸、核苷酸和支链氨基酸等特殊营养素,可单独使用也可联合应用。此类制剂适用于严重创伤、感染、肿瘤等危重症患者,也可用于围手术期的营养支持,包括术前或诊断前的肠道准备。不推荐将含有精氨酸的制剂用于合并重度创伤、全身感染的危重症患者;对于有特殊代谢紊乱,如先天性不耐受果糖者,亦不宜使用。

(七)肺病型配方

呼吸功能障碍的危重症患者营养状况恶化表现为呼吸肌群组织减少、呼吸肌无力和由脱离呼吸机支持引发的一系列问题。肺功能障碍患者由于CO_2潴留、O_2消耗过多,而营养治疗中富含糖类可能增加O_2的消耗和CO_2的产生,从而加重患者的呼吸衰竭。为防止上述情况发生,应避免过量喂养和呼吸机依赖等,适当提高脂肪供热比例也是较好的方法。

由于肺病型配方的脂肪含量较高,肾功能不全、肝性脑病及特殊代谢紊乱(如先天性果糖不耐受)等患者应慎用,并定期监测生化指标,尤其是甘油三酯水平,超过正常值两倍以上者,应酌情减少用量或换用其他肠内营养制剂。

十、组件类配方

组件类配方或非全营养配方食品适用于需要补充单一或部分营养素的人群。组件类配方中包括含有单独组分或复合成分的大分子营养素。一些患者可获益于满足其特殊需求配制的混合制剂或添加不同营养底物的制剂。组件类配方不仅可以改变每种营养底物的量,而且还可以改变营养素的种类(肽类或氨基酸类)。组件类配方的营养底物可用于个体患者的管饲,如烧伤患者或热卡需求增加但需限制液体量(如心力衰竭、肾衰竭和肝衰竭)的患者。单一营养素组件可用于改良蛋白质、脂肪或糖类成分或其质量,具有灵活性和通用性。由于组件类配方制剂一般需要单独添加,其污染的风险也会增加。单一营养素组件中的基本营养素组件包括糖类、蛋白质和脂肪。

(一)糖类组件

糖类用于增加热卡和口感,麦芽糖糊精粉剂(葡萄糖聚合物)可提供4 kcal/g的热卡,口感好、经济,易于被患者接受。

(二)蛋白质组件

蛋白质组件用于增加氮摄入量,通常源于酪蛋白或酪蛋白钙、乳清蛋白、鸡蛋白、乳清、大豆蛋白等。酪蛋白黏滞度高而难于与营养制剂混合。多数蛋白质组件口感较差。

(三)脂肪组件

脂肪组件用于增加膳食的能量和必需脂肪酸,包括MCT、不同脂肪乳剂或油,适合特殊患者如乳糜漏的使用。

十一、水合肠内营养配方制剂的安全性

水合肠内营养配方制剂的形式分为乳剂和混悬制剂。水合肠内营养配方制剂特殊质量要求如下：①药物本身的化学性质应稳定，在使用和储存期间含量符合要求；②药物微粒大小根据不同用途而有不同要求；③粒子的沉降改变混悬剂的稳定性，冷冻可使混悬剂的稳定性降低，但微粒沉降后不应有结块现象；④均匀分散且具有一定黏度。

为保证制剂的稳定性，一般情况下不推荐向成品制剂中添加其他营养素。对于乳剂或混悬制剂，不推荐添加各种电解质溶液，防止出现破乳沉淀等情况，以免影响口感和肠道的吸收利用。特别是对于管饲的患者，随意添加是导致管饲过程中堵管的原因之一。如果水合肠内营养配方浓度较高，可用少量温水或糖水稀释。

十二、肠内营养制剂的制备与储存

肠内营养制剂的制备与储存的目的是维持有效成分不被破坏，避免营养液制剂被污染。因此，掌握肠内营养的配制和储存技术至关重要。

按相关要求医院的肠内营养配制应在专门的配制室完成，应具有独立的二次更衣室，包含刷洗消毒区、配制区和发放区，并且各分区明确。其供水、排水、清洁消毒、个人卫生、通风和照明、配制设施均应符合《食品安全国家标准食品生产通用卫生规范》（GB 14881）的相关规定，与污染源隔离，不能有明沟，做到人流与物流分开，有标准的传递窗口。

（一）配制肠内营养制剂操作步骤

1. 将配制肠内营养制剂的台面用清水擦洗一遍，再用75%酒精擦拭一遍。
2. 配制前操作者清洗双手，并戴上一次性手套、口罩和帽子。
3. 备齐器材。包括有容量刻度的不锈钢或玻璃容器、玻璃量筒、漏斗、搅拌器、剪刀、无菌纱布等（上述器具材质应便于清洗和灭菌消毒，在配制前器具应消毒，并于150℃左右干燥箱内干燥后备用）。
4. 确定一天所需肠内营养制剂的剂量和需要配制的容量容积。
5. 仔细核对肠内营养制剂的名称。用75%酒精擦拭肠内营养制剂外包装，检查制剂的有效日期。
6. 将一天所需的肠内营养制剂的剂量倒入灭菌不锈钢或玻璃容器内，先用量筒量2/3所需容积的温开水（30～40℃）或凉白开水，将营养制剂搅拌成糊状，再边搅拌边加入所需水量，使其达到所要配制的容量容积，并将营养剂搅拌混匀成混悬液。然后用一层纱布过滤均匀分装到小容器内。
7. 将患者的姓名、床号、配制日期分别写在不粘胶标签上，贴在小容器外面。
8. 配制完毕后，将配制台面清洗干净，仔细清洗器具并灭菌、干燥。
9. 将患者姓名、病历号、营养制剂的名称和批号登记在记录本上。
10. 每两周将所有物品进行细菌培养，并将结果保存1年备查。

（二）肠内营养制剂使用及储存时的注意事项

1. 肠内营养制剂应在25℃以下密闭保存。

2. 在有效期内使用（注意液体制剂有效期较短，一般为1年左右）。
3. 肠内营养制剂禁止用热水搅拌配制，避免营养成分被破坏。
4. 液体的制剂可直接饲管滴灌或分次推入，不需要加水。
5. 开启后应放置冰箱内冷藏（2～8℃）保存，24 h内用完。
6. 为了减少肠胃的不适，使用前0.5～1 h取出，放置室温后使用。
7. 使用前一定要摇匀。
8. 鼻饲管用毕后常规用温水10 ml冲洗导管，避免堵管。
9. 应尽量避免药物和肠内营养液混合。
10. 有些药物必须与EN同时使用时，应注意药物与EN之间的配伍禁忌。

十三、减少肠内营养制剂的污染

为有效减少肠内营养制剂的污染，肠内营养制剂配制时必须严格按照标准的卫生要求及操作步骤进行。

（一）准备工作

1. 配制前准备
（1）配制者按医嘱建立治疗卡，整理医嘱。
（2）备齐配制室用物：①经清洁并高压消毒后备用的肠内营养液容器（输液瓶）；②肠内营养制剂。
（3）清洁配制室：用消毒液清洁配制台台面，消毒地面。配制室应使用紫外线照射消毒。
（4）打印医嘱标签粘贴纸。

2. 配制日准备
（1）核对医嘱，"三查七对"。
（2）有效浓度消毒液擦拭配制台台面，消毒地面。
（3）煮沸消毒配制用容器、搅拌棒、漏斗和滤器，并准备好配制所需的温开水，置于配制台上备用。
（4）紫外线照射配制室至少30 min。

（二）配制步骤

1. 准备
（1）配制人员洗手；换清洁拖鞋，更衣，戴口罩、帽子。
（2）进入配制室，戴无菌手套。

2. 配制流程
（1）取出配制用容器并向内加入一定量温开水，按医嘱将肠内营养制剂边加入容器边用搅拌棒搅拌，使之充分溶解。
（2）开启已经高压消毒的输液瓶或一次性肠内营养输注袋，借助漏斗和滤器，将配制好的肠内营养液倒入瓶或袋中，同时滤除其中凝结块。
（3）封闭输液瓶或输液袋口。
（4）将医嘱标签粘贴在肠内营养输液瓶或袋上，由专人送至病房。

3. 注意事项 肠内营养制剂在配制过程中，应注意防止污染。商品制剂虽然为无菌，但容易因各种途径被污染，如外源性污染：①空气、粉尘；②病房环境；③容器；④制剂成分；⑤输注袋及管道；⑥肠内营养用插管；⑦配制室环境；⑧储存不当；⑨制剂混合等。

此外，接受管饲的患者，大都存在不同程度的营养不良、免疫功能不足或低下，缺乏胃酸的抑菌作用，可能出现肠道菌群失调等，易发生感染。因此，肠内营养配制应严格按照标准规范进行，尽可能减少污染风险。

参考文献

[1] BISCHOFF S C, AUSTIN P, BOEYKENS K, et al. ESPEN practical guideline: home enteral nutrition [J]. Clin Nutr, 2022, 41 (2): 468-488.

[2] 临床营养项目专家工作组. 特殊医学用途配方食品（FSMP）临床管理专家共识（2021版）[J]. 中国医疗管理科学, 2021, 11 (4): 91-96.

[3] 中华医学会肠外肠内营养学分会老年营养支持学组. 中国老年患者肠外肠内营养应用指南（2020）[J]. 中华老年医学杂志, 2020, 39 (2): 119-132.

[4] 李雅慧, 郭清伍.《特殊医学用途配方食品临床试验质量管理规范（试行）》解析 [J]. 中国医刊, 2018, 53 (1): 17-21.

[5] 韩军花. 特殊医学用途配方食品通则（GB 29922-2013）解读 [J]. 中华预防医学杂志, 2014, 48 (8): 659-662.

[6] 中华医学会肠外肠内营养学分会儿科学组, 中华医学会儿科学分会新生儿学组, 中华医学会小儿外科学分会新生儿外科学组, 等. 中国新生儿营养支持临床应用指南 [J]. 中华小儿外科杂志, 2013, 34 (10): 782-787.

[7] 蒋朱明, 于康, 蔡威. 临床肠外与肠内营养 [M]. 2版. 北京: 科学技术文献出版社, 2010.

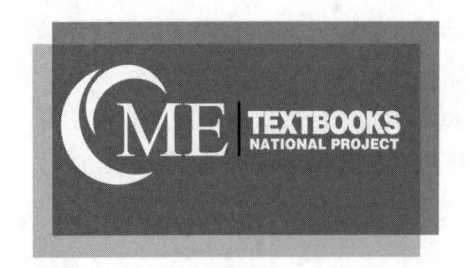

第10章 家庭肠内营养途径的建立与应用

王新颖
东部战区总医院

肠内营养（enteral nutrition，EN）是一种通过口服或管饲的方式把经过特殊制备的营养物质送入患者的胃肠道，为其提供营养支持的方式，是一种非常重要的临床营养治疗技术。与肠外营养（parenteral nutrition，PN）治疗技术相比，EN更符合机体的生理特点，且EN能更好地保护肠黏膜组织结构，维持肠黏膜屏障，促进肠道功能的恢复，可以减少感染并发症、改善患者预后、降低治疗费用。安全有效地实施肠内营养的前提是要选择并建立一条合理的营养管放置途径。本章将对家庭肠内营养途径的选择与建立及相应的管理与护理进行阐述。

一、肠内营养途径的选择

（一）分类及置管位置

1. 有创与无创置管 肠内营养置管途径根据有无创伤分为两种，即无创置管技术和有创置管技术。无创置管技术是指经鼻腔途径放置导管（鼻胃管、鼻肠管），而有创置管技术则包括开腹胃、肠造口术或腹腔镜下胃、肠造口术和经皮内镜下胃造口术（PEG）、经皮内镜下空肠造口术（PEJ）。

2. 幽门前与幽门后置管 根据导管的管端置入位置的不同，可分为幽门前置管（胃内置管）和幽门后置管，其中，幽门后置管还可分为空肠内置管和十二指肠内置管。

幽门前置管是将导管尖端置入胃内，又称胃内置管。胃内置管的方法有以下4种：①鼻胃置管；②胃造口置管；③经颈部咽造口胃内置管；④经颈部食管造口胃内置管。鼻胃置管和胃造口置管是目前临床上最常用的两种方法。胃内置管的优点是胃容量大，在进行肠内营养时，胃对营养液的渗透压不敏感，患者能够适应各种肠内营养制剂，如要素饮食、匀浆膳等。胃内置管更符合人体的生理结构，能够采用间歇性输注方法，但胃内置管也存在缺点，如易导致误吸，甚至引起吸入性肺炎等并发症。

幽门后置管适用于胃功能受损、胃瘫或误吸风险较高，但肠道功能基本正常的患者。常用的方法包括经鼻十二指肠或空肠置管、空肠造口、双腔T管法及经皮内镜下空肠造口等。

（二）选择原则

一般来说，短期EN采用鼻胃/肠管，长期EN采用经皮内镜下胃、空肠造口术。在对管饲途径进行选择时，应遵循下述4个原则：①满足肠内营养的需求；②置管方式尽量简单、方便；③尽量减少对患者的损害；④患者感觉相对比较舒适，以基本达到能长期带管的目的。在进体途径选择时要注意下述3点：①肠道应用时是否安全；②肠内营养时间的长短；③胃排空功能是否受到影响及评估误吸的风险。

中华医学会肠外肠内营养学分会（CSPEN）关于EN管饲途径的临床应用推荐意见如下：①鼻胃管适用于接受EN时间少于4周的患者，且管饲时头部抬高30°～45°可减少吸入性肺炎的发生；②对于接受腹部手术且术后需要较长时间EN的患者，建议在术中放置空肠造口管；③对于行近端胃肠道吻合的患者，可通过放置在吻合口远端的空肠营养管进行EN；④非腹部手术患者若需要接受EN时间＞4周，推荐PEG作为管饲途径。

（三）营养通路的适应证与禁忌证

1. 鼻胃管

（1）适应证：鼻胃管是EN最常采用的支持途径，适用于肠内营养时间少于4周、无法经口进食或经口进食不足，且胃排空功能基本正常的患者。

（2）禁忌证：严重胃食管反流、胃瘫、胃瘘、十二指肠梗阻、十二指肠瘘、误吸风险高及重症急性胰腺炎（severe acute pancreatitis，SAP）患者。

2. 鼻肠管

（1）适应证：主要适用于肠道功能基本正常，而胃或十二指肠连续性不完整（如胃瘘、十二指肠瘘）或胃功能受损及误吸风险较高，且接受肠内营养时间少于4周的患者。鼻肠管可明显减少误吸等并发症，需要放置鼻肠管经空肠进行EN支持。既往研究显示，经空肠营养可以提高危重症患者对EN的耐受性，改善患者的营养状况，降低患者发生肺部感染的概率。

（2）禁忌证：合并肠梗阻、肠道吸收功能障碍、食管-胃底静脉曲张、食管出血和急腹症的患者。

3. 胃/空肠造口

（1）适应证：由各种原因引起的经口进食困难，但胃肠道功能正常且需要长期EN的患者，①进行口腔、咽喉、颜面等大手术的患者；②因中枢神经系统疾病引起吞咽功能障碍的患者；③因食管穿孔、食管-气管瘘或由于良/恶性肿瘤引起食管梗阻的患者；④由于全身性疾病导致严重营养不良的患者。

（2）禁忌证：①大量腹水患者；②严重出、凝血机制障碍且无法得到纠正的患者；③腹壁存在广泛性损伤且创面感染者；④腹壁与胃壁不能相贴紧密，如结肠等阻隔；⑤腹腔肿瘤广泛转移者。

（四）留置方法

1. 鼻胃管 ①嘱患者取半坐卧位或坐位，保持头部稍前倾，并为患者清洁鼻腔。②测量胃管置入长度：置入长度为从鼻尖至耳垂至胸骨剑突距离，一般为45～55 cm，插管前先用液状石蜡润滑胃管；然后将胃管沿鼻孔轻柔地置入，当胃管到达咽喉部时（一般为14～16 cm），嘱患者吞咽，然后顺势将胃管向前推进至预定长度；须判定胃管是否在位。方法：经胃管抽出胃液或快速经胃管向胃内注入10 ml空气，用听诊器在胃区闻及气过水声；或者将胃管末端置于盛有水的碗内，若无气泡逸出，则说明胃管在位；也可以通过腹部X线片对胃管走行进行观察来判断。当确定胃管在胃内，对胃管进行固定，之后可行EN支持。

2. 鼻肠管 临床上常用的放置鼻肠营养管的方法有下述3种，即盲插法、经X线透视引导法及内镜下引导法。

（1）盲插法：在床边进行，术者在盲视下凭感觉经一侧鼻腔插入导管，嘱患者协调吞咽进行放置，盲插法的成功率较低（17%～83%），容易误置于肺、气管、胸腔等位置。

（2）经X线透视引导法：先将营养导管置入胃腔，然后在X线透视引导下，使导管通过幽门，调整至需要的部位。此法可以准确定位，成功率较高（>95%）且安全性较好，EN在置管完成后即可实施，但实施的前提是需在影像科进行操作。此法的不足之处为危重症患者可能在转运途中发生意外，且患者和医护人员可能受到X线的放射辐射损伤。

（3）内镜下引导法：内镜引导下放置鼻肠管于1975年被报道，40余年来，随着内镜治疗技术的不断发展，现已被广泛应用于临床。内镜下引导法的优点是避免盲目置管，使置管速度快速提升，且可在直视下将导管前端定位置放，使得置管成功率高达95%以上；还能对危重症患者进行床边放置。此法几乎适用于目前临床各种情况下的置管。在进行鼻肠管放置前，需要了解解剖结构，因此，应在置管前行上消化道常规内镜检查。如果消化道存在局限性狭窄，可先对其进行扩张，若患者在此之前曾行上消化道手术，了解其手术方式将有利于置管的顺利完成。喂养管放置方法和操作步骤如下。

1）异物钳置管法：①嘱患者采取左侧卧位，将导管从患者一侧鼻腔缓缓插至胃腔，并嘱助手在鼻翼处将导管固定，如有必要，为方便导管的置放，可向导管内再插入一根0.035英寸（1英寸＝2.54cm）超滑导丝；②将内镜置入胃腔内，并将异物钳经内镜活检孔置入，将导管前端夹住，将内镜和导管一起通过幽门或胃肠吻合口；③保持导管异物钳钳夹，固定位置再缓慢退出内镜，然后松开异物钳、退回胃腔；④在内镜直视下，使用异物钳再次将导管钳夹住，将内镜和导管一起送过幽门或胃肠吻合口；⑤同样方法进行操作数次，直至将导管放置到近端空肠或吻合口远端；⑥通过内镜了解导管置入的深度后即可退出；⑦将液状石蜡经导管注入后撤去导丝，然后进行注水试验，若注水试验通畅，则在体外将导管进行固定。

2）导丝置管法：①嘱患者采取左侧卧位，经口将内镜置入十二指肠或通过胃肠吻合口放至空肠；②将导丝从内镜活检孔置入，并且在内镜直视下将导丝置入十二指肠或空肠；③一边置入导丝一边退内镜；④将内镜退出后，将导丝从口腔转经鼻腔引出；⑤通过导丝将导管送至近端空肠后，将导管固定，然后再缓慢退出导丝；⑥通过注水试验确认导管是否通畅，确认通畅后将导管固定。

3）经内镜活检孔置管法：①嘱患者采取左侧卧位，经口将内镜放入至十二指肠或通过胃肠吻合口放至空肠；②将鼻肠管通过内镜活检孔放入，然后在内镜直视下经鼻肠管置入十二指肠或空肠处；③一边深插鼻肠管一边退内镜；④退出内镜后，将鼻肠管从口腔转经鼻腔引出；⑤通过注水试验确认导管是否通畅，确认通畅后将导管固定。

异物钳置管法适用于几乎各种情况的置管，是临床上最常采用的置管方法。若患者存在胃切除术后吻合口不完全梗阻、幽门或十二指肠不完全梗阻时，此时内镜在梗阻段通过勉强，则多采用经内镜活检孔置管法或导丝置管法。而经内镜活检孔置管法虽然具有放置鼻肠管快、操作容易的优点，但是其缺点是置入的导管直径有限，这限制了EN制剂的选择，此时一般先采用导丝置管法。将鼻肠管通过内镜置入后，导管尖端的位置可以过X线透视观察正常生理弯曲进行判定，也可以通过注入少量60%泛影葡胺进一步来证实导管是否在位，确认导管在位后再实施EN支持。

4）电磁导航定位法：该法利用喂养管内导丝头端的电磁发射器和体外放置的接收装置和显示器，在置入过程中可实现对喂养管头端的行径轨迹进行同步监测，并能对喂养管的头端位置实时判断。操作步骤如下：①患者取平卧位。②在患者床旁放置胃肠营养管监视器，并将信号接收器的顶部放置在剑突与胸骨交界处，使垂直线显示标记和患者的中矢状线对齐。③将金属导丝（尖端带有电磁发射器）从鼻空肠营养管置入，其远端与电磁定位导航仪连接。④在导航仪监视下，从一侧鼻腔将喂养管置入，嘱患者同时进行吞咽动作。用监视系统进行辅助，将喂养管送入，并顺序通过幽门，十二指肠降部、水平部、升部，空肠上段，然后将营养管向远端推送，直至到达指定部位；⑤通过注水试验确认导管是否通畅，确认通畅后将导管固定；⑥应用腹部X线进行定位，对喂养管头端位置进行判定。电磁导航定位法在床边即可实现对鼻肠管的放置，具有较高的准确性和安全性。因其具有与内镜引导下置管法相似的置管成功率，被认为是一种有潜力的鼻肠管置管方式。

3. 胃/空肠造口 由于长期留置鼻肠管对患者的生活质量会产生较大影响，且鼻营养管留置时间长会引起压力性溃疡。因此，建议通过胃/空肠造口管对需要长期EN的患者给予营养支持。胃/空肠造口管常见放置方法包括内镜法、X线引导法及外科手术法。

（1）内镜法：经皮内镜下胃/空肠造口术（PEG/PEJ）于20世纪80年代起便已应用于临床。较之传统的手术进行胃/肠造口，内镜法优点包括操作简单、快速、安全、术后并发症少、易于护理、患者痛苦少，且无须特殊麻醉并可在患者床旁留置等。目前，PEG/PEJ已基本替代传统的手术行胃/空肠造口，是长期EN患者的首选方法。在进行手术前，为减少并发症，术前准备须充分。患者术前8 h禁食，并常规使用抗生素预防革兰氏阳性菌感染，同时及时清除患者口咽部的分泌物，整个操作过程需监测生命体征，同时备好所需器械（如内镜、异物钳、PEG配套包）。

1）PEG：PEG主要有下述3种操作方法，即推进法（push through technique）、拖出法（pull technique）及直接穿刺法。其中拖出法最安全、最简单，是目前最常采用的临床置管方法。操作步骤如下，①置入内镜，进行系统检查，从而排除PEG禁忌证；②将大量气体充入胃内使胃扩张。助手在通过腹壁观察到光团自胃内射出后，对局部腹壁用手指按压，术者此时可从胃内观察自腹壁向胃内按压而产生的隆起，并指导助手移动手指指压的位置，确定PEG的最佳穿刺点，并在体表进行位置标记；③选择好最佳穿刺点之后，开始行局部浸润麻醉，麻醉时边进针边回抽，直至抽出空气，此时在胃内可观察到穿刺针的针尖，若已回抽出空气却未看到针尖，说明在胃和腹壁之间存在空腔脏器（如结肠或小肠），且穿刺针已进入其中，此时需要重新选择穿刺点；④在穿刺点切一小口，长约0.5 cm，然后刺入穿刺针（带套管）直至胃内，在内镜下观察到穿刺针的前端后，在保持穿刺针外套管位置不动的情况下抽出内芯；⑤通过穿刺针外套把牵引线置入胃内，将异物钳经内镜活检孔送入，同时抓住牵引线后缓慢回退内镜，直至将牵引线从口腔引出。在手术者将牵引线头端和PEG管末端的牵引线紧紧拴住时，助手在腹壁穿刺点部位同时将导线收紧，然后将PEG管从口腔、食管引至胃内，再从穿刺部位拖出体外；⑥再次将内镜置入并对PEG管头部的位置进行检查，观察导管头部是否张力过大，检查完毕后退出内镜；在PEG管上将外垫片装上，使腹壁和胃壁紧密接触，将PEG管前尖端剪除后安装接头，并用敷料将创面覆盖，然后结束手术。

2）PEJ：若患者存在如误吸、严重上消化道反流、胃排空障碍、急性胰腺炎等不能或不适合经PEG直接进行胃内营养供给时，可用PEJ法。因其要求营养管经皮直接或经PEG管间接置入小肠内，所以PEJ较PEG技术难度大。PEJ术前准备同PEG。操作方法包括：①直接法。其步骤和PEG相同，不同点是由于造口位于小肠内，因此，内镜需置入小肠一定部位，并在直视下采用"里应外合"的方法选择最佳的位置。其技术难点是小肠肠腔细，肠蠕动活跃，难以始终保持肠腔扩张状态，体表位置不固定。②间接法。第一步同PEG技术，第二步应用内镜辅助，将导管置入小肠腔内，并将异物钳经内镜活检孔送入后抓住小肠管前端，使小肠管和内镜一起通过幽门或胃肠吻合口；维持异物钳处于钳夹导管状态，固定位置后将内镜缓慢退出至胃腔，然后松开异物钳、退回胃腔。在内镜下用异物钳将导管钳再次夹住，使内镜和导管一起通过幽门或胃肠吻合口，如此反复操作数次，最终将导管放置于近端空肠或吻合口远端。但若患者存在口咽及食管梗阻导致内镜无法通过时，PEG/PEJ无法实施，可以选择X线引导法或外科手术法。

（2）X线引导法：为了解胃与相邻器官的解剖位置，术前应进行上腹部CT检查。术前禁食至少8 h，常规应用相应抗生素预防革兰氏阳性菌感染，术中吸氧并对生命体征进行监测。准备好术中所需物品（如泛影葡胺造影剂、局部麻醉药、经皮胃造口组合套件、超滑导丝、导管）并将患者运护至影像科。操作方法如下：①患者取右侧卧位；②经导丝引导将导管放置于胃腔，并注入适量空气使胃腔扩张，使胃壁紧贴腹壁；③结合胃部正侧位X线透视，在左侧肋缘下腹直肌外缘进行定位，以确定穿刺点并在皮肤上做出标记；④对所需穿刺部位进行消毒，然后进行局部浸润麻醉，使用胃壁固定器对胃壁进行穿刺，引入滑线并将把持线超出部分收回，然后将滑线另一端引出并在胃壁上打结固定，使用相同方法在相隔2 cm处再次将胃壁固定；⑤在两固定点之间将皮肤切开，切口约5 mm，然后向上提拉双侧固定线，将固定的胃前壁和腹壁提起，然后使用带持撑套的PS针对胃壁进行穿刺，将PS针拔除并把"T"形持撑套留下，再次造影确定在胃腔内且胃壁与腹壁紧密相贴；⑥将胃造口专用导管置入后，用注射器注入大约2.5 ml的等渗盐水使气囊扩张，接着撕除持撑套，然后牵拉导管使气囊与胃壁紧密相贴，然后将导管压入固定板，再进行固定；⑦进行消毒后用纱布将创口覆盖并妥善固定。X线引导下经皮胃造口术和放置鼻肠管二者的相同点在于，都需要先将患者运送至影像科，然后进行手术，且X线可能会对患者和医护人员造成损伤。

（3）外科手术法：采用传统手术行胃/肠造口术前，需要对患者进行全身麻醉，对患者的创伤大、费用高，且术后并发症多，目前在临床上已经较少应用。建立EN途径时，若使用前两种方法造口失败，可考虑使用外科手术法造口。另外，单孔腹腔镜下行胃肠造口也是相对安全、便捷的方法，具有一定的发展前景。

（五）小结

EN有很多支持途径，且每种途径都存在相应的风险和适应证。在临床实际应用过程中，应根据患者的具体情况进行选择。无论是放置鼻肠管行短期EN，还是PEG/PEJ行长期EN，内镜法都是一种相对安全、简单、有效且能够在临床广泛应用的方法。管饲途径的选择应遵循下述原则：满足肠内营养的需求；置管方式尽量简单、方便；尽量减少对患者的损害；患者感觉相对比较舒适，基本达到长期带管的目的。

二、肠内营养装置

（一）导管材料特性和分类

随着医疗技术的不断进步，管饲途径的方法与导管材料种类也越来越多，为需要进行肠内营养治疗的患者提供了个体化的选择。目前，常用的肠内营养导管包括鼻胃管（单腔和多腔）、经皮内镜下胃造口管、球囊型胃造口管、鼻肠管（螺旋管和重力管）、经皮胃镜下空肠管等。

肠内营养导管材质已经历数百年的演变。1617年就已经出现银质的喂养管；1646年可弯曲的皮质喂养管被发明出来；1879年，已经开始应用软橡胶喂养管，且随着人们不断发明新型材料，肠内营养的导管也陆续更新应用。在20世纪50年代，聚乙烯和硅胶喂养管开始应用，导管的耐受性得到极大改进，为长时间留置导管的肠内营养患者带来了极大便利。近年来，聚氨酯喂养管的出现逐渐取代了聚乙烯和硅胶喂养管，成为市场上肠内营养导管的主要材料，因其具有更好的生物相容性、柔韧度、弹性及耐腐蚀性，使患者更舒适，且留置时间更长，极大地促进了肠内营养管路途径的发展。目前市场上常见的导管材料的特性见表10-1。

表10-1 常见导管材料的特性

特性	橡胶	聚氯乙烯（PVC）	聚氨酯（PUR）	硅胶
对胃液分泌物的抵抗能力	差	极差	好	好
毒性	小	有	无	无
耐温性	差	尚可	好	好
强度（Pa＝Pascal）/mil.Pa	41	17	4	6
内径/外径的比值	很小	大	最大	大
使用寿命	短	短	长	长

注：mil.Pa.毫英寸·帕。

（二）短期肠内营养装置

鼻胃/肠管适用于接受肠内营养时间少于2周的患者，是短期肠内营养的首选途径，具有无创、经济、简便等优势。适用于胃肠功能完整、无法经口进食、营养预期时间较短者。经鼻胃/肠管的肠内营养输注主要采取重力滴注或注射器推注。鼻胃管具有放置简单的优点，一般情况下，腹部手术时可常规放置，术后早期具有减压的作用。若患者需要EN治疗时，可经胃管灌注营养制剂。如果患者存在昏迷、严重吸入性损伤、食管狭窄等情况时，采用常规方法插管难度大、成功率低，有利用胃镜、X线、视频喉镜和纤维支气管镜等辅助手段置管的报道，可提高成功率、缩短置管时间及减少并发症。但经鼻放置导管也可能引起相应的并发症，如鼻咽部溃疡、鼻窦炎、鼻中隔坏死、耳炎、声嘶及声带麻痹等。有研究表明，将患者头部抬高30°～45°有利于降低吸入性肺炎的发生率。

（三）长期肠内营养装置

长期EN的患者首选的装置是肠内营养输注泵，美国肠外肠内营养学会（ASPEN）和欧洲肠外肠内营养学会（ESPEN）均在其指南中推荐对于长期（2～3周或更长时间）接受EN的患者使用肠内营养输注泵。鼻饲装置肠内营养输注速度控制不良易引起患者胃肠道不适，影响营养液的吸收，甚至引起患者血糖明显波动，不利于患者的术后康复。以往肠内营养输注方式主要采取重力滴注或注射器推注，但难以实现持续输注，且不易控制输注速度。肠内营养泵是智能化新型肠内营养输液装置，使肠内营养输注实现了电子化，与专门的输注管路配套使用，不接触输注液体，通过鼻饲管给胃肠道输入水、营养液和自制一定浓度的饭乳，改善患者的营养状况。输液过程中，肠内营养泵可精确控制输液速度、输液量和喂养时间，并能做到有效加温、保温，有效防止过流、欠流和因液体温度过低引起患者不适，同时还具有自动输液、输完报警和快排、反轴等功能，输液完成后自动报警等优点。肠内营养输注泵可固定于移动输液架上，不影响患者活动。许多研究表明，应用肠内营养输注泵能显著降低患者血糖波动、腹胀、腹泻、反流和误吸等并发症的发生率。

肠内营养输注泵的设计和功能因公司而异，应按说明书进行操作，并且输注泵使用者应接受专门培训，经培训合格后才能使用。电子输注泵的组成部分包括输液装置和电驱动控制器（患者自控给药装置），输液装置包括储液袋、药液过滤器、泵管、管路和外圆锥接头。

除了常用的营养泵之外，目前，新型肠内营养输注泵恒温装置也在研发与投入使用中，肠内营养液输注时保持适宜温度可以减少肠道应激反应，有利于患者肠内营养安全、有效、顺利供给，促进患者耐受和营养的吸收，确保肠内营养临床价值。

1. 肠内营养泵的使用时机　根据ASPEN和ESPEN指南建议，长期（2～3周或更长时间）接受EN的患者推荐使用肠内营养输注泵。

胃肠道术后6～24 h即可开始使用肠内营养泵，经肠内营养管路持续滴注，并在12～24 h均匀输入。开始泵入速度设置为40～80 ml/h，并且每4小时检查患者胃内潴留情况，如果发现患者的胃内潴留液＞30 ml，应减慢泵入速度至30 ml/h，若胃内潴留液＞50 ml，应先暂停营养泵2 h，并根据胃内潴留情况再决定是否继续泵入营养液。每次鼻饲前应回抽胃内残留量，若抽出的残留量＞100 ml，应暂停泵入，同时在鼻饲期间应定时听诊肠鸣音，以确定有无胃动力缺乏。

2. 肠内营养输注泵的选择原则　肠内营养输注泵属于专用装置，不能用于其他目的（如药物输注），也不能被其他用途的输注泵所替代。因此，在开始使用肠内营养输注泵前，使用设备的有关人员必须接受专门的训练。

肠内营养输注泵应具备以下要求：①具有清晰明确的使用方法、操作简单的面板按键并且易于使用；②输注泵使用时发出的声音小；③具有"声音＋视觉"报警装置，若存在妨碍输液速度的因素（如过滤膜堵塞、输液管脱出、液体输入完毕）或输液通路中有空气，可自动报警；④微电脑控制，可提供准确的体积输送；⑤可预先设定间歇性剂量或连续输注的流速；⑥既可以使用交/直流电源，同时也配置可充电池，并可以保证电池时刻处于满电状态；⑦可用于床旁输注，也可配备移动装置或可放入随身口袋，供需移动的患者使用；⑧不易倾倒的外观设计、平稳性佳，与输液装置相连，不会引起病床抖动和发出声响，不影响输注；泵管材料应不含邻苯二甲酸二（2-乙己基）酯（DEHP）成分。

3. 肠内营养输注泵的操作步骤及注意事项

（1）操作步骤：①向患者详细告知操作的目的，取得患者配合；②操作者需仔细清洗双手；③准备清洁操作空间；④仔细检查输注泵及相关各种设备是否完好；⑤用温开水冲洗喂养导管；⑥将EN制剂与泵管连接；⑦泵管和输注泵连接；⑧按照输注泵的说明书调节输注模式（包括总量、速度、温度等）；⑨泵管输注端与喂养管道连接；⑩开始EN制剂输注；⑪输注结束后，关闭输注泵；⑫泵管输注端与喂养管道分离；⑬用温开水冲洗喂养管道；⑭封闭喂养管口；⑮观察管道的固定情况。

（2）注意事项：①不同的肠内输注泵因结构和功能的不同，在输注速率和输注总量方面存在不同，使用前应注意校正其输注速率和输注总量；②泵管每24小时更换一次；③须密切观察患者的情况及患者对肠内营养液输注的反应。

4. 常见故障、原因及处理方法

（1）堵塞且没有流量报警：①若因输液瓶排空引起，应及时更换满瓶的输液瓶。②茂菲滴管的液体水平过高时，将管道从泵上取下并将滴注腔倒转，举高使之处于高过输液瓶的水平，让液体倒流回瓶内，当壶中液体约占1/3时，将泵管重新装上。③当液滴观察传感器被异物堵塞时，将滴注腔从槽内取下并用湿布擦拭传感器。④泵管或喂养管堵塞，检查输液调节器是否打开，检查管道是否打结。将泵管与喂养管分开，将滴注腔、硅胶管和其余管道取下，如泵管末端有液体流出，则检查喂养管是否有堵塞。

（2）电池电量低报警：说明电池电量不足，此时需插上电源插头并用外接电源充电12～16 h。

（3）显示屏关闭：如遇到泵突然关闭或电池电量耗尽的情况，先按"run"键，检查电池是否处于保护状态，如为否，再按开始键，如果泵不能打开，说明电池电量已耗尽，此时连接外接电源后再开机。

（4）屏幕显示"E1-E11"：此时表明存在内部电器功能障碍，需联系专业维修人员进行修理。

（5）流速不准确：①未按要求更换泵管，每24小时需更换一根泵管；②流量调节器部分或全部关闭，应将流量调节器全部打开。

三、家庭肠内营养的管理与护理

随着我国经济的快速发展，医疗体制也处于不断的改革中，HEN作为一种重要的医学治疗技术，其发展和完善也是必然的趋势。为保证HEN安全和方便地开展，合理地对其进行组织管理和实施相应的护理措施不可忽视。

（一）家庭肠内营养的管理

1. 建立家庭肠内营养患者档案　记录患者的一般资料、主要病情、出院前和随访的血常规、生化检查结果，营养相关指标，如体重、总蛋白、清蛋白、前清蛋白、转铁蛋白、纤维连接蛋白、淋巴细胞、血红蛋白等，肝肾功能、电解质情况也需记录。监测机体组成成分分析，了解机体的肌肉、脂肪含量及水肿情况。记录患者营养支持情况、并发症及转归等。

2. 定期随访　主要采用家庭随访和电话随访两种访视进行随访。①对本市患者主要进行家庭随访。家庭随访由营养支持小组的医护人员进行，分别在患者出院当天和以后每周进行1次，等到患者或家属完全适应后，视情况改为每1～6个月进行1次。平时每周1次电话随访了解营养支持的情况，纠正不恰当的地方，监测患者的体重、上臂围、肱三头肌皮褶厚度等，并根据患者情况监测患者的肝肾功能、电解质等，及时调整患者的营养处方。患者出现任何不能解决的并发症或其他情况（如疼痛等），营养支持小组均可到患者家中为其解决，必要时再次住院治疗。②对外地患者主要进行电话随访，由营养支持小组成员每周联系患者，了解并记录患者营养摄入情况，同时对患者存在的问题予以解答，督促患者定期测量并记录体重，按时到当地医院复查并记录生化指标，对比患者营养支持前后的效果，对营养处方做出相应的调整。必要时返院复查。

3. 电话咨询　营养支持小组配备有专用电话以便随时与患者沟通，同时患者遇到问题能够及时向医护人员进行咨询。例如，在夜间，1例患有吞咽障碍的患者的PEG管脱出后，能够及时通过电话向护士寻求帮助，并在其指导下将PEG洗净后重新放回胃内，应用胶布固定导管，2天后到医院更换PEG管。

4. 停止家庭肠内营养　部分患者再次入院的原因是疾病变化或治疗疾病需要，此时营养支持小组应该对患者进行全面的营养评估，将营养方案重新调整，若患者因肠道功能进一步衰竭而不能耐受肠内营养时，将营养方案由肠内营养改为肠外营养。若患者因营养状况改善、恢复经口进食，此时可停止肠内营养治疗，拔除管道。

（二）家庭肠内营养的护理

1. 一般护理

（1）喂养管的护理：肠内营养的途径主要有口服、经皮胃肠造口管、手术胃肠造口管、鼻胃管或鼻肠管，护理的重点是维持导管在位和通畅。①对于鼻胃/肠管，应妥善固定导管，当鼻贴松动或被污染时，应及时更换鼻贴，防止导管脱出；②对于PEG/PEJ，可以视情况在皮肤或衣服上对导管进行固定；③连续滴注肠内营养，应每2～4小时使用等渗盐水或温开水冲洗一次喂养管，以防止营养液沉积堵塞导管；因纤维素营养液较为黏稠，要适当对导管增加冲洗的次数或用营养泵进行输注，输注结束或暂停输注时，均要对导管进行冲洗；④当营养液滴注很慢或冲管时有阻力时，营养液或药物可能沉积于管壁或堵塞，应先查明原因，排除导管本身因素后，先用30ml温水冲管或用注射器反复抽吸导管，有助于凝块的松脱，若失败，可以使用碳酸饮料冲管，如可乐、雪碧。

（2）营养液摄入/输注过程的护理：①根据患者的一般情况选择合适的摄入/输注方式，如有意识和吞咽障碍的患者可分次管饲；②输注前要防止营养液污染，同时为防止营养液过冷或过热，使用加热器使溶液温度维持在35℃左右，这样可以有效防止如恶心、呕吐、腹泻等胃肠道反应的发生；③滴注速度不宜过快，否则也易引起胃肠道反应，而对严重肠功能障碍的患者，必须严格控制输注速度，有条件的患者可采用肠内营养泵循环滴注或24 h持续滴注，否则易导致肠道不耐受，引起腹胀、腹泻或腹痛；④有条件的情况下，输注管应每天更换，因此费用较高；也可1～2周进行更换，需要用温开水冲管，以清洗输注管。

（3）给药的护理：①很多药物由于吸收途径的改变必须调整剂量或更换药物的剂型。一些药物与营养液可能产生相互作用导致营养液变性、产生沉淀，因此，要尽量避免经喂养管给药。②经管道给予的药物须征得医师的同意，并在药物完全溶解后再经管道注入。③当药物经皮注射时，也必须严格按时、遵从医嘱执行，同时要注意观察药物产生的效果，记录患者一般情况，如体温、体重、进食情况、身体有无水肿、每天的尿量、粪便的性状等。④在给药前、后，为了避免堵管，须用温开水30 ml冲洗管道。⑤若患者具有引流管，还需每天对引流液的量、有无口渴、是否感到无力或疼痛等情况进行记录，并与医师联系和汇报；若患者出现发热、呼吸困难等症状，须立即联系医师，寻求解决方案。

（4）心理护理：①许多患者对肠内营养有抵触情绪甚至产生畏惧，尤其是长期不能经口进食的不适感。患者要自我调整情绪，保持轻松愉快的心情和进行适当的功能锻炼，积极配合治疗，保证肠内营养能够安全、有效地实施。②许多患者对家庭肠内营养的效果持有怀疑心理，尤其是长期进行家庭肠内营养的患者，若短期（如在第1个月）未见疗效，有些患者营养治疗后体重增加不明显，甚至有的患者前2周体重还略有下降，这些都会使患者的抵触情绪增加。通常营养支持至少3个月才有效果。为了保证营养支持安全、有效地实施，要多对患者进行鼓励、安慰，调整患者的心理与心情。

2. PEG特殊护理 PEG是在胃镜下，将管道经胃壁直接置入胃内，可用于肠内营养、给药、给水，也可代替胃管引流。PEJ是在PEG的基础上，在胃镜的辅助下将喂养管经PEG管置入肠道。

（1）PEG术后护理：①为防止误吸和呛咳，术后需禁食、禁水2 h。②术后将PEG管连接引流袋，观察并记录引流液的颜色和量。如果引流液呈红色且量多，要及时通知医师。③为防止出血，术后2天需要将PEG牢固固定，以不压陷皮肤为宜，避免导致皮肤缺血影响愈合，在固定好并能防止胃内液体漏入腹腔的情况下可以适当放松。当术后2周窦道形成后，可适当放松PEG。④术后第1天，可经PEG滴入500 ml糖盐水，如患者无不适可逐渐滴入营养液。胃肠道功能佳的患者可分次推入营养液或食物匀浆。⑤伤口疼痛的护理：置管前3天，伤口处会有疼痛感，尤其是第一次换药时，当提拉导管伤口疼痛较明显，可告知护士和医师，给予镇痛药减轻症状。一般窦道形成后疼痛可缓解。

（2）PEG导管的日常护理：①在护理前先洗手。②PEG导管应注意管口的清洁，为防止感染，每天应用碘伏进行消毒换药，避免用过氧化氢或其他特殊的清洁剂。如果导管口分泌物过多，需多次消毒、换药。为了防止导管断裂无法修补，导管上的夹子需靠近导管远端夹闭，避免反复夹闭。③如进行引流，每天至少更换敷料1次；敷料潮湿后要及时更换；若伤口引流量大，可到门诊伤口护理中心处理。可使用烤灯（每天2次，每次30 min）保持伤口周围干燥。④在清洁切口更换敷料时，需注意观察切口周围皮肤有无红肿，敷料上是否有引流物及置管处有无渗漏等。⑤妥善固定PEG管，避免管道晃动引起疼痛或皮肤破损。每次营养液滴注前或给药前检查导管进入皮肤处的刻度，导管轻微的出入是正常情况，可预防导管固定过紧引起的并发症，但如果刻度改变2 cm以上须与医师联系。⑥转动固定栓的同时轻轻地把导管推进后再拉出1～2 cm，再重新固定。固定时导管与皮肤接触处的软塑料，主要作用是预防导管滑入胃内。⑦若伤口周围肉芽生长，可以使用硝酸银棒烧灼或用无菌剪刀修剪，肉芽生长可能是由于局部摩擦、导管口潮湿引起。⑧导管移位多发生PEJ管移位，可能与剧烈活动、呕吐、咳嗽等有关，通过X线片即可发现有无移位，一旦出现，需至医院重新调整导管位置。⑨若导管断裂，要及时至医院对导管进行修剪或更换，具体视导管断裂位置情况而定。⑩置管48 h后在妥善保护下可以淋浴，在置管7～10天后医师复查无问题后可以再次淋浴。

（3）PEJ管道的特殊护理：PEJ管道护理与PEG基本相同，不同之处是PEJ管径细，更容易堵塞，因此，PEJ只能输入营养液，而不能输家庭制作的匀浆食物或汤类，因为汤类中的油脂可附在管壁上引起导管堵塞，输注过程中每4～6小时用30 ml温开水冲洗1次，预防堵管。即使不用也应每天冲管2次；尽量不要从PEJ导管给药，必须经PEJ给药时，需在医师的指导下使用。PEJ营养液直接输入肠道，没有胃的缓冲作用，营养液必须以较稳定的温度和均匀的速度输入，营养液温度过低、输入过快或过量容易引起腹胀、腹泻。剧烈的呕吐容易引起导管移位或脱入胃内，甚至在胃内打折，因为PEJ管道细长并随着肠管的蠕动而移动，因此，为防止上述情况发生，要避免腹部剧烈的运动。PEJ在PEG管内，必须通过外面的螺栓固定好，防止管道脱出。

四、肠内营养的并发症

近年越来越多的研究表明，胃肠道不仅仅单纯的是消化吸收器官，也是机体重要的免疫器官。与肠外营养相比，肠内营养不仅更符合人体食物消化生理、给药方式更方便、住院花费更少，还能够维持肠黏膜结构及屏障完整性，有利于患者胃肠道功能的恢复。经过多年的临床实践，虽然肠内营养较肠外营养存在诸多优点，但在治疗过程中依然存在很多并发症，常见并发症的临床表现及其原因见表10-2。

表10-2 肠内营养的常见并发症

肠内营养并发症	临床表现	原因
机械性并发症	误吸、错位、堵塞、打结、断裂、异黏膜溃疡、食管溃疡或狭窄等	操作暴力、患者不配合、患者胃肠逆蠕动强、夜间使用肠内营养时未抬高床头等
胃肠道并发症	腹痛、腹胀、腹泻、口渴、反酸、嗳气、恶心、呕吐等	肠内营养制剂种类不合适、滴注速度过快、肠内营养制剂温度过低、患者胃肠道尚无法耐受肠内营养等
代谢性并发症	糖代谢紊乱、电解质失衡、宏观或微量营养素的缺乏等	除肠内营养治疗外，维生素、微量元素、电解质等补充不足
感染性并发症	吸入性肺炎、腹膜炎、局部切口感染、造瘘管瘘等	鼻胃/肠管置入后患者误吸、PEG-J术后窦道形成不良、患者营养状况差致切口延迟愈合等

注：PEG-J.经皮内镜下胃造口-空肠置管术。

（一）机械性并发症

肠内营养方式分为经口服用肠内营养液/粉和经管饲滴注肠内营养液两种。肠内营养机械性并发症好发于管饲治疗过程中。临床上常见的肠内营养机械性并发症包括误吸、鼻黏膜溃疡、错位、堵塞、断裂及打结。

1. 误吸 进食（或非进食）时，吞咽过程中出现数量不等的液体或固体食物（甚至还包括分泌物）进入声门以下气道的情况称为误吸。

（1）原因：肠内营养治疗过程中，肠内营养液经患者胃腔到达小肠或直接到达小肠进行消化、吸收营养物质，营养液到达胃腔时，贲门关闭，防止胃腔内容物反流误入支气管，营养液到达肠腔时，幽门关闭，防止肠腔内容物反流至胃腔而进一步反流至支气管。如果患者贲门或幽门括约肌出现障碍，则极有可能发生误吸。除此之外，引起误吸的原因还包括放置营养管后影响贲门正常关闭、胃排空延迟、患者吞咽困难、咳嗽反射减退、意识状态改变（昏迷）、口腔卫生不良、长期留置胃管等。

（2）临床表现：患者发生误吸时表现为突发的呼吸急促、心动过速，有时甚至出现喉或支气管痉挛。肺听诊可闻及湿啰音，胸部X线片或胸部CT可发现散在或大片阴影。立即查动脉血气分析可见乳酸升高、氧分压降低或二氧化碳分压升高、酸碱平衡紊乱。

（3）治疗和预防措施

1）治疗措施：发生误吸及吸入较多肠内营养液时，此时患者病情危急，需立即处理。①清理气道，如行气管插管或气管切开后行纤维支气管镜检查，吸出气道内的肠内营养液及胃肠道分泌物，给予呼吸机辅助呼吸。②防止肺部感染，可给予经验性治疗，应用广谱抗生素，待药敏试验结果回执后改用敏感性抗生素。③如果患者全身炎症反应较重，则可应用激素抗炎。④全身支持治疗，包括纠正水电解质代谢紊乱酸碱平衡失调，给予肠外营养等。待肺部炎症消除，可逐步撤离呼吸机，停用抗生素。⑤加强全身支持治疗。

2）预防措施：临床上预防误吸极其重要，主要措施包括：①保持呼吸道通畅，加强口腔护理。意识障碍者，鼻饲前翻身并吸尽呼吸道分泌物，降低误吸的发生率。②取适宜的鼻饲体位，保持床头抬高30°～45°或更高水平，尤其是在夜间鼻饲后，应保持半卧位0.5 h。③选择适宜管径的鼻饲管。④将插入胃管的深度适当延长，在常规深度上追加10～15 cm。⑤采取低流速、匀速方式喂养。⑥每4小时对胃内残余量进行检测，若发现大于150 ml时，延缓EN的使用。⑦检查有无导致误吸的危险因素，并及时排除。

研究发现在接受肠内营养的患者中，多达15%的患者可能出现吸入胃内容物的晚期并发症，肠内营养误吸是最严重的并发症，多达40%与管饲相关的死亡是由于误吸导致的吸入性肺炎，因此，在临床工作中需高度重视预防误吸，预防重于补救。

2. 鼻黏膜溃疡 鼻腔黏膜溃疡是由于长时间放置鼻胃/肠管压迫鼻黏膜导致局部缺血、坏死所致。

（1）原因：鼻胃/肠管行EN治疗期间，对鼻胃/肠管使用时间及鼻黏膜状态未定时观察，导致发现不及时。

（2）临床表现：患者主诉鼻腔疼痛不适，查体可见鼻黏膜充血水肿，黏膜表面可见局限性缺损、溃烂，严重时可见脓液分泌。

（3）治疗与预防措施：一旦发现，应当立即拔除鼻胃管或鼻肠管，并用油膏涂拭鼻腔黏膜。若患者长时间留置鼻饲管，应当注意定时更换鼻饲管，并定时观察鼻黏膜，避免鼻黏膜因长时间受压而受损。

3. 错位 置入鼻胃管或鼻肠管过程中，置入位置误入声门及以下气管称为错位。

（1）原因：该并发症是由医疗操作不规范导致，未按规定检测鼻饲管是否在胃或肠腔内。

（2）临床表现：鼻饲管置入过程中，患者突然出现剧烈咳嗽、呼吸困难、咽喉部不适等症状。胸部听诊可闻及双肺呼吸音减弱。

（3）治疗与预防措施：若患者出现上述症状，立即将鼻饲管退出，同时将患者口鼻分泌物吸除以防误吸。预防出现错位的措施包括：①插管过程中嘱患者多做吞咽动作，动作轻柔，不可强行插入；②导管插入后，用注射器回抽，若出现绿色或黄色液体说明导管在位；③用注射器向鼻饲管内注入空气，若在剑突下闻及气过水声，说明导管在位；④须按照操作规范置入鼻饲管，完成置管后需确认是否在位，胸腹部X线检查是判断鼻饲管是否在位的"金标准"。

4. 堵塞 鼻饲管堵塞在临床上较常见。

（1）原因：导致鼻饲管堵塞原因主要有以下5个。①各种原因导致鼻饲管盘曲，使营养液通过不畅，凝结在管壁上，导致鼻饲管阻塞。如未妥善固定好鼻饲管，患者翻身后导致鼻饲管受压，使得鼻饲管扭曲变形折叠；患者频繁呕吐，使营养管在胃腔或肠腔内盘曲反折；鼻饲管留至体内部分过长，易导致营养管打折盘曲堵塞营养液。②营养制剂未选择正确，如营养液浓度过高时泵入速度过慢，可导致营养液中的纤维成分沉积在管壁上，最终导致导管狭窄、堵塞营养管。③肠内营养液输注速度与营养管堵塞的关系不大，但当营养液加热时，若速度过慢则可导致营养液中某些成分变性，凝结成块附于管腔内壁上，堵塞营养管。④护理人员在经鼻饲管给药时未按标准操作流程处理，随意加药未注意与肠内营养液的相互作用，或者对冲管时间和药物选择不当都可增大堵管风险。⑤患者及其家属对鼻饲管的自我管理意识较差，随意停止泵入营养液，或者停止时间过长、冲管不及时均可导致营养管堵塞。

（2）临床表现：肠内营养泵入过程中，发现营养液水平不下降，或者食物不易注入，注射器回抽时无液体且有很大的阻力。注入20 ml温水时，有较大阻力，仍不流畅。

（3）处理与预防措施：堵管时立即停止营养液泵泵入，并可采用下述3种方法使营养管通畅。①若由营养液残留导致营养管堵塞，可对鼻饲管体外部分进行揉搓，并用20 ml注射器注入10 ml温水后进行回抽。在外力和水的压力下使得黏附的营养液被吸出管道，如此反复多次直到管腔通畅。但此法适用于营养管堵塞处外露部分较多的情况。②利用营养管的自带导丝插入鼻饲管中，操作过程中不能使用暴力，以免穿透营养管，导致营养液外露，甚至损伤消化道。③使用消化酶溶于温水后，用10 ml小管径注射器加压注入营养管中，或者使用5%的碳酸氢钠溶液，可以溶解一些酸性物质和卵磷脂等成分，反复多次至营养管通畅。如果尝试以上方法均无效，则需要立即更换新的鼻饲管。预防措施如下：①医师应根据患者的病情选择合适浓度的营养液，选择高浓度的营养液时，可以适当稀释或摇匀后再进行泵入；②选择合适管径的营养管行肠内营养治疗，仔细观察有无营养管弯曲打折，并及时更换；③加强患者及其家属对肠内营养管护理的宣教；④经鼻饲管注入药物时，要将药物充分研磨、研碎至粉状，充分溶解后再注入鼻饲管。在给药前需用20 ml温水冲洗管腔，经鼻饲管给药后应用20 ml温水冲洗管腔，再泵入营养液，也可每4小时用至少30 ml温水冲洗鼻饲管。应注意有些药物不能直接由鼻饲管注入。

5. 断裂和打结 鼻饲管断裂和打结较罕见。一旦发生上述情况，不可盲目拔出，需在内镜下将营养管取出，以免发生断裂物残留体内或损伤消化道。

（二）胃肠道并发症

在行肠内营养治疗的患者中，最多见的胃肠道并发症为腹泻，ICU病房中有2.3%～68.0%的患者存在不同程度的腹泻。EN过程中还会出现腹痛、腹胀、恶心、呕吐、便秘等症状。上述症状会影响患者的治疗效果，减弱肠内营养对患者肠道的修复作用，如果处理不当，甚至对患者造成不利影响。

1. 腹泻 腹泻是指排便频率增加（≥3次/天）、粪便量增加（＞200 g/d）或粪质稀薄（含水量＞85%）的统称。

（1）原因：在EN治疗过程中，常见的腹泻原因有以下5点。①患者因长期营养不良（短肠综合征、炎症性肠病、胃肠道恶性肿瘤等）导致肠道绒毛萎缩，同时患者管腔增厚、肠道狭窄，导致吸收面积与能力减低、肠道隐窝深度降低、分泌抗菌肽和抵制外界毒素能力下降，导致患者肠道免疫力下降，无法吸收肠内营养液中的营养物质而出现腹泻。研究发现，营养不良患者粪便中能量损失更大，D-木糖和脂肪吸收受损，但无胃肠道器质性障碍。严重营养不良的患者可以吸收 1 kcal/ml 的营养液配方。②未选择合适的肠内营养配方，人体肠道能耐受营养液的最高渗透压为 400 mOsm/L，目前临床使用的肠内营养液标准配方为等渗液，渗透压为 279～330 mOsm/L，超过肠道的渗透压阈值时引起的腹泻称为渗透性腹泻；同时，胃肠道对高浓度脂肪不能耐受，当营养液中脂肪含量＞20%时，腹泻发生的概率升高。如果肠内营养液中脂肪酸比例不当或浓度过高，则导致脂肪吸收不良，引起脂肪泻；肠内营养中的膳食纤维含量过多时，因其具有水化作用，可通过增加粪便体积来刺激排便，同时膳食纤维酵解产生的气体和短链脂肪酸也可增加粪便体积，刺激直肠黏膜产生便意。当膳食纤维摄入量过大时，可导致腹泻。③肠内营养液输注的方式操作不恰当也会导致腹泻。肠内营养液输注过快可导致肠内营养一次性输入量过大，使肠道短时间无法吸收而引起腹泻。未使用加热器加热营养液，输注的营养液温度过低也会导致腹泻的发生。因为长期营养不良患者或胃肠道术后患者，血流动力学改变，肠道灌注压不足，血流量不足，当短时间一次性输入大量肠内营养液，肠道局部处于高渗状态，肠道吸收大量水分，外加低温刺激肠道，使得肠道蠕动增加，最终导致腹泻。④肠内营养液开封后须在 24 h 内滴注完，如果放置超过 24 h，易使营养液变质及受病原体污染。患者及其家属在清洗营养管时未彻底清洁消毒，导致营养液受到污染也会导致腹泻。⑤入住 ICU 的患者，特别是感染患者，长时间接受大量抗生素治疗，可导致肠道菌群紊乱引起抗生素型腹泻，可在粪便中发现排出的假膜样、白色胶冻样或大便镜检可发现真菌。术后为了促进胃肠道功能恢复，使用胃肠促动药，使肠道蠕动过快，导致肠道水分和营养成分吸收障碍也会造成腹泻。

（2）临床表现：患者在输入肠内营养液后，排便次数增加，粪便含水量增多，腹泻量大时，还可造成水电解质紊乱。

（3）治疗与预防措施：如果患者腹泻次数明显增多，可采用以下治疗措施。①排除其他原因导致的腹泻，如感染性腹泻等。②避免使用可能可引起腹泻的药物，如抗生素，但是如果患者需要长期大量使用抗生素，应该根据药敏试验结果应用敏感抗生素。同时可使用调节肠道菌群的药物，如益生菌（双歧杆菌、枯草杆菌等）减少腹泻的发生。③积极治疗原发病及预防低白蛋白血症。对短肠综合征或克罗恩病患者需要积极治疗，对于严重营养不良合并低白蛋白血症的患者，可先给予肠外营养联合输注血浆白蛋白，待血浆蛋白水平提高再联合肠内营养治疗。④更改肠内营养配方，改用含有可溶性膳食纤维的肠内营养配方，或者更换为低脂配方，使用氨基酸型或短肽型肠内营养液，浓度从低到高，缓慢增加。同时加热营养液也可减少腹泻次数。上述治疗措施无效时，则需停止输注肠内营养液，让肠道休息。预防腹泻发生的措施如下：①选择合适的肠内营养液制剂；②选择合适的输注方式；③注意无菌操作；④改善肠道菌群。

2. 恶心、呕吐　接受肠内营养治疗的患者发生恶心、呕吐的概率为 10%～20%，且多见于初次使用肠内营养的患者。

（1）原因：①受肠内营养配方中的成分影响，有些患者对肠内营养液中某些成分不耐受，如要素制剂中的氨基酸和短肽成分多有异味，有些营养液有特殊气味，患者口服后产生恶心、呕吐的症状。营养液成分中乳糖或脂肪比例过高，也容易产生恶心感。②输注营养液的过程中，速度太快、温度较低，加上患者胃潴留，容易导致呕吐。③患者自身疾病，如胃肠道缺血、胃肠蠕动减慢、胃肠炎症或肠麻痹等，使营养液在胃内停留时间过长，引起恶心、呕吐。

（2）临床表现：滴注肠内营养液后，患者感觉胃部不适、呕吐胃内容物（一般为肠内营养液及胃肠分泌物）。

（3）治疗与预防措施

1）处理措施：①控制输注速度，若患者发生恶心、呕吐，应立即减慢速度，情况严重者应停止输注营养液；②输注前加热营养液，使其温度保持在37℃左右；③肠内营养液从低浓度开始输注，逐渐加量至全量，同时肠内营养液的浓度不宜过高；④保持营养液无菌、避免营养液污染变质、现配现用、每天定时更换输注管道等。

2）预防措施：①控制肠内营养液的输注速度，使用恒温加热器保持营养液适宜温度，一般应在37℃左右；②定时对胃内残留量进行检查，如果发现胃内残留＞150 ml，应减慢肠内营养液输注速度或停止输注；③进行输注时将床头抬高30°～45°，能够减少营养液的反流，降低恶心、呕吐的发生率。

3. 腹胀、便秘　腹胀与便秘是实施肠内营养期间较常见的临床表现。

（1）原因：①长期营养不良患者，营养状况差，内脏脂肪减少，无法承托内脏器官，使得内脏器官，如胃、小肠、结肠下垂至盆腔，营养液和粪便通过不畅，产生腹胀和便秘，且两者互为因果，不断恶性循环，加重不适症状；②患者一些疾病状态，如肠梗阻、肠麻痹、脾曲综合征、术后未通气等，使营养液通过受阻，患者出现腹胀表现；③营养状况差的患者，身体中水分缺失，导致粪便干结，长时间后导致便秘。

（2）临床表现：患者自觉腹中有气流乱窜不适感，有时会伴有嗳气、反酸等症状。查体可发现腹部隆起，严重者可见胃肠型；叩诊可及鼓音区范围扩大，听诊时可及气过水声，进行腹部影像学检查可见肠道积气，严重者可见肠道积液及气液平等。

（3）治疗与预防措施

1）治疗措施：①对腹部进行按摩或热敷，刺激并加快肠道的蠕动，促进肠道排气排便；②患者取侧卧位，尽量闭合口腔，以减少气体从口腔吸入呼吸道内；③如果发现患者血钾降低，立即减量或停止导致血钾降低的药物，并严密监测血钾浓度，根据低血钾的严重程度给予口服或静脉补钾；④适当使用胃肠促动药，如普芦卡必利、吗丁啉等；⑤粪便涂片检查有无肠道菌群紊乱，若存在可行选择性肠道去污后，使用益生菌治疗，调节肠道菌群，减轻腹胀。

2）预防措施：①心理疏导，保持心情舒畅，注意休息，保持大便通畅；②保持规律排便；③保持一定的运动量；④使用开塞露、乳果糖或定时灌肠等保持大便通畅。

4. 腹痛　EN治疗过程中腹痛发生的概率较低，主要发生于胃肠道术后早期进行EN治疗的患者，可能与术后胃肠道功能未恢复、胃肠道暂时麻痹有关。肠内营养治疗后发生的腹痛，应鉴别是由疾病并发症还是肠内营养治疗导致的，若为肠内营养液导致，则需更换肠内营养液或停止输注，待肠道功能恢复后再行肠内营养治疗。

（三）代谢性并发症

代谢性并发症在肠内营养并发症中占有较高的比例，处理不当时会给患者带来不良影响。肠内营养代谢并发症主要集中在糖、水、电解质及酸碱平衡、维生素代谢紊乱及肝功能异常。以下内容详述各项并发症的原因、临床表现、治疗及预防措施。

1. 糖代谢异常　肠内营养配方中糖含量较多，易导致糖代谢异常，主要表现为高血糖和低血糖。

（1）原因：临床上肠内营养导致的高血糖较常见，其主要原因包括：①选择不合适的肠内营养液配方，配方中糖类比例过高；②营养液在短时间内输入过多，导致单位时间内进入体内的营养液浓度过高；③一些疾病如机械通气、重症颅脑损伤、重症胰腺炎、急性肾衰竭等，早期处于高分解代谢状态、糖利用率低、糖耐量下降、糖异生、胰岛素抵抗等病理生理情况，肠内营养后引起血糖升高明显；④糖尿病或胰腺切除术后患者进行肠内营养治疗时，胰岛素或口服降糖药剂量不足或使用不当时，也容易诱发高血糖。肠内营养治疗过程中发生低血糖的原因：①使用降糖药或胰岛素时突然中断管饲，或者管饲后出现呕吐；②降糖药或胰岛素不必要的应用或过量使用；③严重应激状态逆转后未及时调整降糖药剂量。

（2）临床表现：①高血糖的临床表现是患者出现或不出现典型的"三多一少"症状，即多食、多饮、多尿、体重减轻，尿糖可升高，空腹血糖≥7.0 mmol/L或餐后2 h血糖≥11.1 mmol/L。血糖升高严重时可导致患者发生酮症酸中毒、高渗透性昏迷或感染等并发症。②低血糖主要表现为交感神经过度兴奋，如出汗、心悸、面色苍白等，低血糖初期会表现为精神不集中、思维和语言迟钝、嗜睡、行为怪异等精神症状，严重者将导致脑功能障碍，如惊厥、昏迷甚至死亡；查血糖可发现成年人空腹血糖浓度低于2.8 mmol/L，糖尿病患者血糖浓度低于3.9 mmol/L。

（3）治疗与预防措施：为了防止出现糖代谢紊乱，要加强对糖的监测，根据血糖水平调节外源性胰岛素的应用，选用合适的营养制剂。需要采取以下处理方法：①定期检测血糖。在营养支持起始时每天测12次，待血糖平稳后1~2天测1次。每6小时测1次尿糖，待血糖平稳后每天测1~2次，若血糖高可减少糖的输入量或增加外源性胰岛素的用量；高血糖患者可给予胰岛素或改用低糖饮食或口服降糖药，还可降低输液速度和溶液浓度；低血糖患者应该减少胰岛素用量或增加糖的输入量。②使用胰岛素时注意胰岛素滴入浓度。每500 ml液体不超过12 U，滴速<60滴/分。③按照患者个体需求选择合适的营养制剂。可以根据患者营养状况选用相应的组件型制剂，或者针对疾病种类选择疾病型制剂。④积极治疗原发疾病，去除引起血糖紊乱的因素。

2. 水平衡紊乱 多出现于年龄偏大的短肠综合征、克罗恩病、各种胃肠道手术术后、危重症等患者，水平衡的要求在这类患者中更高。水平衡紊乱主要有两种情况，即脱水和输入水分过多。

（1）原因

1）脱水的主要原因：①患者使用肠内营养液后腹泻次数过多，或者腹泻控制不良，导致和加重脱水；②水供应不足；③某些疾病状态，如颅脑外伤导致渗透性腹泻，糖尿病患者多尿状态导致脱水；④摄入高钠食物，肾排钠功能不全也能引起脱水。

2）水分输入过多的原因：主要是液体管理不佳，对于存在心力衰竭、肾衰竭、短肠综合征的患者及老年患者，未注意24 h出入量平衡，输入过多液体或肠内营养液，导致水肿等一系列水分输入过多的症状。

（2）临床表现：脱水时患者出现皮肤干燥无弹性、口渴、眼眶凹陷等表现，血生化检查提示存在高钠血症；水分输入过多的主要表现为水肿（眼睑、皮下、足踝、下肢等部位），血生化检查提示低钠血症、低白蛋白血症，严重时会诱发心力衰竭等危重情况。

（3）治疗与预防

1）治疗措施：出现脱水时，需立即补充血容量；出现水分输入过度时，限制液体输入，利尿药联合白蛋白脱水治疗。

2）预防措施：①预防脱水。须严格记录24 h出入量，对于肠内营养液应逐渐增加浓度和量，可定期监测血电解质与尿钠浓度，及时处理并发症。②预防水分过量输入。肠内营养液刚开始使用时需低剂量、低速输注，记录24 h出入量，量入为出，严格限制水分输注，尤其对于合并心、肾功能不全的患者；对于有液体限制的患者，可选用高能量密度的肠内营养液，既能保证患者营养需求又能满足液体控制。

3. 电解质平衡紊乱 肠内营养中含有一定量的电解质，如钾、钙、钠、镁、磷等。电解质紊乱常以电解质不足最为常见。肠内营养液中电解质含量较少和疾病状态，如急慢性肾衰竭、短肠综合征、烧伤等导致电解质丢失过多，当外界补充不足时，肠内营养液中电解质不足以满足日常所需，导致电解质不足。预防电解质紊乱的措施包括加强血生化监测，及时发现和补充电解质，同时积极治疗原发病，减少电解质的丢失。

4. 维生素缺乏　长期使用要素型肠内营养会导致维生素缺乏。一些原发性疾病导致维生素丢失或吸收减少，需要定时补充维生素并定期监测，防止过度补充。

5. 肝功能异常　可能与肠内营养配方有关，如营养液中氨基酸进入肝内分解，对肝细胞产生毒性；亦可能为大量营养液吸收进入肝后，增加肝内酶系统活性所致。一旦停用肠内营养，肝功能即可恢复正常。需要密切监测肝功能，对于有肝、肾、肺等功能障碍的患者，应选择相应组件型制剂，以免加重肝功能损害。一旦出现肝功能异常，应停止输注肠内营养液，待肝功能恢复正常后再更换合适的肠内营养配方。

（四）感染性并发症

感染性并发症主要发生在有创操作中或操作后，如吸入性肺炎、肠穿孔致腹腔感染、术后伤口感染、术后造瘘处不愈合致肠瘘等，严重者可导致患者死亡。因此，在行营养管置入过程中，需要严格遵照适应证和禁忌证，遵守标准操作流程，将感染性并发症降至最低。

1. 吸入性肺炎　吸入性肺炎由误吸导致，是机械性并发症的延续，是比较严重的感染性并发症，可发生于放置鼻饲管和鼻饲过程中。吸入性肺炎的病因、临床表现、治疗及预防措施同误吸，均已在上文中详述，详见（一）机械性并发症1.误吸。

2. 局部切口感染　是经皮内镜下胃空肠放置营养管中最常见较轻的并发症，其发生率在5%～25%。虽然由于导管移动，伤口周围常见轻微红肿，但若红肿范围的扩大、脓性分泌物的增加或其他全身炎症应考虑局部切口感染。

（1）原因：分为局部因素和全身因素。局部因素包括切口皮肤污染，消化液外漏导致局部皮肤不清洁，受消化液腐蚀而导致切口感染。全身因素包括营养状况差导致低白蛋白血症，疾病状态如糖尿病等导致伤口不易愈合使伤口感染。

（2）临床表现：表现为切口红肿、渗液甚至有脓液流出。血常规可见白细胞计数、C反应蛋白（c-reactive protein，CRP）等炎症指标升高，可有体温升高、局部切口疼痛等。

（3）治疗与预防

1）治疗措施：①加强局部切口换药，及时清除伤口周围渗出液或脓液，同时清除坏死组织；②给予二代头孢菌素抗感染治疗；③全身营养状态较差者，给予营养支持，输注白蛋白改善患者营养状况；④如患者出现血糖控制不佳，应积极将血糖调整至正常水平。

2）预防措施：每天将PEG-J管外垫片松开，使用碘伏或生理盐水将管口周围皮肤擦洗干净，保持切口周围皮肤清洁。松开外垫片后，将导管推进1～2cm，转动360°，再拉回至原位，减少局部皮肤因长时间受压而缺血、坏死引起切口感染；在围手术期预防性使用广谱抗生素，保持切口周围皮肤清洁，改善全身状况均有助于预防切口感染。

3. 造瘘管漏　造瘘管漏是指消化液或营养液通过造瘘管周围间隙漏出，称为造瘘管外漏；当其漏入腹腔内时，称为造瘘管内漏，可造成腹腔感染。

（1）原因：造瘘管漏在临床上并不常见，通常与PEG-J术本身无关。该并发症经常发生在患者无意间拔下喂养管，或发生在皮肤与胃或肠道与皮肤之间窦道尚未成熟之前。消化液顺着未成熟的窦道流出皮肤外或者流入腹腔中导致腹腔感染。也可以因放置营养管过程中肠穿孔致腹腔感染、术后造瘘处不愈合致肠瘘等原因导致。

（2）临床表现：在放置PEG-J管后患者可有轻微切口疼痛或腹痛，但发生造瘘管内漏时，消化液或营养液流入腹腔导致的弥漫性腹痛可能是腹膜炎的早期症状。腹腔感染的临床表现以腹腔炎症的临床症状最直接、最明显，包括腹部压痛、反跳痛及肌紧张，伴持续高热，体温常＞38.5 ℃，甚至高达39 ℃或40 ℃。查血常规可见白细胞计数及CRP明显升高。其他炎症指标如降钙素原（procalcitonin, PCT）、白介素-6（interleukin 6, IL-6）等也可在短时间内升高。当发生造瘘管外漏时，可见大量消化液外漏至皮肤外，因此较易发现。如果怀疑胃或小肠渗漏或穿孔发生在肠内通路，通过导管灌注水溶性造影剂是最好的诊断工具，因其不仅可以确定营养管的位置，还可以确定是否存在渗漏。

（3）治疗与预防措施：治疗分为非手术治疗和手术治疗。在治疗前需要进行影像学检查（如窦道造影、全腹部CT平扫＋增强），确定是否存在造瘘管漏及瘘口的大小。非手术治疗的措施：①立即停止肠内营养液的输注；②使用质子泵抑制剂抑制胃酸分泌；③严重者可使用生长抑素或类似物（奥曲肽）等；④加强消化液引流；⑤肠外营养治疗；⑥积极抗感染治疗。当以上措施无效，患者临床症状无改善或加重（如生命体征不平稳）时，需要立即手术修补瘘口，清除脓腔，准确放置引流管，术后积极抗感染及肠外营养治疗等。

造瘘管漏的发生率极低，但是一旦发生可对患者造成严重不良后果。为了减少该并发症，需要充分了解该术式的适应证和禁忌证，不可盲目操作，增加并发症风险。合理选择患者及术前准备、术中仔细操作、术后良好护理，是减少和预防PEG-J并发症的主要措施。

造瘘管适应证：①各种原因导致的不能经口进食，需长期营养支持及留置鼻胃管超过1个月，或者不耐受鼻胃管者；②患者长期昏迷不能自行进食，尤其适用于常见神经系统疾病患者，如脑血管病所致吞咽功能丧失的中老年患者；③需行肠内营养的患者。

造瘘管禁忌证：①操作相关的禁忌证，如胃与腹壁间有结肠或肝、脾等阻隔，影响经皮穿刺的安全性；咽部或食管病变妨碍胃镜通过；由于肥胖或腹水，影响腹壁透光等；②影响窦道形成的禁忌证，如严重的低白蛋白血症，患者术前严重的低白蛋白血症会影响腹壁窦道的形成。腹部手术史不是PEG-J的绝对禁忌证，但会导致PEG-J操作的难度增加，对于此类患者，在术前判断及术中操作应谨慎，以避免和减少并发症的发生。围手术期改善患者全身状况，预防性应用抗生素，术中操作轻柔、仔细，术后精细护理，有助于患者安全出院，长时间安全留置营养管及改善其营养状况。

（五）小结

肠内营养使用过程中，会发生诸多并发症，但是临床工作中需要医、护、患三方的通力协作，医师要做到及时发现危险因素，及时处理并发症，并将可能的风险告知患者及其家属。护理人员要积极配合医师的工作，及时发现和反映问题。患者及其家属要积极配合医护人员的工作，及时发现、反映及处理相关问题，减少并发症，使患者更好、更安全地接受肠内营养治疗。肠内营养并发症和处理方法见表10-3。

表10-3 肠内营养并发症和处理方法

并发症	预防措施
误吸	床头抬高30°～45°、监测胃残余量、延长胃管置入深度、匀速泵入等
鼻黏膜溃疡	拔除鼻胃管或鼻肠管，并用油膏涂拭鼻腔黏膜，定时更换胃管等
错位	规范操作流程，插管结束后常规检测营养管是否在位
堵塞	定时冲管、定时检查营养管是否打折、选择合适的肠内营养制剂等
腹泻	选择合适的肠内营养制剂及合适的输注方式、注意无菌操作、改善肠道菌群等
恶心、呕吐	控制输注速度、加热营养液、床头抬高、检测胃残余量等

续　表

并发症	预防措施
腹胀、便秘	保持大便通畅、促胃肠道动力、选择合适的肠内营养制剂等
腹痛	停止营养液输注，观察病情变化等
糖代谢异常	监测血糖、注意胰岛素使用、选择合适的肠内营养制剂等
水电解质平衡紊乱	监测血清、尿电解质浓度，记录24 h出入量，选择合适的肠内营养制剂等
维生素缺乏与肝功能异常	监测维生素及肝功能、选择合适的肠内营养制剂等
吸入性肺炎	预防措施同误吸
局部切口感染	预防性应用抗生素、保持切口清洁、定时转动PEG-J管等
造瘘管漏	围手术期患者的优化、严格遵守操作流程、严格遵守适应证与禁忌证等

参考文献

［1］BISCHOFF S C, AUSTIN P, BOEYKENS K, et al. ESPEN guideline on home enteral nutrition［J］. Clin Nutr, 2020, 39（1）: 5-22.

［2］BISCHOFF S C, AUSTIN P, BOEYKENS K, et al. ESPEN practical guideline: home enteral nutrition［J］. Clin Nutr, 2022, 41（2）: 468-488.

［3］TUNA M, LATIFI R, EL-MENYAR A, et al. Gastrointestinal tract access for enteral nutrition in critically ill and trauma patients: indications, techniques, and complications［J］. Eur J Trauma Emerg Surg, 2013, 39（3）: 235-242.

［4］汪志明，李宁. 肠内营养的管饲技术［J］. 中国实用外科杂志, 2010, 30（11）: 966-968.

［5］刘思彤，黄迎春，叶向红，等. 家庭肠内营养管理在胃肠道疾病营养不良病人中的效果观察［J］. 肠外与肠内营养, 2020, 27（1）: 42-45.

［6］黄迎春，李培，刘思彤，等. 克罗恩病患者居家肠内营养护理干预及其效果研究［J］. 当代护士（下旬刊）, 2019, 26（1）: 1-4.

［7］陈克能，王菲. 肠内营养置管技术及营养输入装置的应用［J］. 中华胃肠外科杂志, 2012, 15（5）: 442-444.

［8］汪志明. 肠内营养支持途径的建立与管理［J］. 肠外与肠内营养, 2017, 24（2）: 68-71.

［9］彭南海，倪元红，邹志英，等. 家庭肠内营养支持的应用与护理管理［J］. 肠外与肠内营养, 2009, 16（4）: 254-256.

［10］CHOWDHURY M A, BATEY R. Complications and outcome of percutaneous endoscopic gastrostomy in different patient groups［J］. J Gastroenterol Hepatol, 1996, 11（9）: 835-839.

［11］周旋，卞晓洁，葛卫红. 肠内营养致腹泻的原因与处理［J］. 医药导报, 2012, 31（10）: 1372-1374.

［12］CIOCON J O, SILVERSTONE F A, GRAVER L M, et al. Tube feedings in elderly patients. Indications, benefits, and complications［J］. Arch Intern Med, 1988, 148（2）: 429-433.

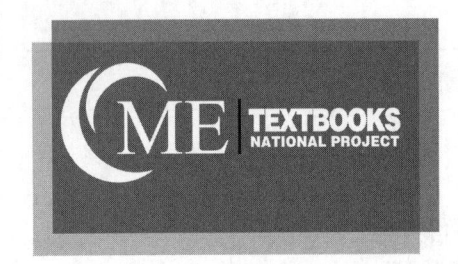

第11章 如何开具家庭肠内营养的处方

蒋奕
复旦大学附属中山医院

随着社区和家庭医疗网络的不断健全，接受家庭肠内营养（HEN）的患者越来越多。根据患者身体状况及疾病状态不同，大致可分为短期HEN和长期HEN两类。短期HEN患者包括大手术后早期或一些疾病的早期康复阶段，属于围手术期营养支持的一部分，患者出院后继续应用HEN以补充口服摄入的不足，2~3周以后患者能通过经口摄食满足机体所需，随后可停止HEN。长期HEN患者主要是指各种已渡过了疾病急性期，处于慢性期或恢复期，由于各种原因导致不能自主进食或进者食量不能满足机体所需，但胃肠道功能基本正常的患者。家庭肠内营养处方的开具应综合考虑患者各方面的因素，包括年龄、性别、基础疾病、营养状况、家庭条件、环境卫生等，并由专门的营养支持团队评估后制定个体化的方案。

一、营养需求量

营养需求量分为营养底物和能量的需求。大多数情况下HEN患者在出院时其原发性疾病病情能够基本得到控制，部分患者已经能够经口进食部分食物，其机体内环境和代谢没有较大幅度的波动；但也有部分患者的原发性疾病不能得到理想控制，如短肠综合征、肠瘘、炎症性肠病、慢性胰腺炎等，因此，不同患者对于营养底物和能量的需求差异较大，临床医师和营养师可以根据患者的具体情况做出评估，制定出个体化方案，既可以提供全量的HEN，也可以仅提供部分营养素和能量的HEN。

（一）营养底物的需求

营养支持所需的营养底物包括糖类、蛋白质、脂肪、水、电解质、微量元素和维生素，这些营养物质进入人体后，参与体内一系列代谢过程，通过合成代谢使人体结构得以生长、发育、修复及再生。营养物质在体内氧化过程中产生能量，成为机体生命活动必不可少的能源，所产生的代谢废物则排出体外。

1. 糖类 糖类是三大重要的营养底物之一，需求量占每天摄入热量的50%~70%。主要包括淀粉、单糖、复杂的聚合物（膳食纤维）及少量其他成分。糖类主要在近端小肠内吸收，其中约75%的吸收过程在近端70 cm空肠内完成。血液中的单糖主要是葡萄糖，随血液循环输送到各组织细胞，可以合成糖原储存，也可直接分解供能，或转变成脂肪和参与合成某些氨基酸。

糖类的主要生理功能是提供能量，通常情况下，HEN营养支持时糖类供能占总非蛋白热量的50%~75%。不同年龄对糖类的需要量不同，正常成年人每天葡萄糖的最低需要量为100~150 g。

不同年龄或不同应激状况下机体对糖类的需求见表11-1。

表11-1 糖类的需要量

对象	需要量/(g·kg^{-1}·d^{-1})	对象	需要量/(g·kg^{-1}·d^{-1})
早产儿	10～20	13～20岁的儿童、青少年	4～7
婴儿	10～20	无应激成年人	5～6
1～7岁幼儿、儿童	9～12	严重应激、高分解代谢成年人	3～4
8～12岁儿童	7～9		

2. 蛋白质 蛋白质是构成生物体的重要组成成分，在生命活动中起极其重要的作用。各种生命形式均与蛋白质相关，生命物质中的蛋白质以酶、激素、细胞结构、信使及抗体的形式发挥作用。蛋白质的主要生理功能是参与构成各种细胞组织，维持细胞组织的生长、更新和修复，参与多种重要的生理功能及氧化供能。

氨基酸是蛋白质的基本组成单位，其中一个重要的生理功能是作为合成蛋白质的原料。蛋白质经消化道酶水解后，以游离氨基酸形式通过门静脉进入血液循环，并与来源于组织的氨基酸相混合，摄入足量的蛋白质和能量是维持机体氮平衡和生长必需的。正常成年人每天蛋白质的基础需要量为0.8～1.0 g/kg，相当于氮量0.15 g/kg。疾病状态下，机体对氮的需求增加，其需要量可能随代谢的变化而增加。对于应激状态下的患者，影响机体氮平衡的最主要因素是总能量摄入量、蛋白质供给量及患者的代谢状况。不同人群对蛋白质的需要量见表11-2。

表11-2 蛋白质的需要量

人群	需要量/(g·kg^{-1}·d^{-1})	人群	需要量/(g·kg^{-1}·d^{-1})
婴儿	2.5～3.0	择期手术后患者	1.0～1.5
幼儿	2.0～2.5	感染患者	1.2～1.5
儿童	1.5～2.0	多发性创伤患者	1.3～1.7
青少年	0.8～2.0	大面积烧伤患者	1.8～2.5
无应激成年人	0.8～1.0		

3. 脂肪 脂肪是三大营养底物中另一个重要的营养物质，其主要生理功能是提供能量、构成身体组织、供给必需脂肪酸并携带脂溶性维生素等。脂类消化产物主要在十二指肠下段及空肠上段吸收。

人体对脂肪的最低需要量是防止必需脂肪酸缺乏，即摄入的亚油酸和α亚麻酸所提供的能量应分别占总能量的1%～2%和0.5%。理论上，脂肪的适宜需要量应有利于蛋白质的利用和防止高脂血症等并发症的发生。正常情况下，脂肪供能应占总能量的20%～30%，脂肪每天摄入的适宜量为1.0～1.5 g/kg，最大摄入量不应超过2 g/kg。

4. 水和体液平衡 水是维持机体生命及各脏器生理功能的必备物质。营养支持时，补充适量水和各种矿物质对各营养物质代谢、维持组织器官生理功能和机体内环境稳定有重要作用。人体所需的大部分水来自摄入的液体和食物，少部分来自物质代谢（主要是糖类）。水的丢失大部分是通过尿液排出，小部分是通过皮肤、呼吸道、汗液及粪便排出。正常情况下人体水的需要量可见

表11-3。高热量摄入、妊娠、发热、高原环境、低湿度、大量出汗、腹泻、烧伤、外科引流等情况下，机体对水的需要量增加。每日水需要量见表11-4。

表11-3 每日水需要量计算方法

计算方法	每日水需要量
按人群计算	
强体力活动年轻人	40 ml/kg
成年人	35 ml/kg
老年人	30 ml/kg
按体重计算	
第1个10 kg	100 ml/kg
第2个10 kg	50 ml/kg
额外的体重	20 ml/kg（≤50岁）
	15 ml/kg（＞50岁）
按摄入热量计算	1 ml/kcal

注：1 kcal＝4.184 kJ。

表11-4 每日基础水的需要量

对象	每日水需要量
小儿（体重）	
＜1500 g	120～150 ml/kg
1500～2500 g	110～140 ml/kg
2.5～10.0 kg	100 ml/kg
10～20 kg	1000 ml/10 kg＋50 ml/kg（超过10 kg部分）
＞20 kg	1500 ml/20 kg＋20 ml/kg（超过20 kg部分）
成年人	30～40 ml/kg

HEN每日液体需要量应进行计算，成年人需要量约为35 ml/（kg·d）。大多数标准肠内营养配方能量密度为42 kJ/ml（1 kcal/ml），其中含80%的水，即若患者接受6276 kJ（1500 kcal）的能量，约获得1200 ml的水。应重视发热、腹泻、呕吐所引起的额外水量丢失，并及时补充。水出入量计算不准确，会引起脱水。

5. 电解质

（1）钠：钠是细胞外含量最丰富的阳离子，其最主要的功能是参与维持和调节渗透压。此外，钠离子可加强神经肌肉和心肌的兴奋性。人体摄入的钠主要来自食盐。成年人机体总的钠含量平均为30 mmol/kg。美国科学院推荐，正常情况下饮食中钠的安全、足够的摄入量为500～3000 mg/d。临床上各种疾病状态下，机体钠的需要量变化较大，应根据病史、血清钠水平、24 h尿钠排泄量和其他引流液中钠的丢失量而定，如有额外丢失，应及时补充。

（2）钾：钾是细胞内主要的阳离子，参与糖、蛋白质和能量代谢，维持细胞内外液的渗透压和酸碱平衡，是多种重要生物酶系的组成部分，维持神经肌肉的兴奋性和心肌功能。蛋白质热卡缺乏型营养不良患者的机体总体钾明显下降。营养支持时，成年人钾的推荐量为 1～2 mmol/（kg·d）。临床上除按生理需要量及额外丢失补充钾外，还需考虑机体的代谢状态、酸碱平衡等各种内在因素。

（3）镁：镁是细胞内仅次于钾的阳离子，主要作用是激活腺苷三磷酸（adenosine triphosphate, ATP）酶和其他多种酶的金属辅酶，参与多达300多种重要的代谢反应，对于维持各种生物膜的稳定性和细胞内电解质稳定起重要作用。营养支持时，每天镁的补充推荐量为4～10 mmol；当存在胃肠液丢失时，应适当增加镁的补充量。

（4）钙：钙是人体内含量最多的二价阳离子，占体重的1.5%～2.0%。钙的主要生理功能是形成和维持骨骼、牙齿的结构，维持细胞的正常生理功能，参与凝血过程。钙缺乏是常见的营养性疾病，小儿缺钙时常伴随蛋白质和维生素D缺乏，可引起生长迟缓、新骨结构异常、骨钙化不良、骨骼变形，发生佝偻病、牙齿发育不良。成年人缺钙时，骨骼逐渐脱钙，可发生骨质软化、骨质疏松。饮食中钙的需要量（表11-5）根据不同生理状况而不同。此外，适当补充维生素D可防止钙代谢障碍和钙缺乏。

表11-5　钙的需要量

年龄	钙的需要量/（mg·d^{-1}）
0～6个月	200
7～12个月	250
1～2岁	600
3～9岁	800
10～12岁	1000
13～15岁	1200
≥16岁人群	1000～1300

（5）磷：磷是人体含量较多的元素之一，是机体所有细胞核酸的组成成分及细胞膜构成的必需物质，也是物质代谢反应及骨骼、体液构成等不可少的成分。磷主要在小肠中段通过载体转运主动吸收和浓度扩散被动吸收。正常血磷浓度为0.74～1.52 mmol/L。低磷时可出现口周麻木、肌肉无力、反射低下、惊厥甚至昏迷。饮食磷的推荐量为800～1400 mg/d。

6. 维生素　维生素是维持机体正常代谢所必需的营养素，由于它们不能在体内合成或合成的量不足以满足机体的需要，因此，必须要有外源性补充。维生素的每日需要量很少，它们既不是构成机体组织的重要原料，也不是体内供能物质。但是在调节体内物质代谢、促进生长发育和维持机体生理功能方面却发挥着重要作用。如果长期缺乏某种维生素，就会导致维生素缺乏症。

（1）水溶性维生素

1）维生素B_1：维生素B_1又名硫胺素（thiamin）。机体中维生素B_1的总储存量约30 mg，50%在肌肉内，50%在内脏。成年人维生素B_1缺乏有两个主要临床表现：①湿脚气病。表现为心脏肥大和扩张、心动过速、呼吸窘迫及腿部水肿。②干脚气病。表现为多发性神经炎、腱反射亢进、四肢感觉障碍。此外，还有眼球震颤、眼肌麻痹、共济失调、精神障碍等。成年人饮食维生素B_1推荐量为1.1～1.2 mg/d，中毒量为3 g/d。维生素B_1缺乏症的治疗剂量为50～100 mg/d。

2）维生素B_2：维生素B_2又名核黄素。蛋、瘦肉、乳制品、蔬菜是食物中维生素B_2的主要来源，谷类、面包等也是其良好来源。维生素B_2缺乏症的表现是咽喉痛、口角炎、舌炎和脂溢性皮炎，也可引起骨髓发育不全和贫血。维生素B_2的需要量与热量消耗、氮平衡相关。正常成年人饮食推荐量为1.1～1.3 mg/d。

3）维生素PP：维生素PP又名烟酸、烟酰胺。维生素PP在糖类、蛋白质、脂肪代谢中起重要作用。维生素PP缺乏主要是由于摄入代谢拮抗物质所致，引起的症状有头痛、失眠、疲劳、肌肉痉挛、易激动、共济失调、肢体麻木等。正常成年人饮食维生素PP推荐量为14～16 mg/d。

4）维生素B_6：维生素B_6又名吡哆醇，参与大约100种酶的反应，在氨基酸代谢、糖异生作用、脂肪酸代谢和神经递质合成中起重要作用。临床上摄入严重不足或吸收不良、慢性肝病、酒精中毒或尿毒症患者常有维生素B_6轻度缺乏，表现为易激动、抑郁、脂溢性皮炎、舌炎、口角炎等。正常成年人饮食维生素B_6推荐量为1.6～1.7 mg/d。

5）叶酸：叶酸存在于绿叶蔬菜、肝、肾、豆类、谷类和酵母中。叶酸极易被氧化破坏并对热的耐受性差，在烹调加工过程中易被破坏。叶酸在小肠上段吸收，正常血清中叶酸浓度为0.007～0.016 μg/ml，机体叶酸储存量为5～10 mg。叶酸是体内一碳单位转移酶系统的辅酶及传递体，参与嘌呤、嘧啶的代谢。引起叶酸缺乏的原因包括酒精中毒、妊娠、膳食中摄入量少或吸收障碍等。严重叶酸缺乏可引起大细胞性贫血或巨幼细胞贫血。

6）维生素B_{12}：维生素B_{12}通常来源于肉类和肉制品，少部分来源于乳类和乳制品。维生素B_{12}和叶酸一样参与脱氧核糖核酸（deoxyribonucleic acid, DNA）的合成，因而影响叶酸的代谢。糖类、蛋白质及脂肪代谢过程中都有维生素B_{12}的参与。胃切除及远程回肠切除术后的患者由于缺乏内因子，可造成维生素B_{12}缺乏。维生素B_{12}缺乏症的临床表现为巨幼细胞贫血、舌炎、白细胞和血小板减少，感觉异常、肌无力、易激动、抑郁和腱反射消失等神经系统症状。正常成年人饮食中维生素B_{12}的推荐量为2.4 μg/d，妊娠、哺乳时，机体对维生素B_{12}的需要量增加。

7）维生素C：维生素C的主要来源为新鲜蔬菜和水果。维生素C在小肠上段靠主动转运吸收，吸收量与其摄入量有关。维生素C在体内分布于各种组织中，机体中储存约1500 mg。维生素C的缺乏可导致维生素C缺乏症，表现为厌倦乏力、易激动、皮肤和牙龈出血、关节痛、创口愈合延迟等。正常成年人饮食维生素C推荐量为100 mg/d。

8）泛酸：泛酸广泛分布在植物性和动物性食品中，酵母、肉类、谷类是其良好来源，乳类、鱼及绿色蔬菜中也有相当含量。泛酸是两种核苷酸活性形式烟酰胺腺嘌呤二核苷酸（nicotinamide adenine dinucleotide，NAD）及烟酰胺腺嘌呤二核苷酸磷酸（nicotinamide adenine dinucleotide phosphate，NADP）的组成部分，在许多生物氧化还原反应中起电子受体或氢供体的作用。食物中摄入不足或色氨酸转化成泛酸障碍等均可导致泛酸缺乏。临床表现为暴露部位皮炎、衰弱、失眠、表情淡漠、幻觉、定向障碍和精神障碍等。正常成年人饮食泛酸推荐量为5 mg/d。

9）生物素：生物素广泛分布于天然食物中，含量较高的食品有蛋黄、肝、乳类及某些蔬菜。生物素对细胞生长、葡萄糖体内稳定、DNA合成和唾液酸糖蛋白受体的表达起重要作用。此外，生物素还是碳链延长羟化反应的辅基，参与脂肪酸和氨基酸的代谢。生物素缺乏常见于长期摄入生的卵蛋白、短肠综合征、肠功能衰竭接受不含生物素的全肠外营养的患者。临床表现为口腔周围炎、结膜炎、脱发、皮炎及共济失调等。正常成年人饮食生物素推荐量为30 μg/d。

（2）脂溶性维生素

1）维生素A：维生素A的膳食来源主要包括鱼肝油、各种乳制品、胡萝卜、绿叶和黄根蔬菜。维生素A最主要的功能在于视觉方面，此外，维生素A在维持正常生长、细胞分化中起重要作用，参与精子生成、免疫反应、味觉、听觉、食欲和生长等生理过程。摄入减少、吸收不良、肝脏疾病、肾病综合征时，排泄增加等均可导致维生素A缺乏。临床上维生素A缺乏主要表现为夜盲、结膜干燥、皮肤高度角化、易感染等。

人体对维生素A的需要量取决于机体体重和生理状况。中国营养学会提出的每日维生素A推荐量儿童为400～800 µg成年人为800～1000 µg。肝病、短肠综合征、胆盐缺乏、腹泻、黄疸或消化吸收不良者，需要适当增加用量。

2）维生素K：人类维生素K的来源有两个方面。①从肠道细菌合成，占50%～60%；②从食物中来，占40%～50%，绿色蔬菜和水果是维生素K的主要来源，乳类及肉类中也含少量维生素K。维生素K的功能主要是参与肝脏凝血因子的合成。凝血酶原，凝血因子Ⅶ、Ⅸ、Ⅹ的合成都需要维生素K参与。近年的研究显示，维生素K参与骨代谢，对防止骨质疏松十分重要。当脂肪吸收障碍时可出现维生素K缺乏。此外，抗生素的应用可导致肠道细菌变迁，从而造成维生素K缺乏，其主要临床表现为出血倾向、皮肤瘀点瘀斑，严重时可出现血尿和胃肠道出血。肝脏疾病时可因维生素K合成障碍而出现症状。正常情况下，食物中的维生素K含量可满足机体每日需要量。成年人饮食推荐量为120 µg/d，肠外营养患者的推荐量为150 µg/d。

3）维生素E：维生素E最丰富的来源是植物油，绿色蔬菜中也含有一定量的维生素E。膳食中维生素E主要由α-生育酚和γ-生育酚组成，其中20%～25%可被吸收。维生素E的主要生理功能是作为自由基的清除剂，防止自由基或氧化剂对生物膜中多不饱和脂肪酸、膜上蛋白质成分及细胞骨架和核酸的损伤。维生素E还可防止维生素A和维生素C的氧化，保证它们在体内的营养功能。对维持机体免疫系统功能和防止动脉粥样硬化也起重要作用。维生素E是辅酶Q合成的辅助因子，也与血红蛋白的合成有关。此外，维生素E还与精子的生成和繁殖能力有关。脂肪吸收不良、严重腹泻、胆道疾病、短肠综合征等均可引起维生素E缺乏，儿童的维生素E缺乏与溶血性贫血有关。维生素E缺乏常表现出神经系统症状，包括深层腱反射消失、震动和位感受损、平衡和协调改变、眼移动障碍、肌肉软弱和视野缺损。亚临床缺乏表现为红细胞溶血增加和血小板凝集增加。成年人饮食维生素E推荐量为8～10 mg/d。

4）维生素D：维生素D是维持高等动物生命所必需的营养素，它是钙代谢最重要的生物调节因子，参与体内钙和矿物质平衡的调节。维生素D普遍存在于动物肝脏、鱼肝油、禽蛋类、乳制品、肉类、鱼类和食物的脂类部分中。人体可以从两个途径获得维生素D，即经口摄取和经皮肤内转化形成。维生素D的生理功能主要是参与机体钙和矿物质平衡的调节。儿童维生素D缺乏可致佝偻病，成年人维生素D缺乏则表现为骨软化、骨形成异常。机体对维生素D的需要量与年龄、妊娠、哺乳有关。由于日光照射皮肤可产生维生素D，故应予补充的量受日光照射的影响。同时，维生素D的供给量还与钙、磷的供给量有关。在钙、磷供给充分的条件下，成年人饮食维生素D推荐量为10 µg/d。

正常儿童及成年人每天所需维生素参考需要量见表11-6。

表11-6 维生素参考需要量

维生素	0～10岁儿童	>11岁儿童及成年人
维生素B$_1$	0.12 mg/kg	1.10～1.20 mg
维生素B$_2$	1.14 mg/kg	1.10～1.30 mg
维生素PP	1.7 mg/kg	14.0～16.0 mg
维生素B$_6$	0.1 mg/kg	1.6～1.7 mg
维生素B$_{12}$	0.1 µg/kg	2.4 µg
维生素C	8 mg/kg	100 mg
叶酸	14 µg/kg	400 µg

续　表

维生素	0～10岁儿童	>11岁儿童及成年人
泛酸	0.5 mg/kg	5.0 mg
生物素	2 μg/kg	30 μg
维生素A	400～800 μg	800～1000 μg
维生素D	10 μg	10 μg
维生素E	3～8 mg	8～10 mg
维生素K	2 μg/kg	120 μg

7. 微量元素　微量元素在人体内含量虽少，但分布广泛，且有重要生理功能。人体组织中含多种微量元素，但维护人体健康所必需的微量元素主要有9种，即铁、锌、铜、铬、硒、锰、碘、钴和钼。它们与机体代谢中的酶和辅助因子密切相关，具有重要的生物学作用。

（1）铁：乳类、乳制品、肉类及植物性食物是机体铁的主要膳食来源。铁吸收的主要部位是十二指肠和上段空肠。贫血、低氧血症、铁缺乏、维生素C及有机酸等可增加铁的吸收。成年人每天铁的丢失量为0.6～1.0 mg，主要通过消化道上皮细胞的脱落而丢失。女性月经期铁丢失量增加。铁缺乏影响机体免疫功能，使淋巴细胞DNA合成受损，抗体的产生被抑制，从而降低机体对微生物的抵御能力。成年人每天铁的推荐量为10～15 mg/d。

（2）锌：锌在自然界分布很广，牡蛎、肝、乳类及肉类中富含锌。锌广泛分布于软组织、血细胞、骨和牙齿中，是DNA聚合酶、反转录酶、RNA聚合酶、tRNA合成酶等120多种酶的重要组成部分。锌缺乏明显影响核酸的代谢，从而影响蛋白质的代谢和机体的生长发育。锌缺乏表现为腹泻、神志淡漠、抑郁、皮肤损害、口角炎等。成年人锌的推荐量为12～15 mg/d。当分解代谢增强或胃肠道丢失量增加时，其需要量增加。小儿除补充每天丢失的锌外，还要补充一定量的锌以维持机体生长，这对胎儿尤其重要。因此，婴儿锌的推荐量为300～500 μg/（kg·d），儿童锌的推荐量为50 μg/（kg·d）。

（3）铜：铜存在于许多食物中，动物内脏、牡蛎、豆类、可可中均富含铜。铜是细胞色素C氧化酶、过氧化物歧化酶、多巴胺β-羟化酶、单胺氧化酶等的组成部分，参与细胞呼吸、电子转运，以及糖类、脂肪、氨基酸的氧化代谢。铜缺乏临床表现为低血红蛋白、小细胞性贫血、白细胞减少、高胆固醇血症等。成年人饮食铜的推荐量为1.5～3.0 mg/d。

（4）铬：铬在酿造的酵母、谷类、谷物油、豆类、蔬菜中的含量较高，其主要生理功能是增强胰岛素的作用，促进外周组织利用胰岛素。铬可增强胰岛素对糖的氧化作用和脂肪组织中的脂肪合成，增加胰岛素对氨基酸的转运，而在肌肉中铬可增加胰岛素的糖原合成作用。因此，铬缺乏者的主要临床表现为葡萄糖耐量下降。成年人饮食中铬的推荐量为50～200 μg/d。

（5）硒：海产品、动物内脏、肉类中硒含量较丰富。硒是4种谷胱甘肽过氧化物酶的组成部分，参与一系列氧化还原反应，是机体对氧化损伤防御系统的一部分，在预防脂质过氧化中起主要作用。硒在作用上与维生素E相互关联，其中一种缺乏可通过补充另一种加以纠正。硒缺乏可导致克山病。成年人饮食中硒的推荐量为55～70 μg/d。

（6）锰：锰广泛分布于生物圈中，谷类、干果、蔬菜、茶及咖啡中含量较高。锰在体内的功能，一部分作为金属酶的组成部分，一部分作为镁的一种激活剂，参与糖类、脂肪及尿素合成等代谢过程。成年人饮食中锰的推荐量为75～250 μg/d。

（7）碘：碘广泛分布于自然界中，以海产品中含量最为丰富。人体储存碘化物的唯一组织是甲状腺。绝大多数的碘以一碘酪氨酸、二碘酪氨酸及少量甲状腺素的形式存在。因此，碘的生理作用与甲状腺激素的许多功能有关，如调节细胞活动和生长、参与机体细胞能量代谢、促进骨骼成熟等。成年人饮食碘的推荐量为150 μg/d。

8. 膳食纤维 膳食纤维是指不被人体小肠内源性酶消化的多糖，很少被吸收或代谢。但它们对于维持消化道的正常功能非常重要。膳食纤维可使膳食黏稠度提高，胃排空速度减慢，其缓慢地跨小肠黏膜静水层弥散使纤维在小肠内运转时间延长，延缓葡萄糖的吸收，从而较好地控制餐后血糖。

不同来源的膳食纤维在化学结构上存在较大差异，其在消化道中的作用取决于纤维本身的理化特性及在肠道中的作用部位。例如，根据膳食纤维的溶解性可将其分为可溶性膳食纤维和不溶性膳食纤维，在结肠中可溶性膳食纤维以发酵为主，增加体积的作用较小，可溶性膳食纤维在结肠内经细胞酵解为短链脂肪酸，后者很容易被结肠黏膜吸收，成为不依赖胰岛素而被利用的能量，是维护肠道健康的必需物质。不溶性膳食纤维的持水能力强于可溶性膳食纤维，因此，增加粪便量的作用比水溶性纤维更强。膳食纤维有助于肠功能的恢复及肠黏膜结构的完整性和肠黏膜屏障的保护。因此，在理论上膳食纤维是糖尿病患者膳食中理想的营养物质。

需要指出的是，上述各种营养素的需要量是目前一些权威机构推荐的每日生理需要量。实施HEN时，每个患者各营养素的确切需要量应根据具体情况、病理状态进行调整和补充。在多数情况下，HEN每天提供4184 kJ（1000 kcal）能量时，肠内营养配方大多已含有足够的维生素、矿物质，仅在很少数情况下需额外再补充矿物质和其他特殊的营养物。

（二）能量的需求

能量是维持人体生命活动及内环境稳定最根本的需要，也是营养学最基本的问题。健康人能量的唯一来源是食物。正常情况下，机体将食物中所含的能量转化成机体生命活动所需的能量或能量的储存形式。生物体内，糖类、蛋白质和脂肪在代谢过程中伴随的能量释放、转移和利用称为能量代谢。准确地了解和测定临床不同状态下患者的能量消耗，是提供合理、有效的营养支持及决定营养物质需要量与比例的前提和保证。

能量摄入量取决于营养支持的目标，对于HEN患者而言，主要涉及3个方面：①在疾病慢性期或康复过程中提供能量，以维持或减少机体消耗；②修复肌肉量和储备能量；③促进儿童生长发育。此外还应考虑到环境、性别、年龄、原发疾病的严重程度、机体营养不良的程度及机体组成成分的改变（如肥胖）等诸多因素。

机体静息能量消耗测定已广泛应用于临床实践中，成为指导临床营养支持的有效方法。机体能量消耗的测定方法包括直接测热法、间接测热法、双重标记水测定法、心率监测法、热稀释肺动脉导管测定法等。

临床上最常用的是间接测热法。临床在实施营养支持时，首先，要了解所实施对象具体能量消耗或能量需要量。其次，在了解各种不同状态下患者的能量消耗值后，须确定给予多少热量才能满足机体的需要。许多情况下，机体能量消耗值并不等于实际能量需要量。不同患者的能量消耗与能量利用效率之间的关系也不同，有些患者的能量利用率较高，较少的能量摄入就可达到与其他患者相同的代谢率。因此，临床上各种不同状态下的患者实际能量需要量是一个十分复杂的问题。尽管间接测热法测得的患者能量消耗值被认为是目前能量代谢测定的"金标准"，但对于HEN患者而言仍存在诸多不便。目前，临床上很少直接测量HEN患者能量需求，较多应用预测公式或凭经验估计来确定患者的能量需求。

目前，临床上估算创伤、应激状态患者的能量消耗常采用应激程度系数乘以哈里斯-本尼迪克特（Harris-Benedict）公式估算值，具体应激程度系数如下：单纯饥饿0.85、择期手术1.05～1.15、感染1.20～1.40、闭合性颅脑损伤1.30、多发性创伤1.40、全身性炎性反应综合征1.50、大面积烧伤2.0。应激程度系数的划分具有很大的主观性。同一疾病患者个体间的差异较大，同一患者每天的能量消耗量的变化也较大，不宜用固定的公式进行估算。经过多年的研究和临床实践，许多权威机构和组织提出了各种情况下机体能量需要的推荐量，可供一些没有条件做能量消耗测定的单位或部门参考。临床实践证实，这些推荐量可满足绝大部分患者每天的能量需要。临床上推荐的非蛋白热量摄入量见表11-7。

HEN患者的能量需要量估算方法同住院患者，可以在出院前采用间接测热法实际测定作为参考，也可通过哈里斯-本尼迪克特公式计算。但在大多数情况下，患者的能量需要量一般按照25～30 kcal/(kg·d)[105～126 kJ/(kg·d)]供给，蛋白质需要量按照1.2～1.5 g/(kg·d)供给。如果患者已存在营养不良，为恢复营养状态，营养需要量可能更高。HEN实施中常见的情况是营养灌注不充分，导致营养改善不满意。因此，需仔细地进行监测、指导及调整HEN方案。调整的依据是定期营养评定结果，随患者的体重、活动量的增加而增加。

表11-7 不同人群非蛋白热量摄入推荐量

人群	非蛋白热量摄入推荐量/(kcal·kg^{-1}·d^{-1})
早产儿	120～140
<6个月婴儿	90～120
6～12个月婴儿	80～100
1～7岁幼儿、儿童	75～90
7～12岁儿童	60～75
12～18岁青少年	30～60
无或轻度应激成年人	20～25
中度应激成年人	25～30
严重应激、高分解代谢成年人	25～30

注：1 kcal = 4.184 kJ。

二、处方管理及调整

（一）肠内营养制剂的种类

市场上肠内营养制剂的种类多达200多种，根据其组成分类，肠内营养制剂可分为要素型肠内营养制剂、非要素型肠内营养制剂、组件型肠内营养制剂和特殊应用型肠内营养制剂4类。

1. 要素型肠内营养制剂 要素型肠内营养制剂（elemental diet）是氨基酸或多肽类、葡萄糖、脂肪、矿物质和维生素的混合物，既能为人体提供必需的能量及营养素，又无须消化即可直接或接近直接吸收和利用。要素型肠内营养制剂主要适用于胃肠道消化和吸收功能部分受损的患者，如短肠综合征、胰腺炎等患者。

2. 非要素型肠内营养制剂 以整蛋白或蛋白质游离物为氮源，渗透压接近等渗（300～450 mOsm/L），口感较好，口服或管饲均可，使用方便，耐受性强。非要素型肠内营养制剂（non-elemental diet）适用于胃肠道功能较好的患者，是临床上应用最广泛的肠内营养制剂，主要分为以整蛋白为氮源的肠内营养制剂和匀浆膳。根据其蛋白质来源、是否含乳糖或膳食纤维又可分为含牛奶配方、不含乳糖配方及含膳食纤维配方。

3. 组件型肠内营养制剂 仅以某种或某类营养素为主的肠内营养制剂。组件型肠内营养制剂（module diet）可对完全型肠内营养制剂进行补充或强化，以弥补完全型肠内营养制剂在适应个体差异方面不够灵活的缺点。亦可采用两种或两种以上的组件型肠内营养制剂构成组件配方（modular formula），以适合患者的特殊需要。该类制剂主要包括蛋白质组件、脂肪组件、糖类组件、维生素组件和矿物质组件。

4. 特殊应用型肠内营养制剂 针对特殊代谢特点人群或特殊患者设计的肠内营养配方，如婴儿用肠内营养制剂，肝功能衰竭患者用肠内营养制剂，肾功能衰竭患者用肠内营养制剂，肺部疾病患者用肠内营养制剂，创伤患者用肠内营养制剂及先天性氨基酸代谢缺陷症专用膳。

（二）肠内营养制剂的特性

1. 渗透压及酸碱度 根据渗透压的高低可将肠内营养制剂分为等渗 [<350 mOsm/（kg·H₂O）]、中等高渗 [350～550 mOsm/（kg·H₂O）] 及显著高渗 [>550 mOsm/（kg·H₂O）] 共3类。肠内营养制剂的渗透压主要决定于电解质与游离氨基酸的含量。整蛋白为氮源的肠内营养制剂，其渗透压较低，而要素型肠内营养制剂的渗透压则较高。肠内营养制剂大多呈弱酸性至中性，potential of pH范围为4～7。

2. 溶解度 肠内营养制剂的溶解度决定于其组成成分。对要素制剂而言，含氨基酸混合物或水解蛋白、单糖、双糖或低聚糖、低脂肪的粉剂要素制剂，加水后形成溶液；含多聚体糊精或可溶性淀粉、溶解度小的钙盐、高脂肪的粉剂要素制剂，加水后形成稳定的混悬液。

3. 膳食纤维 匀浆膳及部分非要素制剂含有膳食纤维；要素制剂为无渣膳食。

4. 口感与色泽 肠内营养制剂的口味取决于制剂的氮源与矿物质等成分。以氨基酸或蛋白水解物为氮源者，其口感较以整蛋白为氮源者差，加入香料或冰块或制成冻胶，可减少或避免异味。含单糖或双糖过多，可造成甜度过高而不宜长期服用。以结晶氨基酸混合物为氮源的要素制剂呈金黄色，以蛋白质部分水解物及糊精配制者呈棕色。

（三）肠内营养制剂的评价与选择

目前，市场上肠内营养商品制剂及自制制剂越来越多，一方面，为临床医师和营养医师提供了更多的选择，但另一方面，也不可避免地带来一些问题，如对肠内营养制剂的重要特性未加注意或不甚了解，仅靠产品说明书或广告作为选用的依据，所用制剂与患者的实际需要不符。因此，临床上应对肠内营养制剂进行合理的评价，以便选择性质、价格适合患者实际需要的肠内营养制剂，以达到最佳营养支持的效果。

1. 肠内营养制剂的评价 根据肠内营养制剂的组成，患者的代谢需要与胃肠道功能有关参数的重要性，可通过主要参数和次要参数对肠内营养制剂进行评价。

（1）主要参数

1）能量密度：能量密度与营养素含量有关，其决定热量摄入，与制剂水分含量成反比。常用的制剂能量密度分为1 kcal/ml（4.184 kJ/ml）、1.5 kcal/ml（6.276 kJ/ml）和2 kcal/ml（8.368 kJ/ml）共3种。

2）蛋白质含量：以蛋白质产能量占总能量的百分比（即能量分配百分比）表示。高氮制剂的蛋白质能量>20%（22%～24%），标准制剂的蛋白质能量<20%。①蛋白质来源：蛋白质来源包括整蛋白、蛋白质水解物和氨基酸；②投给途径：商品制剂有的管饲或口服均可，有的因以氨基酸

或蛋白质水解物为氮源，口味不佳，仅用于管饲。

（2）次要参数

1）渗透压：渗透压与胃肠道耐受性密切相关，高渗制剂易引起腹泻及其他肠道反应，而低渗透压制剂胃肠道耐受性较好。

2）脂肪含量：以脂肪产能量占总能量的百分比（即能量分配百分比）表示，可分为3类，即标准型（＞20%）、低脂肪型（5%～20%）及极低脂肪型（＜5%）。显著吸收不良、严重胰腺外分泌不足或高脂血症的患者宜用低脂肪型制剂。

3）脂肪来源：脂肪来源包括长链甘油三酯（long-chain triglyceride，LCT）或中链甘油三酯（medium-chain triglyceride，MCT）或LCT＋MCT混合物。吸收不良或有LCT代谢异常的患者，以MCT或LCT＋MCT供能为宜。

4）膳食纤维含量：含膳食纤维的肠内营养制剂对长期肠内营养或易便秘者很重要。

5）乳糖含量：乳糖不耐受者宜用无乳糖膳。

6）电解质、矿物质及维生素含量：多数完全型肠内营养制剂全量提供时，其维生素含量都可满足推荐膳食标准。

7）剂型：剂型包括液体和粉剂两种。前者有袋装、罐装与瓶装，在开启后均可直接使用。后者需加水配制，故有被污染的可能。

8）价格：不同商品制剂的价格相差很大，一般非要素型制剂的价格较要素型制剂为低。在选择时，可根据患者实际需要选用。性质与治疗效果相近者中，选择价格较低者为宜。

2. 肠内营养制剂的选择　临床上影响肠内营养制剂选择的因素众多，医师在开具HEN处方时应考虑以下6个方面。

（1）患者年龄：对6个月以下的婴儿，应采用母乳或组成接近母乳的配方牛奶。由于3个月以下的婴儿不能耐受高张液体制剂，应采用等张液体制剂喂养。对早产儿，制剂中蛋白质与矿物质的含量均应高于足月儿。对高代谢状态下的婴儿（如心脏病或肾脏病患儿），可在原制剂基础上加入脂肪或糖类组件，使能量密度＞1 kcal/ml（4.184 kJ/ml），但应考虑渗透压的变化。年龄＞1岁儿童的制剂与成年人相近，亦可根据病情考虑采用婴儿制剂。

（2）胃肠道功能：对于胃肠道功能正常者，应采用以整蛋白或分离蛋白为氮源的制剂，其价格相对低廉。对于胃肠道功能低下者，可采用多肽类或要素型制剂。

（3）蛋白质变应性：对牛奶有变应性的婴儿，可采用以分离大豆蛋白为氮源的制剂。对大豆蛋白或牛奶蛋白有变应性时，可采用以牛心肌蛋白为氮源的制剂。对膳食蛋白有变应性时或胰外分泌不足时，应采用以蛋白质水解物或氨基酸混合物为氮源的要素型制剂。

（4）脂肪吸收状况：对有脂肪泻或脂肪吸收不良的患者，可采用MCT制剂替代LCT，或者采用MCT加LCT的混合膳食。若需较长时间使用MCT为唯一脂肪来源时，可经口补充亚油酸4～7 g/d，使亚油酸的供能比例达到3%～4%。值得注意的是，MCT不能大量投给，以防发生渗透性腹泻。此外，MCT也不宜用于糖尿病酮症酸中毒患者。

（5）乳糖耐受状况：对乳糖不耐受者，应采用无乳糖或以玉米淀粉水解物为糖类的制剂。对蔗糖不耐受者，应采用葡萄糖或低聚糖为糖类的制剂。对单糖不耐受者，应采用低聚糖为糖类的制剂。对双糖或其他糖类不耐受者，应以无糖制剂为基础，再增加不同的糖类组件型肠内营养剂。

（6）患者疾病状况：对糖尿病、恶性肿瘤、肺部疾患、肝或肾功能衰竭、先天性代谢缺陷病患者，可分别采用疾病专用型肠内营养制剂。专用型肠内营养制剂是未来临床肠内营养的发展方向。对高代谢状态患者，可采用高能量密度制剂。

三、婴幼儿及儿童的特殊处方管理

婴幼儿和儿童体内各大营养素的储备要低于普通成年人，但基础代谢率高于成年人，其单位体表面积代谢需求也较高，而且婴幼儿和儿童的肠内营养制剂除了维持生存需求外，还要兼顾生长发育的要求，因此，HEN患儿的配方应参考患儿的年龄、营养素需求、肠道功能、进食情况及是否存在食物过敏等多方面因素后综合选择。在绝大多数情况下，母乳是婴儿的最佳食品，如果患儿因为病情危重或早产等原因无法直接吸吮母乳，可考虑将母乳吸出后经管饲喂养。根据病情不同，市面上有多种配方可供特殊情况下的婴儿选用。是否早产、胃肠道功能、双糖酶的功能及对蛋白质敏感度是选择制剂的决定因素。

（一）多聚配方（整蛋白配方粉）

多聚配方营养全面，由完整的营养素组成，需要患儿具备功能健全的消化系统。多聚配方以整蛋白作为氮源，低聚糖、麦芽糊精或淀粉作为糖类来源，且其中不含有乳糖。由于营养素均未水解，其渗透保持接近生理的水平，肠道的耐受性较好。

（二）低聚配方

1. 部分水解蛋白配方粉　脂肪与其他标准配方奶相似，糖类为麦芽糊精。部分水解蛋白配方可用于正常足月儿喂养。该配方蛋白质水解程度不高，因此，不适用于对牛奶蛋白过敏的患儿。部分水解配方可用于异位性皮炎的预防。

2. 深度水解蛋白配方粉（短肽配方粉）　该配方主要为不能消化或严重不耐受牛奶蛋白的患儿所开发。深度水解蛋白配方含有游离氨基酸和二肽、三肽及一些不引起大多数婴儿免疫反应的短链混合物。这种类型的蛋白质是对牛奶蛋白和大豆蛋白不能耐受患儿的首选。该配方不含乳糖，含有40%～60%MCT，具有良好的肠道耐受性，容易被患儿消化吸收，维持肠道细胞完整性并促进其生长，可用于胃肠道吸收功能不良的患儿，如短肠综合征、炎症性肠病、先天性胆道闭锁、胆汁淤积、慢性腹泻等。深度水解蛋白配方的缺点是口味比较差，价格较高，有些配方的渗透压高于普通配方。

（三）单体配方（氨基酸配方奶粉）

单体配方是一种以氨基酸为基础、营养素较完全的低敏婴幼儿配方营养粉，降低了牛奶蛋白的致敏性，从而减少患儿牛奶蛋白过敏的发生，适用于严重蛋白质过敏，以及应用深度水解蛋白配方粉后仍然持续出现过敏的患儿。

（四）特殊配方（早产儿配方奶）

早产儿由于其特殊的生理需求，不适用于普通足月儿的配方奶粉，需选择专门为其设计的早产儿配方奶粉。早产儿营养管理的目标不仅是达到同孕周胎儿相同的体重增长速度，还要获得与同孕周胎儿相似的体质结构。因此，蛋白质的数量和质量显得尤为重要。另外MCT的含量对早产儿获得良好的体重增长至关重要。早产儿配方奶具有如下6个优点：①含有70%的乳清蛋白，消化吸收较好，不会增加早产儿的肾脏负担；②胃排空较快，有助于减少胃食管反流、胃潴留等喂养不耐受症状；③早产儿配方奶中酪氨酸、苯丙氨酸的水平较低，可以减少患儿代谢性酸中毒的风险；④早产儿配方奶中含有30%MCT，可以确保良好的脂肪吸收率及理想的体重增长；⑤55%的乳糖和45%的麦芽糖糊精和葡萄糖聚合物组合，可以避免过分依赖乳糖酶，有利于充足的热量供给；⑥渗透压较低，可以减少坏死性小肠结肠炎发生的风险。

四、开具规范化的家庭肠内营养处方

规范化的HEN处方与规范化的HEN管理流程密不可分。患者住院期间，应由专门的营养支持小组（NST），包括临床医师、营养师、药师、护士、心理咨询师及健康照顾人员等对其进行详细的评估，制定个性化的家庭肠内营养方案，同时还要对患者的居住环境、卫生条件等进行考察，并做好对患者及其家属的培训工作。HEN实施过程中，应配备专人对患者进行电话随访，或者通过APP进行监测，通常情况下第一次随访应在出院后1周以内，第二次随访应在出院后1个月以内，此后每1～3个月内至少随访1次。通过动态评估，了解HEN的进展和疗效（营养状况改善、维持或恶化），并根据具体情况做出调整。应让患者知道，膳食营养才是营养治疗的最佳方案，只要能够进食，应尽量选择天然食物，只有当自主进食不能满足机体需要的时候，才选择口服营养补充或管饲营养。规范化的HEN处方应包含以下8个内容。

1. **患者基本信息** 姓名、性别、年龄、基础疾病信息。
2. **营养风险筛查和营养状况评定的结果** 体重、体重指数（body mass index，BMI）、营养风险筛查（nutrition risk screening 2002，NRS2002）评分、患者主观整体评估（patient generated-subjective global assessment，PG-SGA）评分等。
3. **实施HEN的目标** 维持体重、改善症状、补充蛋白质或能量或补充特定的维生素、微量元素等。
4. **现饮食模式** 普通饮食、素食、低糖或低脂饮食、高蛋白饮食等。
5. **每天应补充营养素的量** 热量、糖类、蛋白质、脂肪、维生素等。
6. **HEN投喂的途径** ONS、管饲等。
7. **HEN所选用的制剂** 匀浆膳或其他肠内营养制剂，具体剂型和剂量。
8. **锻炼计划** 每天活动时间、强度、性质（有氧运动、阻抗运动）等。

五、家庭肠内营养的处方标签

书写肠内营养的标签是实施HEN过程中必不可少的一个环节，规范的肠内营养标签既方便医护人员检验、核对患者的用药信息，又能对居家的患者或家属起到一定的提示作用，减少HEN实施过程中的差错。以往肠内营养标签都是医师开具医嘱后由护士手工抄录到标签上，然后再贴到肠内营养袋或瓶子表面，在这一过程中，常存在字迹不清晰，药品名称、剂量或使用方法不规范等弊端，特别是转交给患者家属后如果沟通不及时，易导致肠内营养不能正确使用，一旦出现问题，不利于医嘱或药品的追溯。近年来，随着电子医嘱系统的普及，很好地解决了以上难题。肠内营养的电子标签具备一切详尽的信息，即便是患者居家实施HEN，也可以随时查询到肠内营养液的生产日期、主要成分、热量、含氮量、用法及注意事项等内容，极大地提高了用药的安全性。

标准的肠内营养标签应包括以下信息，具体可参见图11-1。

1. 患者的姓名、性别、年龄、身高、体重等基本信息。
2. 主要疾病名称，或者其他与使用营养液关系较密切的需要引起注意的疾病名称，如糖尿病等。
3. 所使用的肠内营养液种类或商品名，如匀浆膳、肠内营养混悬液（能全力、百普力）等。
4. 肠内营养液的液体总量、浓度、能量密度、总热量或总含氮量等。

5. 肠内营养液中如加入其他药物，应详细记录药物名称和剂量。

6. 肠内营养液的配制时间、保质期限、最佳使用温度及使用时限等。

7. 肠内营养的使用途径，经胃管、鼻空肠管或空肠造瘘管等。

8. 肠内营养液的使用方法，一次性推注、重力滴注或肠内营养泵持续性泵入，还可注明每次使用的时间。

9. 开具医嘱的医师或营养师签名，以及配制营养液的医疗机构名称。

10. 应当在标签醒目的位置注明"本药品为经肠内途径使用，严禁静脉滴注"。

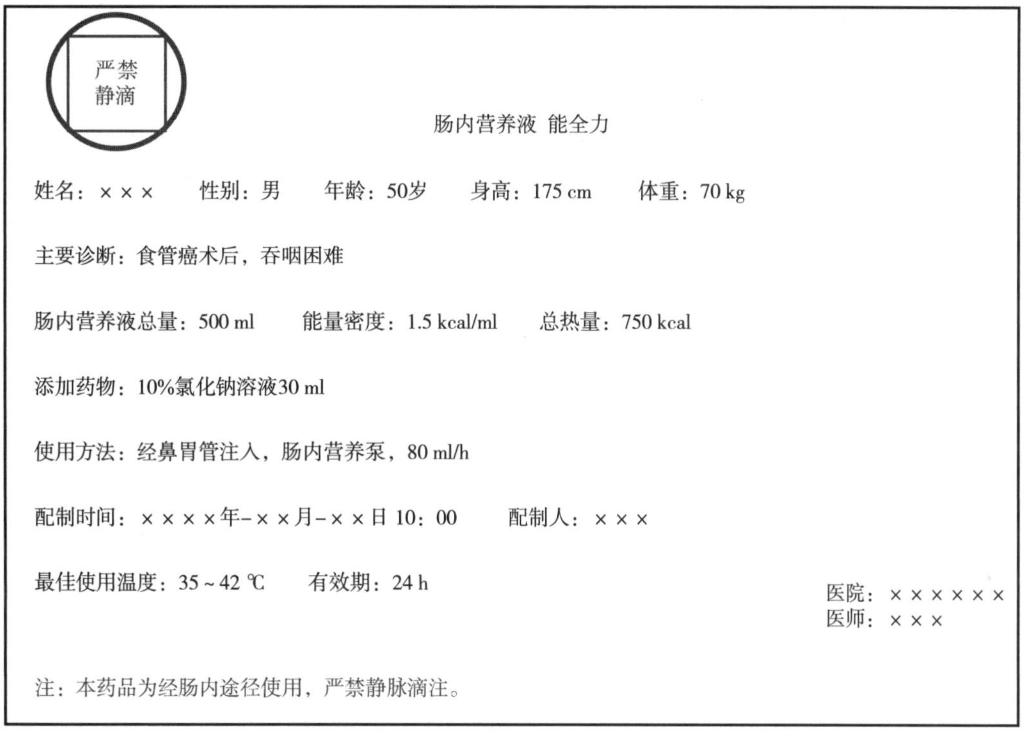

```
严禁
静滴

肠内营养液  能全力

姓名：×××    性别：男    年龄：50岁    身高：175 cm    体重：70 kg

主要诊断：食管癌术后，吞咽困难

肠内营养液总量：500 ml    能量密度：1.5 kcal/ml    总热量：750 kcal

添加药物：10%氯化钠溶液30 ml

使用方法：经鼻胃管注入，肠内营养泵，80 ml/h

配制时间：××××年-××月-××日 10：00    配制人：×××

最佳使用温度：35~42 ℃    有效期：24 h                 医院：××××××
                                                     医师：×××

注：本药品为经肠内途径使用，严禁静脉滴注。
```

图 11-1　家庭肠内营养的标准化标签

参考文献

[1] BISCHOFF S C, AUSTIN P, BOEYKENS K, et al. ESPEN practical guideline: home enteral nutrition [J]. Clin Nutr, 2022, 41 (2): 468-488.

[2] BISCHOFF S C, AUSTIN P, BOEYKENS K, et al. ESPEN guideline on home enteral nutrition [J]. Clin Nutr, 2020, 39 (1): 5-22.

[3] GRAMLICH L, HURT R T, JIN J, et al. Home Enteral Nutrition: Towards a Standard of Care [J]. Nutrients, 2018, 10 (8): 1020.

[4] MARTIN K, GARDNER G. Home enteral nutrition: Updates, trends, and challenges [J]. Nutr Clin Pract, 2017, 32 (6): 712-721.

[5] 吴国豪. 实用临床营养学 [M]. 上海：复旦大学出版社，2006.

[6] LUBOŠ SOBOTKA. 临床营养基础 [M]. 蔡威译. 上海：上海交通大学出版社，2013.

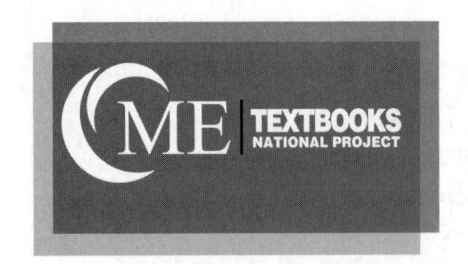

第12章 肠内营养的管理和监测

吴 琼 李元新
清华大学附属北京清华长庚医院

一、家庭肠内营养实施前的准备

大多数患者在住院期间开始进行肠内营养,出院后在家仍需要继续肠内营养。少部分患者在无须住院情况下,由HEN团队协助放置肠内营养通道开始进行家庭肠内营养。

接受HEN的患者主要包括神经系统疾病、头颈部肿瘤、胃肠道疾病(如瘘管、食管狭窄、炎症性肠病)和其他恶性肿瘤、脑瘫、头部受伤、吸收不良综合征(如短肠综合征)、肠功能障碍等。但是如果预计寿命少于1个月,或者患有肠梗阻、胃肠道阻塞、胃肠道出血、严重的吸收不良或严重的代谢失调等禁忌证的患者,则不应进行HEN。

在过渡到HEN之前,患者须血流动力学稳定、实验室检查值正常,且病情未发生重大变化。医务人员需向患者及家属充分告知HEN的利弊,患者及家属主观上同意进行HEN治疗时方可开始。在实施HEN前,确定喂养方案,需评估患者及家属或照顾者的照护能力、家庭经济情况、家属对患者的支持度、患者及家属或照顾者的文化程度等。患者出院前,对患者及家属或照顾者提供健康教育,包括肠内营养种类、输注总量、输注速度、输注途径、输注方式、如何管饲药物、如何进行喂养管的冲洗、肠内营养泵的使用方法、HEN对日常生活的影响、HEN的评估与监测、实施HEN过程中的常见问题。HEN中常见问题包括导管部位的机械问题(如漏液、脱管、导管堵塞、肉芽组织生长和感染)、胃肠道问题(如便秘和腹泻)、代谢问题(如脱水和体重问题),帮助患者建立与HEN团队人员的联系,确保患者从医院安全过渡到家庭。

二、家庭肠内营养的输注方式

HEN的输注方式是由多学科营养专科小组决定,根据患者疾病、喂养途径、胃肠道耐受性、患者倾向、经济条件、安全性等选择合适的输注方式。输注方式有多种,包括一次性推注、间歇式、循环式(周期式)和连续式喂养,可单独使用或联合使用。

推注式喂养通常每4～6小时用注射器推注或重力滴注,每次喂养时间一般在4～10 min,适合胃内喂养。当患者有鼻胃管或胃造口管时,可使用50 ml注射器推注或重力滴注喂养液,可根据患者的营养状况和耐受性制定喂养方案。这种方法与正常的饮食模式非常相似,更符合生理,且增加了进食的间隔时间,提供了更接近正常的生活方式,但腹泻和误吸的风险更高。间歇式喂养可通过营养泵辅助或重力滴注方式辅助完成,每4～6小时喂养1次,每次喂养时间为20～60 min,这种喂养方法更适合于喂养管尖端在胃中，使患者在两次喂食之间有更大的灵活性，但吸入性风险增加，可能导致胃排空延迟。循环式（周期式）喂养是指肠内营养输注时间小于24 h，通常由营养泵辅助完成，输注时间一般在（8～24）h/d，具体取决于患者的胃肠道耐受性。循环式（周期式）喂养可用于将患者从连续给药过渡到夜间给药，以刺激患者白天的食欲，输注速度计算为所需给药量除以给药小时数。连续喂养一般使用输注泵，给药时间大于24 h，每小时持续性输注肠内营养，可以更精确地控制喂养量、营养吸收时长，可提高患者耐受性，适合于不能耐受间歇式或推注式喂养的患者，可用于胃和幽门后喂养，但需要营养泵辅助，限制了患者行走。各种喂养方式优点、缺点、适应证见表12-1。

HEN患者还可以根据自己的需求调整喂养计划，例如，有些患者可以日间使用推注方式间断喂养，夜间采用输注泵持续喂养。这样，患者白天可以正常工作、生活、学习，夜间可以安稳地享受长时间的睡眠，无须夜间推注或调节流量，提高了患者的生活质量。

为了确定合适的喂养方式，营养支持团队应考虑许多因素，如患者的年龄、既往史、现病史、目前治疗情况、营养状况、患者需求、肠内喂养途径（胃或小肠）、胃肠道耐受性、使用的营养制剂类型、患者的活动性、是否需要使用营养泵等。

表12-1 各种喂养方式的优、缺点和适应证

输注方式	优点	缺点	适应证
推注式	更符合生理 不需要营养泵 喂养时间短 价格低、易于管理 可自由活动，限制少，生活影响小	误吸风险增加 对于高渗、高脂、高膳食纤维配方营养制剂可能会导致胃排空障碍或渗透性腹泻	胃功能正常 胃内喂养
间歇式	喂养之间可自由活动 可使用重力方式输注可不需营养泵 相对符合生理 较推注式喂养具有较好耐受性	误吸风险增加 胃排空延迟	对推注式喂养不耐受 无营养泵时喂养
循环式（周期式）	可夜间喂养，日间正常活动 促进患者过渡至口服饮食	需要营养泵 可能会有胃肠道不耐受	促进肠内营养过渡至口服 补充日间不足的营养摄入量 日间不便使用肠内营养
连续式	提高肠内营养耐受性 降低误吸风险 增加营养物质吸收利用	需要营养泵 限制日常活动 成本较高	胃肠功能受损 小肠内喂养 不耐受其他喂养方式

三、肠内营养输注泵

肠内营养输注泵是一种由电脑控制的输液装置，可以精确控制肠内营养液的输注。肠内营养输注泵可以是固定的，也可以是可移动的，可将设备放在专门设计的背包中。肠内营养输注泵已经发展为使用起来更轻便、操作起来更直观的设备，使患者和护理人员更容易进行HEN管理。

对于一些情况，如营养管路较细、营养管路打折受压、营养液浓度高、营养液黏稠时，均会影响营养液输注速度，使输注速度减慢，营养液输注总量降低，长时间会造成营养管路堵塞，营养液无法输注。而肠内营养输注泵可以提供适当的压力克服阻力，按照输注泵设定的输注速度将营养液

顺利输注至体内。

目前，肠内营养输注泵不仅可以控制输注速度，当输注管路中有空气、管路堵塞、营养液输注结束、机器故障等故障时还可启动自动识别报警功能。还有些输注泵能够按时对营养管路进行冲管，预防导管堵塞。肠内营养输注泵可以提前设置输注总量，并在显示屏上显示设置的输注速度和已输注量，并可查询近期输注肠内营养液的量，便于观察和记录。

肠内营养输液速度过快或过慢均可影响血糖的波动、营养物质的吸收和利用、胃肠道的不耐受、误吸风险增加等问题。通过肠内营养输注泵对营养液输注精准的控制和调节，可以控制血糖、促进营养物质的吸收和利用、提高胃肠道的耐受性、降低误吸风险。

四、患者输注时的体位

误吸是管饲最严重的潜在并发症之一，可导致肺炎、肺不张和肺损伤。在管饲患者中，误吸的发生率可高达5%。家庭肠内营养的患者可能有1个或多个误吸危险因素，包括感觉减退、神经肌肉损伤、高龄、呕吐反射和咳嗽能力受损及输注时的体位。胃内喂养大多采用间歇性或推注方式，较小肠内喂养更易发生误吸风险。因此，为了降低误吸风险，胃内喂养鼓励患者保持坐位或半卧位，卧床患者喂养前应将床头抬高30°～45°，喂养后30～60 min放平床头。

五、家庭肠内营养管的管路冲洗

不论任何途径的肠内营养，喂养管都容易堵塞。主要由于营养制剂富含蛋白质导致营养液黏稠、喂养管腔直径较小、在肠内营养过程中或输注结束时未能及时冲管、药物与营养液不相溶。如果喂养管又细又长，并且需要经过喂养管给药，更易发生导管堵塞。

患者在行家庭肠内营养过程中，输注前后应使用至少30 ml温度合适的0.9%氯化钠溶液或温水进行脉冲式冲管。如果连续性输注肠内营养，则每4小时进行一次脉冲式冲管。通过喂养管给药时，在每种药物之前、之间和之后用30 ml温度合适的0.9%氯化钠溶液或温水脉冲式冲洗导管，且对患者或照护人员培训正确的导管冲洗方法。

六、肠内营养管堵塞及其处理方法

肠内营养并发症可以分为胃肠道并发症、代谢性并发症、感染性并发症、机械性并发症等，其中机械性并发症最常见的是营养管堵塞。营养管堵塞是家庭肠内营养患者的重要障碍，其发生率高达35%。肠内营养管堵塞不仅会使患者营养来源中断，而且更换导管也会给患者带来不适，并需要支付额外的费用。若家庭肠内营养患者的营养管堵塞无法疏通，需要去急诊进行处理，从而进一步增加了患者的负担。

预防导管堵塞比处理导管堵塞更重要。预防导管堵塞的措施包括输注营养液前后使用30 ml温度合适的冲管液（0.9%氯化钠溶液或温水）脉冲式冲管，如果连续性输注肠内营养，则每4小时进行脉冲式冲管；经喂养管给药前将药物彻底研磨成粉末状，完全溶于适当的溶剂中，并暂停营养液输注；同时给予多种药物时，不要将药物混合在一起，注意药物间配伍禁忌；避免通过喂养管中滴注酸性液体，因为肠内营养液中的蛋白质在酸性环境中会发生凝固，促使导管堵塞。

当肠内营养管发生堵塞时，应用5 ml注射器的冲洗效果较20 ml注射器好，5 ml注射器具有流速小、压强大的特点，可以提高冲管的成功率。在发生堵管时使用5 ml注射器抽取温水反复脉冲式冲管，当抽出堵塞物时须更换冲洗液，重新抽取温水冲管直至管路恢复通畅。持续存在肠内营养管堵塞时，还可使用胰酶、碳酸氢钠溶液溶解沉淀物。如以上方式均不能使导管通畅，可以使用导丝等制动装置机械性地疏通导管，最大限度地减少营养及药物的中断。而且一旦发现导管堵塞要尽快采取有效措施疏通导管，因为导管中沉淀的蛋白质会增加疏通导管的难度。

七、家庭肠内营养的监测

在患者行家庭肠内营养前应对患者制订家庭肠内营养监测计划，家庭肠内营养监测目的是保障患者治疗的安全性和有效性，提高患者的生活质量。在行家庭肠内营养前，患者及家属虽然经过健康教育培训，能够处理常见的并发症，但对家庭肠内营养患者定期监测可以了解家庭肠内营养的疗效和并发症的情况，对营养支持方案的继续、变更或终止提供依据，保证家庭肠内营养能够安全、有效地实施。

HEN监测主要包括功效监测、实验室监测及并发症监测。①功效监测：主要基于体重、身体成分、肌力和肌功能；②实验室监测：包括白细胞、C反应蛋白、血红蛋白、血清白蛋白、前白蛋白、总蛋白等营养指标及谷草转氨酶、谷丙转氨酶、谷氨酰转肽酶、总胆红素、直接胆红素、肌酐、尿素氮等肝肾功能指标；③并发症监测：包括胃肠道并发症，如腹泻、腹胀、便秘、恶心、呕吐等。代谢性并发症，如糖代谢紊乱、电解质和微量元素异常、肝功能异常、再喂养综合征等；感染性并发症，如插管部位感染鼻炎、鼻窦炎、感染性腹泻、腹膜炎等；肺部相关并发症，如误吸、吸入性肺炎等；机械性并发症，如喂养管堵塞、鼻咽部损伤、喂养管移位和脱出等；其他并发症，如喂养耐受性差未能达到营养目标量、营养制剂与其他药物相互作用导致药物吸收不当等。

首次家庭肠内营养出院患者的第一次随访于出院后1周，随后每2～4周进行一次，HEN稳定的患者每个季度或6个月进行一次随访。

八、家庭肠内营养的过度喂养

过度喂养即向患者提供超过代谢需求的能量，肠内营养的过度喂养是指肠内营养输送的能量超过患者所需。过度喂养会导致一些并发症的发生，包括高血糖、肝功能障碍、感染风险增加及死亡率升高。过度喂养大多发生在胃肠外营养途径中，经肠内营养途径发生的过度喂养情况较少见。与肠外营养传递相比，先天肠内控制机制可以预防或减少危重患者的过度喂养的风险。当肠内营养充足时，应减少补充性肠外营养，避免发生与过度喂养相关的并发症。

营养途径应根据需要和风险进行选择，强调从口服到更具侵入性途径逐渐发展。无论肠内营养还是肠外营养，过度喂养与营养的内容和数量有关，要注意避免喂养过量和再喂养综合征。

参考文献

[1] BISCHOFF S C, AUSTIN P, BOEYKENS K, et al. ESPEN guideline on home enteral nutrition[J]. Clin Nutr, 2020, 39（1）: 5-22.

[2] JOHNSON T W, SEEGMILLER S, EPP L, et al. Addressing frequent issues of home enteral nutrition Patients[J]. Nutr Clin Pract, 2019, 34（2）: 186-195.

[3] WHITE H, KING L. Enteral feeding pumps: efficacy, safety, and patient acceptability[J]. Med Devices（Auckl）, 2014, 19（7）: 291-298.

[4] GARRISON C M. Enteral feeding tube clogging: what are the causes and what are the answers? A bench top analysis[J]. Nutr Clin Pract, 2018, 33（1）: 147-150.

[5] GRAMLICH L, HURT R T, JIN J, et al. Home enteral nutritions: towards a standard of care [J]. Nutrients, 2018, 10 (8): 1020.

[6] MARTIN K, GARDNER G. Home enteral nutrition: Updates, trends, and challenges [J]. Nutr Clin Pract, 2017, 32 (6): 712-721.

[7] ICHIMARU S. Methods of enteral nutrition administration in critically ill patients: Continuous, cyclic, intermittent, and bolus feeding [J]. Nutr Clin Pract, 2018, 33 (6): 790-795.

[8] GRIFFITHS R D. Too much of a good thing: the curse of overfeeding [J]. Crit Care, 2007, 11 (6): 176.

[9] 肠外肠内营养学分会指南规范编委会泵编写组. 肠内营养输注泵 [J]. 中国临床营养杂志, 2007, 15 (3): 137-138.

[10] 程静娴, 张晓红, 王菊子. 肠内营养输注的研究进展 [J]. 全科护理, 2018, 16 (14): 1687-1690.

[11] 武恩翠, 郭振峰. 家庭肠内营养管理与实施探讨 [J]. 临床合理用药杂志, 2012, 5 (28): 102-103.

[12] 江志伟, 李宁, 黎介寿. 家庭肠内营养支持 [J]. 肠外与肠内营养, 2004, 11 (5): 317-319.

[13] 韦军民, 朱明炜, 陶晔璇, 等. 营养支持输注系统指南肠内营养管饲途径 [J]. 中国临床营养杂志, 2007, 15 (2): 67-69.

[14] Crosby J, Duerksen D. A retrospective survey of tube-related complications in patients receiving long-term home enteral nutrition [J]. Dig Dis Sci, 2005, 50 (9): 1712-1717.

[15] Pitchumoni C S, Dharmarajan T S. Geriatric gastroenterology [M]. Switzerland: Springer Nature Switzerland AG, 2021: 473-494.

[16] 彭南海, 黄迎春. 临床营养护理指南-肠内营养部分 [M]. 2版. 南京: 东南大学出版社, 2019.

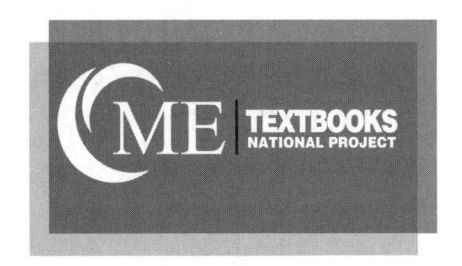

第13章 家庭肠内营养的并发症及处理方法

唐 云　陈志达
中国人民解放军总医院

一、胃肠道并发症

(一)恶心和呕吐

肠内营养患者恶心和/或呕吐的发生率为12%~26%，在重症患者群体中，这一比例可升至46%。呕吐可增加吸入性肺炎、肺部感染、败血症的发生率。肠内营养引发恶心、呕吐的病因主要为延迟性胃排空和轻度胃瘫。除延迟性胃排空外，引起重症患者恶心、呕吐的原因还有药物不良反应、豆制品过敏和乳糖不耐受等。如果是由于肠内营养液灌注的速度过快或喂养量过大引起的恶心、呕吐，应降低喂养速度和减少喂养量可缓解症状。有研究证据表明，采用护理指导的标准方法可以降低恶心、呕吐的发生率。

当患者出现恶心、腹胀症状时，则需要更详细地评估。便秘或粪便干结也可以导致腹胀和恶心，尤其是缺乏自理能力和长期卧床的患者。肠内营养所致腹胀症状进一步加剧时可以伴随其他症状，如早饱、呕吐、停止排气、肠管蠕动不活跃，此时提示已经出现严重的便秘或粪便干结，可引起术后肠梗阻或肠麻痹，导致喂养时机延迟或住院时间延长。

肠梗阻的不良后果是肠管持续扩张、腹部压力增加，导致胃残余量(gastric residual volume, GRV)增加，使呕吐的风险增加。循证医学证据不推荐评估GRV，因为GRV与患者肠内营养耐受性并非紧密相关，降低GRV也不能降低呼吸机相关性肺炎的发生率。如果GRV评估值较低(<300 ml)且恶心症状持续存在，可以使用镇吐药对症处理。尽管GRV在确定吸入性风险方面并无确切作用，但是作为一种床旁评估手段可以辅助判断早期胃肠功能障碍和喂养不耐受等情况，这样可以给予早期干预。

(二)腹胀

腹胀是中止肠内营养的常见原因，一般是由肠梗阻、粪便干结、腹水、乳糖不耐受或腹泻性疾病等原因所致。肠内营养液灌注速度过快、剂量过大、营养液温度过低，或者初次使用含有膳食纤维配方，都可能会诱发腹胀。患者主诉及医师的视诊基本可以明确诊断。由于不能通过固定的腹围数据定义腹胀，所以医师的查体和影像学检查显得尤为重要。

麻痹性肠梗阻或机械性肠梗阻引起的腹胀可以通过上腹部立位X线片或腹部CT明确诊断，消化道碘水造影可观察胃肠道的解剖状况和蠕动功能，为临床判断提供更多线索。如果胃肠道的解剖状况和蠕动功能正常，那么在密切关注患者腹部体征的情况下，可以继续给予肠内营养。《成人围手术期营养支持指南》（2016年）也支持在轻、中度不全肠梗阻时可以继续肠内营养喂养。如果肠管蠕动功能变差或肠管扩张严重，则需要暂停肠内营养，转而使用肠外营养，直至肠功能恢复。

（三）消化不良和吸收障碍

消化不良是指不能将宏量营养素分解成可以吸收的小分子。吸收障碍是指黏膜吸收或从小肠黏膜转运出营养底物存在障碍。糖类消化不良和吸收障碍分为原发性和继发性两种。引起原发性糖类消化不良的主要原因是小肠黏膜绒毛刷状缘特定的酶或转运机制存在先天性不良；引起继发性糖类消化不良的主要原因是解剖结构的完整性受到影响，或者胰腺、小肠的功能受到损伤。消化功能受多种因素影响，包括胃排空、小肠的运动功能、胰腺消化酶、消化面积等。吸收障碍的临床表现为腹痛、无法解释的体重下降、肠胃胀气、腹胀、脂肪泻或腹泻。

（四）腹泻

腹泻为肠内营养最常见的并发症，发生率为2%～95%。发生率较大的变化区间主要是由于对腹泻的定义不统一，有的将每天粪便重量＞200 g定义为腹泻，临床上有的将每天粪便次数＞3次或水样便、稀便认定为腹泻。腹泻的分类可以分为动力相关性、吸收障碍、炎性渗出、分泌旺盛或高渗腹泻。临床医师应明确患者腹泻的原因，便于使用合适的药物和营养相关的干预来缓解腹泻。腹泻也可能与营养制剂的成分或营养制剂的类型有关，但大多数标准的1 kcal/ml营养制剂不含乳糖，为等张浓度，或者只含有少量脂肪，因此，由营养制剂的成分或类型引起的腹泻较为少见。脂肪吸收障碍、小肠细菌过度生长、短肠综合征等各种胃肠道疾病也可造成腹泻。

（五）便秘

正常的排便情况因人而异，因此，便秘的定义难以统一。便秘也是肠内营养患者的常见并发症，尤其是高龄老年患者和卧床患者。多项观察性研究发现，重症患者72 h不能自主排便的比例高达50%～83%。在这些重症患者中，便秘与早饱和喂养不耐受相关性很高，并可能增加腹内压力、使脱离呼吸机更加困难。

（六）胃食管反流

胃排空延迟会增加胃内压力，影响胃食管括约肌的屏障功能。胃镜下PEG可以部分减少反流的症状。幽门后喂养可以使误吸和吸入性肺炎的可能性减少。

二、误吸及吸入性肺炎

误吸是指将异物吸入气道，这些异物可能是口、鼻腔分泌物或食物和其他胃内容物。临床典型症状表现为呼吸困难、呼吸急促、气喘、泡沫或脓性痰、干啰音、心动过速、发热、发绀、焦虑和不安。管饲营养导致的误吸也可能是无症状的。患者睡眠过程中也可发生唾液的误吸。

尽管误吸与管饲的相关性并未完全明确，由于误吸营养制剂导致的肺炎难以预测，但可能与制剂的总体积量、酸碱度有关。年龄、免疫状态、并发病等基础情况也会影响从误吸至肺炎的发展程度。

吸入性肺炎占医院获得性肺炎的5%～15%。然而，除非发现患者有新的肺渗出或影像学证据，否则证明吸入性肺炎的病因并非易事。危重患者吸入性肺炎风险增加的原因是由于患者长期仰卧位、可能接受气管插管术、胃排空延迟和意识水平下降。误吸的风险因素还包括镇静、麻醉药的使用、胃管喂食、呕吐、胃食管反流病、医院内转运、护理人员的配置水平和患者高龄。

（一）判断误吸的风险和方法

患者误吸风险的判断应基于临床表现、体格检查及临床诊断。当临床上出现任何脓毒症的迹象、使用镇静和血管升压药时，应该密切监测误吸的发生。此时应该评估患者的意识水平、饱腹的感觉、恶心、腹胀和生命体征。

既往，GRV的测量常被用于监测患者发生误吸的危险。然而，尽管许多研究已经为GRV定义一个可接受的范围，但是仍然无法通过GRV确定患者发生误吸的风险。因此，目前尚不清楚如何利用GRV值来决策何时继续或停止喂养。2016年，美国重症医学会（Society of Critical Care Medicine，SCCM）和美国肠外肠内营养学会（ASPEN）发表的《成年人危重症患者营养支持治疗实施与评价指南》（以下简称《美国成年人危重症指南》）建议，不应把GRV监测作为ICU内机械通气患者是否进行肠内喂养的指标。理由是这种监测过程可能引起不良后果，且GRV与肺炎的发病率、食管反流和误吸没有相关性。美国成年人危重症指南建议，如果ICU使用GRV评估误吸风险，当患者GRV＜500 ml时，除非有其他不耐受的迹象，临床医师不应立即停止肠内营养，但如果出现明显的反流或误吸，则应及时停止肠内营养。

如果GRV评估范围在250～500 ml，临床医师应考虑进一步评估是否存在潜在的胃肠道不耐受。提升和增加GRV可能导致胃排空延迟。如果连续监测发现GRV值不断变化，则需对引起变化的其他潜在原因进行分析。即使GRV＜250 ml，也应该继续评估误吸风险。临床医师必须明白监测GRV没有标准化和规范化的流程，也没有可靠的方法用于监测误吸。此外，许多变量，如喂养管的类型、喂养管端在胃肠道的位置及患者的姿势均会影响床边GRV测量的准确性。

（二）检测误吸的方法

目前，临床上还没有监测误吸的确实方法。以往，有添加蓝色食用色素到肠内营养液中尝试监测胃喂养误吸的研究。然而，2003年，美国食品和药品监督管理局发布了一份报告显示，通过添加蓝色食用色素到肠内营养液监测误吸是无效的。

利用葡萄糖氧化酶测试气管分泌物中是否含有葡萄糖，也不是检测误吸的可靠方法。因为研究人员在非肠内营养喂养者的气管分泌物中也发现了葡萄糖。由于没有可靠的方法来监测管饲患者的误吸风险，临床医师的优先策略应该是将胃排空延迟、误吸和误吸性肺炎的风险最小化。

（三）预防误吸的策略

误吸是可以威胁生命的并发症，因此，预防误吸并识别高危患者至关重要。①喂养期间，抬高床头30°～45°或患者坐在椅子上保持上半身直立姿势。如果床头不能抬高，患者可采取反向仰卧体位。②每隔4小时评估一次患者是否有误吸。上述措施可以降低食管和咽部胃内容物反流和吸入性肺炎的发生率。

当管饲患者无法有效地清除呼吸道分泌物时，可采取的预防措施包括：①镇静剂的使用剂量应该最小化；②每隔4小时评估喂养管位置和胃肠道不耐受情况；③应避免大剂量喂养；④气管内压力应该保持在适当的水平；⑤每天至少给予两次口腔护理，以减少口腔内的细菌。

三、代谢并发症

除了再喂养综合征，肠内营养一般不会造成严重的代谢紊乱或特定营养素的不足。然而，患者的基础疾病可能使其易罹患代谢紊乱。对营养不良的儿童实施HEN期间，其代谢问题的风险升高，中等至严重营养不良的儿童开始营养支持的第一周应每天监测血清钾、磷、镁和葡萄糖水平。

（一）电解质和矿物质失衡

电解质通过粪便、造口、动静脉瘘管、呕吐、胃造口置管、尿液和皮肤等途径丢失。患者损失过多电解质意味着需要增加摄取量。蛋白质合成需要钾、镁、磷等离子。肾脏主要负责排泄钾、镁、磷，肾功能不全或肾衰竭患者需要限制以上离子的摄入。应间断监测患者的血清电解质浓度，并根据结果调整补充电解质和矿物质，以维持其正常的血清水平。

1. 钠 钠离子是体内主要的细胞外阳离子，主要起控制渗透压的作用。低钠血症和高钠血症主要影响神经系统，其临床特征包括抑郁、意识混乱、易怒、昏迷、癫痫发作、恶心、呕吐、厌食、头痛。血清钠浓度代表水钠的比例。当血清钠＜130 mmol/L时为低钠血症，而血清钠＞150 mmol/L时为高钠血症。

导致钠失衡的常见原因：①低钠血症。过度给予抗利尿激素或有抗利尿激素分泌失调综合征（syndrome of inappropriate anti-diuretic hormone，SIADH）导致保留的水超过钠。造成SIADH的原因包括颅内出血、创伤、肿瘤、脑炎、肺癌、十二指肠癌、胰腺癌、胸腺癌、肺炎、肺结核、肺脓肿、囊性纤维化及某些药物的使用。②高钠血症。脱水导致钠过剩（如大量出汗，利尿导致水过多排出及限制水的摄入）。高钠血症和低钠血症也可由钠过高和过低摄入引起。

高钠血症治疗主要是通过补充液体，而低钠血症的治疗则是限制液体。大多数肠内营养制剂含有少量钠。钠丢失过多的患者需要补钠。氯化钠是补充钠的最佳选择。氯化钠的用量既要考虑钠的丢失量，又要考虑水的丢失量。

2. 钾 钾是体内主要的细胞内阳离子。钾的浓度降低（即低钾血症）导致心律失常、肌肉无力、蛋白质合成受阻、胰岛素分泌受阻。钾流失主要通过粪便、消化道分泌物、尿液（特别是应用利尿药后）。钾的浓度升高（即高钾血症）通常是由于肾功能不佳，经过尿液排出钾出现障碍。另外，溶血、组织损伤、肿瘤或炎症细胞坏死，也可以导致钾从受损细胞中释放，引起血清钾的浓度升高。

3. 钙 钙是细胞外液主要的二价阳离子，在调控身体运动中发挥重要作用（如心脏兴奋收缩偶联、神经传递、激素分泌、纤毛运动、细胞分裂）。血液中钙循环有3种形式，即电离、螯合及蛋白质绑定。其中电离形式受生理活动和自我平衡监管，循环钙的最佳衡量标准是电离钙水平。血清中总钙含量，大多数是实验室的测量值，不能准确反映电离钙的水平。当血清总钙值持续处于低水平时，由甲状旁腺激素调控电离钙保持正常水平。如果在短期内机体未从膳食中获得足够的钙，骨骼中钙质将释放入血。长期消耗骨骼中的钙可能导致骨量减少或骨质疏松症。而当机体处于贫血和脓毒血症状态时，补充过量的钙会导致细胞损伤。因此，维持患者的钙水平，应给予最小的钙剂需求量来维持正常浓度。

4. 磷 磷对于机体的能量代谢非常重要，磷是三磷酸腺苷、磷酸肌酸、2,3-二磷酸甘油酸及核苷酸的合成底物。磷损耗过多（低磷血症）导致机体免疫系统减弱、肝功能减弱，严重的低磷血症可导致呼吸停止。低磷血症的常见原因：①补充大量的葡萄糖，即磷随着葡萄糖转移进入细胞内；②口服药物硫糖铝，硫糖铝可与磷结合，使磷在消化道内不能被吸收，大量胰岛素的使用，磷和葡萄糖一起进入细胞内；③胃肠道不能吸收磷酸盐，肾脏排出过多磷酸盐。因此，应间断监测患者的血清磷，并根据结果静脉补充磷，以维持磷的正常水平。

5. 镁 镁是许多重要酶的辅助因子。饮食中，镁的摄入减少或由于胃肠液的丢失过多导致镁的大量丢失，或者使用利尿药，镁从尿液中丢失可导致低镁血症。低镁血症后，机体代谢重要的酶失去功能，细胞内的代谢不能进行，最早的临床表现为心律失常。

6. 锌 锌在免疫功能方面扮演重要角色，如伤口愈合、参与维生素A的代谢、血糖控制、细胞增殖等。

（二）维生素缺乏

接受营养支持的患者可能出现维生素不足，通常是维生素摄入不足导致（即摄入量与需求不匹配或仅够弥补损耗）或吸收不良。营养不良患者的维生素缺乏的风险增加，因其开始营养支持治疗时已经处于维生素缺乏状态。

1. 脂溶性维生素 维生素A、维生素D、维生素E和维生素K吸收需要胰酶和胆汁。当患者胰腺功能不全、肝硬化或吸收不良综合征时，脂溶性维生素浓度可能降低。血凝固蛋白质的激活需要维生素K，钙循环的维持需要维生素D。

2. 水溶性维生素 常见的水溶性维生素缺乏包括叶酸、维生素C、维生素B_1的缺乏。人类几乎完全依赖食物来获取水溶性维生素。维生素B_1为糖类代谢的重要维生素。慢性酒精中毒、高龄、长期营养不良、吸收不良综合征、长期抗酸剂治疗和透析是维生素B_1缺乏的常见原因。因此，在HEN期间需要注意为患者提供维生素B_1和叶酸。

（三）液体问题

接受肠内营养的患者易出现脱水和水中毒的风险，因此，肠内营养的处方应计算患者的液体需求量。

因为肌肉量和功能呈下降趋势，老年患者脱水的风险更高，甚至伴有肌少症。因此管饲营养制剂含67%～87%的水分。大多数患者接受肠内营养时需要额外13%～33%的水分，以满足机体的要求。营养支持临床医师必须注意其他液体的来源（静脉输液、口服摄入，用药后冲水等）。额外的体液损失也会引起脱水，如发热、腹泻、呕吐、伤口大量失液、慢性流口水、引流、造瘘术/瘘管/胃造口输出、穿刺术损失及通过哺乳损失和过度使用利尿药，上述损失的液体量都应计算，然后予以补充。通过称重伤口敷料可以测量伤口损失的液体量。

使用高蛋白或浓缩型营养制剂可以增加脱水的风险。高蛋白营养制剂因其高渗透性，利尿加重肾溶质负担和体内水的损失。浓缩型喂养配方含有67%～75%的水分，通常应用于晚期肾脏疾病患者。脱水的早期症状包括口腔和眼睛干涩、口渴、尿色深伴强烈气味、站立时头晕、头痛、疲劳、食欲缺乏、皮肤发红及热度不耐受。脱水的患者也容易出现直立性低血压（站立时收缩压下降≥20 mmHg）。脱水进一步发展可以出现吞咽困难、肌肉痉挛、尿痛、眼睛凹陷、视野昏暗、皮肤回弹慢、笨拙、精神错乱。血清钠浓度、血尿素氮、肌酐比值升高也是脱水的迹象。

慢性水中毒可能导致水肿和充血性心力衰竭，治疗目标是通过利尿或透析去除多余液体。

制定初始液体处方后，必须密切监测患者的液体状态，并根据液体出入量、实验室检验结果及临床状态对处方进行调整。同时也应对患者和家属进行脱水和水中毒的症状和表现进行科普宣教，以便配合医师及时调整营养方案。

（四）葡萄糖耐受不良

肠外营养的高血糖发生率比肠内营养更常见。肠内营养的产品开发富含脂肪和纤维，可降低血糖水平并减缓胃排空。急危重症患者的胃窦幽门功能障碍（胃排空延迟、胃轻瘫）通常使肠内营养的实施更加复杂。葡萄糖耐受不良患者喂养营养配方制剂尚需进一步的研究，制剂公司应与医疗团队密切合作，共同研发能够提供较好血糖控制的标准制剂产品。

（五）必需脂肪酸缺乏

接受肠内营养的患者可能面临必需脂肪酸缺乏的风险。开具处方时，应关注处方中脂类的类型和数量，尽量做到个性化评估。

四、机械性并发症

肠内营养是维持机体营养的重要途径，也是保证机体代谢和生命功能的基础。对肠内营养患者进行早期护理干预，关注肠内营养过程的细节，尤其是注重营养管路维护是保证肠内营养顺利实施和取得成效的关键。

（一）常见机械性并发症及其处理

1. 喂养管堵塞 常见于鼻饲尤其鼻肠管，经皮胃造瘘患者不常见。为防止喂养管发生堵塞应做到：①每次输注前后均应用30 ml温水或0.9%氯化钠溶液冲管；②持续喂养则需每3～4小时冲管1次，并定期更换饲管；③自制流食应充分搅碎并过滤以降低黏稠度，颗粒状药物应研碎后单独管饲；④更换不同营养制剂时，及时冲管；⑤当复通困难时，可试用胰酶液溶解堵塞物，但胰酶溶液的使用可使吸入性肺炎的发生率升高，应慎重考虑后使用。

2. 喂养管移位 应牢固固定喂养管，每天管饲前检查营养管所在位置，明确管身的数字刻度是否变化。如果发现喂养管移位或脱出，应及时汇报联系家庭肠内营养小组，在医师指导下调整喂养管的位置，必要时重新置管。

（二）机械性并发症的预防——喂养途径的选择

家庭肠内营养的机械并发症为喂养管的堵塞和移位。如果明确需要长期喂养，喂养时间至少持续4～6周，喂养途径应该改为经皮造瘘管饲，而不是鼻饲。

（三）护理与宣教

家庭肠内营养小组应充分护理鼻胃管饲，随访患者，以减少并发症和再入院。在进行家庭肠内营养前，首先对患者及其家属进行健康宣教，让患者及家属对所患疾病有较详细的认知，了解家庭肠内营养的基本知识，明确家庭肠内营养的必要性及自觉执行计划，有针对性地进行心理护理，消除患者及家属的疑虑，树立治疗信心。出院前3～5天应对患者及家属进行家庭肠内营养操作培训，通过书面材料、讲授、演示、录像、实际操作等方式指导其掌握营养液的配制方法，喂养的途径、方法、时间、注意事项及各种并发症的症状和处理措施。帮助患者制定性价比较高的方案，出院后医护人员通过电话随访或接受咨询，及时发现患者心理变化并做出处理。

五、高危患者再喂养综合征的预防措施和治疗

再喂养综合征是指机体在经历或长期处于饥饿和营养不良的状态中，再次通过口服、肠外营养或肠内营养补充后，血糖在短期内升高，刺激胰岛素分泌，大量离子进入细胞重新分布，糖代谢的同时消耗大量微量元素，从而出现电解质紊乱、葡萄糖耐量降低及维生素缺乏等一系列症状。其中，低磷血症是再喂养综合征的核心环节，存在营养风险的患者术后补充肠外营养，存在再喂养综合征的风险，更容易引起血磷的下降。术后肠外营养，尤其部分癌症患者有长期营养不良病史，从而诱发低磷血症，同时在术后病情康复阶段，静脉高糖的输入也促进磷离子的胞内转移过程，如若忽略补磷治疗，易加重低磷血症病情。

除了低磷血症，再喂养综合征的临床特征还包括低钾血症和低镁血症等严重电解质紊乱、维生素及微量元素缺乏、体液失衡及由这些异常造成的一系列症状。鉴于再喂养综合征的症状为非特异性，诊断再喂养综合征对于临床医师是一项艰巨的任务，同时，识别再喂养综合征的高危患者非常关键。对于高危患者，应立即采取相应治疗，以防止再喂养综合征的发生。

（一）预防措施

1. 电解质和酸碱失衡的纠正 在患者病情稳定前，医师应认真监测患者有无低磷血症、低镁血症及低钾血症。每天至少给予患者补充 2~4 mmol/kg 钾离子，0.3~0.6 mmol/kg 磷酸根离子，0.2 mmol/kg 镁离子的维持量，并根据电解质检测结果调整用量。医师需谨慎评估酸碱平衡及血浆乳酸浓度。维生素 B_1 缺乏可引起高阴离子间隙代谢性酸中毒，因此，需监测血浆中钠、钾、氯的水平，以便及时发现。

2. 维生素的补充 在患者营养支持开始前 10 天，即可开始每天对患者补充 200~300 mg 维生素 B_1。还应监测患者维生素 B_6、维生素 B_{12} 和叶酸浓度。研究发现，给予长期饥饿的患者补充维生素 B_1，患者的发病率和病死率均可降低。

3. 能量的补充 对患者进行再喂养时，若患者的能量来源以糖类为主，患者更易发生再喂养综合征。患者低氨基酸摄入时，发生低磷血症的可能性会降低。因此，营养支持的成分构成比总能量重要，糖类的摄入量不能超过总能量的 40%，蛋白摄入不能超过 1.5 g/kg，脂肪摄入量不应超过机体每天最大脂质清除能力（成年人约 3.8 g/kg）。

《中国老年患者肠外肠内营养应用指南》（2020年）中推荐，低能量的营养支持以避免再喂养综合征，再逐渐增加能量的摄入，体重每周增加 0.5~1.0 kg 为宜，保证开始的摄入能量低于每天所需能量，高危患者的营养支持应该从 10 kcal/(kg·d) 的低能量开始，至少 4 天后才可对患者进行正常能量的营养支持。

4. 微量元素的补充 如果监测条件允许，微量元素的血浆浓度应 1~2 周测量 1 次，并根据检测结果给予患者每天补充 2.5~5.0 mg 锌、20~70 mg 硒、0.3~0.5 mg 铜。

（二）治疗

一旦再喂养综合征发生，没有固定的治疗方法可以扭转此种情况，只能根据不同的症状进行对症治疗，减少甚至停止能量的供给，积极纠正电解质紊乱，充分补充 B 族维生素，并对于器官功能障碍进行相应的支持治疗。因此，医师需重视高危患者，并采取相应的措施预防再喂养综合征的发生，降低再喂养综合征的死亡率。

参考文献

[1] FRAZER C, HUSSEY L, BEMKER M. Gastrointestinal motility problems in critically ill patients [J]. Crit Care Nurs Clin North Am, 2018, 30 (1): 109-121.

[2] OMER A, QUIGLEY EMM. Carbohydrate maldigestion and malabsorption [J]. Clin Gastroenterol Hepatol, 2018, 16 (8): 1197-1199.

[3] REZAIE A, BURESI M, LEMBO A, et al. Hydrogen and methane-based breath testing in gastrointestinal disorders: the North American consensus [J]. Am J Gastroenterol, 2017, 112 (5): 775-784.

[4] IMHANN F, VICH V A, BONDER M J, et al. The influence of proton pump inhibitors and other commonly used medication on the gut microbiota [J]. Gut Microbes, 2017, 8 (4): 351-358.

[5] BOULLATA JI, CARRERA A L, HARVEY L, et al. ASPEN safe practices for enteral nutrition therapy [J]. JPEN J Parenter Enteral Nutr, 2017, 41 (1): 15-103.

[6] BRENNAN M R, MILNE C T, AGRELL-KANN M, et al. Clinical evaluation of a skin protectant for the management of incontinence-associated dermatitis [J]. J Wound Ostomy Continence Nurs, 2017, 44 (2): 172-180.

[7] FRIEDLI N, STANGA Z, SOBOTKA L, et al. Revisiting the refeeding syndrome: results of a systematic review [J]. Nutrition, 2017, 35: 151-160.

[8] BISCHOFF S C, AUSTIN P, BOEYKENS K, et al. ESPEN guideline on home enteral nutrition [J]. Clin Nutr, 2020, 39 (1): 5-22.

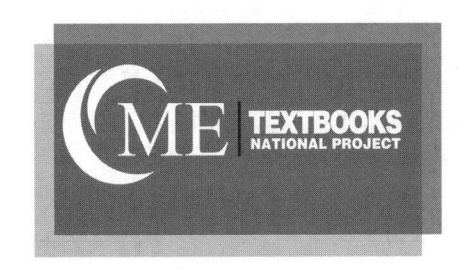

家庭肠内营养的医学管理

第14章

郭淑丽
中国医学科学院北京协和医院

一、肠内营养液的配制和管理

一般建议家庭肠内营养和院内肠内营养选用商业生产的肠内营养制剂，而不推荐自制。商用肠内营养制剂为标准配方，具有集中生产、方便配制与输注等特点，适合大多数家庭肠内营养的患者。现今我国老年社会形势严峻，心、脑血管疾病等高发，工业化生产制剂价格偏高，同时随着医养结合和居家营养治疗的普及和发展，匀浆膳仍具有相当大的需求前景，且具有不可替代的优势，如患者耐受性好、营养素全面、具有食物风味和食疗作用、取材方便、价格经济等。

目前，家庭肠内营养液配制工作主要可分为经管饲营养液、食物匀浆膳的配制。接受家庭肠内营养治疗的患者，大多数存在不同程度的营养风险和免疫功能低下等问题，而肠内营养液的质量是保证家庭肠内营养有效且安全的重要环节，因此，配制时须遵循严格的操作规范。

（一）环境准备

家庭需设置专门的肠内营养液配制操作台，有条件的也可设置层流台。配制营养液前可使用75%酒精擦拭清洁消毒操作台面。相关物品有配制工具、称量工具、容器和食物、药物、肠内营养制剂等。配制前需要检查肠内营养制剂的包装是否破损、是否在有效期内，配制工具及相关用物在配液前需清洗干净，配液结束后可先用清水清洗干净，再用热水煮沸，或者用消毒液浸泡之后再用清水冲洗干净，晾干备用。

（二）配制方法

配制人员在配制营养液整个过程中要严格遵循手卫生原则，按照七步法洗手。根据患者耐受情况、临床液体需要摄入量及肠内营养输注途径等条件，计算配制肠内营养液的浓度。家庭肠内营养液需要现配现用，配制过程中避免污染，一般常温保存不宜超过4 h，超过4 h应置于冰箱内冷藏，24 h内未用完应丢弃。

1. 商用营养液体的配制 按照患者肠内营养处方所需制剂及剂量准备肠内营养液体制剂、配制量具等物品。打开的营养液瓶/袋，写好开瓶/袋时间，用量杯量取一定量倒入灭菌不锈钢容器中，如需在营养液中添加组件或电解质等，则使用无菌注射器抽吸后直接注入营养液中，并充分摇匀。剩余营养液密封置于冰箱冷藏保存，24 h内未用完应丢弃。

2. 营养粉剂的配制 按照肠内营养处方或说明书准确称量所需粉剂，用量杯量取一定量的温开水倒入搅拌杯或摇摇杯中，然后加入所需的营养粉剂，将搅拌杯/摇摇杯盖旋紧，打开搅拌器开关或摇动杯子，充分搅拌、混匀，如需在营养液中添加组件或电解质等，则使用无菌注射器抽吸后直接注入营养液中，并摇匀。按照处方或说明书要求加水稀释制成所需体积和浓度的混悬液（若采用空肠喂养方式，可用纱布进行过滤），将配制好的营养液置于无菌容器中。

3. 食物匀浆膳的配制 匀浆膳多由天然新鲜食物制成，可根据疾病结合治疗饮食原则进行种类和剂量的调整，如粮谷类、禽畜类、鱼虾类、蔬菜类等。一般猪瘦肉、鸡肉、鱼、虾、蔬菜等，需洗净、去骨、去皮、去刺、切成小块煮熟；馒头需剥去外皮；鸡蛋煮熟后去壳分成块；莲子、红枣煮熟后去皮去核；牛乳、豆浆煮沸后加糖。然后将每餐所需食物全部混合，加适量水一起装入电动搅拌机（或电动胶体磨）内磨碎、搅拌成无颗粒糊状，最后加食盐1～2 g即可。匀浆膳的能量和供能营养素的比例也可根据患者病情、胃肠道功能等情况进行调整，一般蛋白质占总能量15%～20%，脂肪为25%～30%，糖类为55%～60%，所含营养成分与正常饮食相似，可制成能量充足、营养素种类齐全的平衡饮食，且渗透压不高，对胃肠刺激较小，同时它还含有较多食物纤维，可有效预防便秘。

食物匀浆膳最好烹制完就立即使用，如需放置几小时则必须装瓶后用高压蒸气或放锅内蒸20～30 min。也可将全天所需匀浆膳一次性配制后，按餐次分装，放入冰箱冷藏（4℃）进行保存，但需在24 h内使用完毕。注意每次喂养前应加热完全，凉至合适的温度再喂食。食物匀浆膳通常由经胃所置管路或经皮内镜下胃造口术（PEG）采用间歇推注方式进行输注。自制食物匀浆膳较黏稠，通常需要添加更多的水，以利于推注，喂养后应及时、充分冲管以免堵管。

（三）配制环境及用物的管理

配制家庭肠内营养液的房间要卫生通风，有空气净化器、操作台，有条件的可设置层流操作台，每天定时开窗通风。家庭肠内营养液配制结束后，需对配制设备、操作台等关键区域使用消毒巾清洁、消毒，对所使用的称量工具、配制用具等物品可采用煮沸、消毒浸泡、干燥等方式，进行清洁、消毒和晾干处理。同时，还需注意对肠内营养制剂有效期的检查、熟悉其保存方法。对于食物匀浆膳配制的食物原材料，需进行新鲜及卫生度的检查，除此之外，还需保证整个配制过程中的卫生质量。

（四）称重配制的质量管理

称重技术是严格执行肠内营养治疗医嘱最重要的环节，无论是食物匀浆膳，还是管饲营养液，精确称重量化才能充分体现临床营养治疗的规范性，达到预期的临床效果。称重可使用常见的托盘秤或电子秤。

（五）人员管理

家庭肠内营养液配制人员必须接受营养支持团队（nutritional support team，NST）专业人员严格的专业技能培训，合格后才能开展家庭肠内营养护理工作，培训的内容包括肠内营养液配制前的环境与物品准备、操作台面的管理、配制中的无菌技术操作、药物的配伍禁忌及注意事项、营养液的保存与质量检查等。NST医务人员应对实施家庭肠内营养的患者/照顾者进行定期随访或家庭访视，现场监督并抽查肠内营养液的配制过程，建立卫生安全标准，以保证家庭肠内营养产品的质量和防止卫生问题的发生。

二、胃管或空肠管的管理

（一）鼻胃管或鼻空肠管的管理

短期（不超过6周）家庭肠内营养（HEN）的患者，可以使用鼻胃管或鼻空肠管实施HEN。出院前NST小组成员要教会患者和家属鼻胃管或鼻空肠管的护理，并定期随访患者，以减少并发症和再入院，保证HEN的顺利执行。

1. 固定 通常使用低过敏弹性胶布，采用"人"形或"工"形＋高举平台法固定，宜每24～48小时更换一次胶布和固定位置，如有潮湿、松动，随时更换胶布。

2. 输注方式 根据患者病情、管饲途径、耐受性和患者偏好，选择不同输注方式。其中鼻胃管，可选择分次推注、间歇输注或连续输注，对于危重患者，连续输注可较少引起代谢紊乱，且不易引起腹泻；鼻空肠管通常采用连续输注。

3. 监测 定时评估鼻胃管或鼻空肠管的置管深度、通畅度，观察胶布固定处皮肤有无红肿、破溃，避免鼻胃管或鼻空肠管向头部翻折而压迫鼻孔上方的黏膜引起黏膜压力伤。更换胶布时，应先用温水湿润胶布或使用黏胶祛除剂，待松动后再去除。出现皮肤、黏膜损伤时，宜用0.9%氯化钠溶液清洁，鼻黏膜可涂抹复方薄荷油滴鼻剂减轻鼻黏膜充血和干燥。带管期间注意观察患者有无腹胀、恶心、呕吐等不适。

4. 维护 定时检查鼻胃管或鼻空肠管是否通畅。采用间歇重力滴注或分次推注时，每次喂养前后可应用20～30 ml温开水脉冲式冲管。持续经泵输注时，应每4小时用20～30 ml温开水脉冲式冲管一次。如需灌注固态药物，应将药物充分研磨、溶解后注入。每次喂养前后、给药前后、导管夹闭时间超过24 h时，均应用20～30 ml温开水脉冲式冲管，以预防堵管。空肠营养管宜使用商用肠内营养配方制剂喂养，以防止堵管。长期置管时，应每隔4～6周更换导管至另一侧鼻腔。

（二）胃造口的管理

患者胃肠功能正常而经口摄食障碍，预计肠内营养支持＞4周，可选择PEG或透视下胃穿刺造口途径开展长期HEN。胃造口术是肠内营养有创置管途径，为预防胃造口相关并发症，NST小组成员要做好胃造口患者的长期管理，指导患者及照顾者正确的管路维护知识及方法，并定期随访考核患者及照顾者胃造口管路维护知识及操作掌握程度，以减少并发症和再入院，从而改善患者的生活质量和成本效益，保证HEN顺利实施。

1. 清洁消毒 ①在窦道形成和切口愈合前（一般术后5～7天）应每天监测胃造口部位有无发红、疼痛、异常渗液并给予无菌换药，可以用无菌纱布覆盖造口，以吸收渗出物或其他液体，保持造口及周围皮肤清洁和干燥；②置管7天后，当胃造口窦道形成，可以用温水或皂液每天清洗造口周围皮肤及外固定垫内、外侧。

2. 转管及固定 ①为防止包埋综合征，手术24 h后，清洁消毒导管后再进行"转管"，即导管推进2～4 cm，可轻柔旋转导管90°再回位，1次/天，逐步旋转增加180°～360°再回位，一旦胃造口窦道形成（约7天后），应每天转动胃造口管，并应至少每周向内转动一次。如果经PEG放置了经皮内镜下空肠造口术（PEJ），则不应转动导管，仅每周做推入和拉出导管即可。②导管固定应松紧适宜，建议腹壁外固位垫与腹部皮肤之间保持0.5～1 cm的间距。胃造口管有外固定垫和内固定垫或气囊固定导管可防止导管滑脱，一般不需要特别固定，活动幅度大或意识障碍的患者为避免管路滑脱可使用低过敏性胶布，采用高举平台法固定。

3. 输注方式　根据患者病情、耐受性、生活便利度，可选择分次推注、间歇输注或连续输注。危重患者可选择连续输注，以减少代谢紊乱和腹泻的发生。

4. 监测　每天需监测胃造口部位皮肤有无发红、疼痛、有无管周异常渗液。管周有少量渗出是正常的，较常见。渗出量多可导致PEG管周皮肤发红、疼痛，甚至破溃等。在清洁、消毒、干燥胃造口部位皮肤后，应用造口粉和皮肤保护膜进行PEG管周皮肤局部保护，以减轻疼痛，促进创面愈合，可以使用敷料吸收渗液。

5. 维护　管饲喂养应遵循渐进式原则，逐渐增加输注速度和浓度。定时冲管，防止管路堵塞，每次给药前后及喂养前后均用20～30 ml温开水脉冲式冲管，持续经泵输注时，应每4小时用20～30 ml温开水脉冲式冲管一次。

（三）空肠造口管的管理

临床上常见的空肠造口管有两种，分别是行腹部手术术中经空肠穿刺放置的空肠造口管及在PEG的基础上经胃造口管放置"J"管进入空肠。

1. 预防切口感染　每天清洁、消毒造口穿刺点、周围皮肤及固定盘片，保持造口周围皮肤清洁、干燥，严密观察造口及其周围皮肤有无红肿及分泌物产生。

2. 固定　建议使用低过敏性胶布，并采用高举平台法固定导管。

3. 输注方式　通常采用连续输注方式，建议使用胃肠营养泵。

4. 监测　定时评估空肠管的置管深度、通畅度，观察固定盘片的缝合线有无松动和滑脱，询问患者的感受，观察有无腹胀、恶心、呕吐等。

5. 维护　进行管饲喂养应遵循渐进式原则，逐渐增加输注速度和浓度。定时冲管，防止管路堵塞，每次给药前后及喂养前后均用20～30 ml温水脉冲式冲管。禁止给予不适当的药物。持续经泵输注时，应每4小时用20～30 ml温开水脉冲式冲管一次。

三、输注药品注意事项

输注药品前，应评估患者的合作程度，有无腹部不适、腹泻、胃潴留等情况，应评估患者目前肠内营养的途径、喂养管位置及喂养管路通畅情况。为保证HEN输注药品安全有效，避免肠内营养相关并发症的发生，还应制定输注肠内营养及药品注意事项的规范要求，告知患者及家属肠内营养液输注过程中的注意事项及配合要点，保证HEN顺利实施。输注药品的具体注意事项如下。①经管饲营养，无特殊体位禁忌时，喂养时应抬高床头30°～45°。②喂养结束后宜保持半卧位30～60 min。③宜将肠内营养液加温至37～40 ℃。持续输注营养液时，可使用肠内营养输液器专用加温器。④一次性输注者，可使用注射器或食物推注器将营养液缓慢注入喂养管，根据营养液总量分次喂养，每次推注量不宜超过400 ml。⑤间歇重力滴注者，可将肠内营养制剂置于吊瓶或专用营养液输注袋中，连接肠内营养输液器与肠内营养管，通过重力滴注进行分次喂养。⑥持续经泵输注者，可在间歇重力滴注基础上，使用肠内营养泵持续12～24 h输注，速度由慢到快，先调至20～50 ml/h，再根据患者的耐受情况逐渐增加。⑦分次推注和间歇重力滴注在每次喂养前应检查胃残留量；重症患者持续经泵输注时，应每隔4～6小时检查胃残留量。⑧不要将药物与管饲营养制剂混合，给药时暂停肠内营养喂养。⑨空肠营养管较细，宜使用商用肠内营养配方制剂，不建议使用家庭自制食物匀浆膳食，以免堵管。

四、药品与食品相互作用

（一）药品与肠内营养制剂的相互作用

通常肠内营养制剂经喂养管输入患者体内是临床较为常见的肠内营养途径。这些患者常无法经口正常饮食，当其需要口服药物时，临床上常将药物研碎后与肠内营养制剂一起输注，此时药物与肠内营养常会发生相互作用。绝大部分缓释、控释制剂都不能研碎，应用时应查看药品说明书和咨询药师。

下面列举一些常见的口服药物与肠内营养制剂的相互作用。

1. 可与肠内营养制剂一起服用的药物 下列药物与食物同时服用时，食物几乎不影响其吸收与生物利用度，如阿莫西林/克拉维酸钾、阿奇霉素、克林霉素、甲硝唑、莫西沙星、万古霉素、氟康唑、伊曲康唑、阿昔洛韦、伐昔洛韦、缬更昔洛韦、西咪替丁、雷尼替丁、环孢素、吗替麦考酚酯、他克莫司、西罗莫司、法莫替汀、左乙拉西坦、利奈唑胺、罗拉西泮、胺碘酮、美托洛尔、地尔硫䓬、丙戊酸钠等。

2. 氨茶碱 可与普通食物同时服用，故可与肠内营养制剂一起服用。但炭烤食物会增加氨茶碱的消除，半衰期降低约50%。

3. 卡马西平 卡马西平能被聚氯乙烯（PVC）材质的喂养管吸附，导致药物的损失。可将其用无菌注射用水、0.9%氯化钠溶液或5%葡萄糖注射液稀释，以减少药物的吸附程度。

4. 环丙沙星 肠内营养中的钙、铝、镁、锌等离子与环丙沙星形成螯合物而减少其吸收。此外，喂养管会减少药物的吸收，故该药不能通过喂养管给药，如必须给予，可通过静脉途径。

5. 左氧氟沙星 肠内营养中的钙、铝、镁、锌等离子与左氧氟沙星形成螯合物而减少其吸收。建议在给予该药前或后至少间隔2 h再给予肠内营养。

6. 地西泮 喂养管会吸附地西泮，故尽量不要通过喂养管给药。

7. 埃索美拉唑 可将片剂溶于水后通过喂养管给予，一般在肠内营养前1 h时进行。具体方法可参照药品说明书。

8. 兰索拉唑 通过胃管给药前后1 h不能给予肠内营养。研碎兰索拉唑缓释胶囊的颗粒会导致喂养管堵塞。可用酸性饮料溶解（如苹果汁、橙汁等），并用其冲洗，以避免堵塞喂养管。

9. 奥美拉唑 研碎颗粒后，接触酸性液体会使奥美拉唑失活。避免研碎，可使用碳酸氢钠溶液溶解以减少其失活。建议在给予该药前或后至少间隔1 h再给予肠内营养。

10. 泮托拉唑 研碎泮托拉唑缓释片会导致喂养管堵塞。可用酸性饮料溶解（如苹果汁、橙汁等），并用其冲洗，以避免堵塞喂养管。

11. 左甲状腺素钠 与食物同服会减少其吸收。在给予肠内营养前至少间隔1 h给予该药。

12. 青霉素 与食物同服会改变其生物利用度。建议在给药前1 h，给药后2 h不要输注肠内营养制剂。

13. 苯妥英钠 肠内营养和喂养管会减少苯妥英钠的吸收（与蛋白质结合、溶解度低、喂养管吸附）。建议给予苯妥英钠前或后1 h不应给予肠内营养。

14. 硫糖铝 硫糖铝与蛋白质结合生成沉淀导致喂养管堵塞，因而不能与肠内营养同时使用。建议在给药前1 h、给药后2 h不输注肠内营养制剂。

15. 华法林 肠内营养中的维生素K有拮抗华法林作用，建议在给药前、后1 h不要输注肠内营养制剂。

(二)药品与食物不良的相互作用

多数患者在经历肠内营养后可能会过渡到正常饮食，或者部分开展家庭肠内营养的患者会经喂养管使用自制食物匀浆膳食。一些药物与食物发生相互作用可导致治疗失败、药物毒性的增加或营养素缺乏。

1. 体外失活

（1）葡萄柚汁（西柚汁）与环孢素：葡萄柚汁抑制小肠细胞CYP3A4，导致口服环孢素的生物利用度增加，引起血液中环孢素浓度增加，进而增加毒性。类似的药物还有抗感染类（阿苯达唑、蒿甲醚、红霉素、沙奎那韦等）、抗炎（甲强龙等）、调血脂（阿托伐他汀、洛伐他汀、辛伐他汀等）、心血管系统系统用药（胺碘酮、卡维地洛、非洛地平、硝苯地平、尼莫地平、尼卡地平、尼索地平、西地那非、维拉帕米等）、中枢神经系统用药（阿芬太尼、氟西汀、卡马西平、右美沙芬、地西泮、咪达唑仑、东莨菪碱、舍曲林、三唑仑等）及其他（炔雌醇、西沙必利、他克莫司、瑞格列奈等）。

（2）石榴与华法林：石榴可抑制CYP3A4和CYP2C9，食用石榴的同时服用华法林会导致华法林的血药浓度增加，导致出血风险。

（3）左卡尼汀与丙戊酸：丙戊酸可竞争性抑制小肠SLC22A转运蛋白，导致左卡尼汀的吸收减少，敏感患者会导致全身性左卡尼汀缺乏。

（4）口服钙补充剂与环丙沙星：环丙沙星与钙离子会产生螯合与络合反应，导致环丙沙星口服生物利用度降低，导致药效降低。

（5）大蒜与抗凝药物：体外实验表明大蒜可抑制CYP2C9、CYP2C19、CYP2D6和CYP3A，并可抑制血小板凝集。因此，与噻氯吡啶、氯吡格雷与华法林合用时会增加出血风险。

（6）人参与华法林：人参可以抑制CYP2C9，与华法林合用时会增加华法林的血药浓度，增加出血风险。

2. 生理作用的改变

（1）酪胺（大量）与雷沙吉兰：雷沙吉兰是B型单胺氧化酶抑制剂（MAOI-B）。某些食物（奶酪、熏肉、火腿、熏鱼、豆类、啤酒等）富含酪胺，当大量摄入这些食物时，雷沙吉兰会抑制酪胺代谢，进而导致血压升高或高血压危象并伴有重度头痛、颈部僵硬、心悸、恶心和呕吐。同类药物还有司来吉兰、呋喃唑酮、异烟肼、苯乙肼、利奈唑胺等。

（2）乙醇（酒精）与乙醛脱氢酶抑制剂：在服用乙醛脱氢酶抑制剂，如磺胺类降糖药（甲苯磺丁脲、格列本脲）、灰黄霉素、某些头孢类抗菌药（头孢哌酮、头孢曲松、头孢唑林、头孢拉啶、头孢美唑、头孢米诺、拉氧头孢、头孢甲肟、头孢孟多、头孢氨苄、头孢克洛等）、甲硝唑、替硝唑、酮康唑等药物前后饮用乙醇，会诱发双硫仑样反应（症状有面部潮红、心率加速、血压下降、头颈部血管剧烈波动或波动性头痛、头晕、恶心呕吐等症状）。上述药物可以抑制肝脏中的乙醛脱氢酶，使乙醇在体内氧化为乙醛后，无法进一步氧化成乙酸，导致乙醛在体内蓄积而产生不良反应。

（3）银杏与抗凝药物：银杏的活性成分银杏内酯具有抑制血小板活化因子的作用，因此，与抗凝药物（阿司匹林、西洛他唑、华法林）合用时，会增加出血风险。

3. 作用于消除过程 低钠饮食与锂剂。低钠饮食会加重肾小管对某些药物，例如，锂的重吸收而导致锂中毒。

(三)药品与食物有益的相互作用

一些药品与食物或肠内营养制剂相互作用可导致治疗失败、药物毒性的增加或营养素缺乏，但也有些相互作用对机体是有益的，可以增加药物疗效或减少药物毒性。

1. 增加药物疗效　建议下列药物与食物同服，如阿苯达唑、甲苯咪唑、头孢呋辛、呋喃妥因、灰黄霉素、伊曲康唑、阿扎那韦、地瑞那韦、洛匹那韦、奈非那韦、沙奎那韦、非诺贝特、异维A酸、美沙拉秦、铁剂。

2. 减少药物不良反应或毒性　①米索前列醇：与食物同时服用可减少腹泻的发生；②叶酸：氟尿嘧啶与甲氨蝶呤会干扰叶酸体内代谢，故同时服用叶酸能减少前者毒性；③维生素B_6：维生素B_6可预防异烟肼引起的外周神经病变；④骨化三醇：可增加多西他赛的抗肿瘤活性；⑤他汀类药物：他汀类药物可阻碍胆固醇的吸收，减少血清胆固醇和低密度脂蛋白浓度。

参考文献

[1] 于健春. 临床营养学[M]. 北京：人民卫生出版社，2021：159-196.

[2] 彭南海，黄迎春. 肠外与肠内营养护理学[M]. 南京：东南大学出版社，2016：173-176.

[3] 中华护理学会. 中华护理学会团体标准《成人肠内营养支持的护理》(EB/OL). (2021-02-09)[2022-12-5]. http://www.cna-cast.org.cn/cnaWebcn/upFilesCenter/upload/file/20210209/1612868661010026051.pdf.

[4] 中华护理学会. 中华护理学会关于发布《成人鼻肠管的留置与维护》等3项团体标准的公告(EB/OL). (2022-01-07)[2022-12-05]. http://www.cna-cast.org.cn/cnaWebcn/article/3694-.

[5] BISCHOFF S C, AUSTIN P, BOEYKENS K, et al. ESPEN practical guideline: Home enteral nutrition[J]. Clin Nutr, 2022, 41(2): 468-488.

[6] CHAN L N. Drug-nutrient interactions[J]. JPEN J Parenter Enteral Nutr, 2013, 37(4): 450-459.

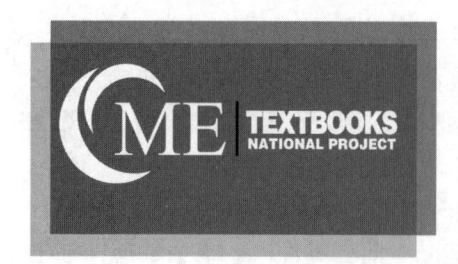

第15章 家庭肠内营养与多学科团队管理

巩 颖 北京中医药大学东方医院
赵 彬 中国医学科学院北京协和医院

营养支持团队（nutrition support team，NST）是国际上公认有效的团队合作模式。建立多学科的NST是患者接受安全、合理的营养治疗和照护的必要保证，是临床营养有效开展工作的基础。随着肠外、肠内营养技术的发展，NST不仅需要为各病种的住院患者提供理想的营养照护，还需要对家庭营养患者提供照护。

一、多学科团队的组成及管理

（一）多学科营养支持团队的组成

1980年起，欧美国家率先建立了团队合作的管理模式，即NST，以充分利用医疗资源和提高医疗质量。在1980年前，国内外只有极少数（美国仅占8.3%）的NST。1983年，美国已有521家医院成立了NST。1980年以后，国内外60%的医院均逐步建立了NST。自2001年起，日本开始建立以静脉营养为主的NST。截至2011年，日本已有超过1600家的大型医院建立了NST，占日本大型医院的20%以上。在日本，NST的工作也延伸至老年患者日常活动能力的康复等方面。

临床营养诊疗服务包括营养筛查与评估、营养诊断、营养治疗、营养宣教的实施与监督，包括但不限于对营养失调、营养代谢障碍等疾病的诊疗，以及对其他各种疾病的营养支持等。一个正规而标准的NST应该是多学科的，其基本组成包括医师、营养师、药师、护士等，同时它也可包括社会工作者、呼吸疾病专家、医院的行政管理人员及在NST轮转受训人员等。这有利于为患者提供合理、全面、有效的营养支持服务，有利于NST的不断发展和完善营养支持的理论和方法。

建立多学科NST模式进行营养支持，能够更好地做到安全、有效地实施肠外营养或肠内营养。肠外营养应用不规范、操作或治疗管理不当，可能带来严重的代谢性、感染性及输注途径等并发症。肠内营养喂养过度、操作或治疗管理不当，也可能导致误吸、肺炎、腹泻等并发症，以及制剂污染、导管移位或堵塞等问题。多学科NST能为需要肠外营养或肠内营养的患者提供特殊的营养支持治疗干预，并为其主管临床医师提供咨询服务。

（二）多学科营养支持团队的管理

多学科营养支持团队的目标是为患者提供合理的营养支持，具体工作内容包括①识别患者是否存在营养不良或营养不良发生的风险；②对患者进行科学的营养评估，制定合理的营养支持方案；③为患者提供安全、规范、合理、有效的营养支持。

美国的NST大致可分为两种运行模式，即集中管理模式和非集中会诊模式（又称分散管理模式）。

1. 集中管理模式　是指建立独立提供营养支持服务的部门，承担营养治疗的所有责任，包括营养途径的建立和维护，营养处方的制定、调整，肠内营养制剂的配制、输注，营养治疗效果的评估和监测，以及出院后家庭营养支持计划的制订等。集中管理模式下的营养治疗的全程均由NST负责，其优缺点如下。

（1）优点：①对营养治疗进行一体化管理，流程严格规范，疗效评估更全面；②营养治疗并发症发生率较低，即使发生也能及时得到有效的干预；③对于有慢性病、特殊疾病及需要长期营养治疗的患者，可能更有利。

（2）缺点：①与其他科室人员交流较少，在一定程度上影响全面医疗和整体照护；②需要独立的病房，可能造成医疗空间的浪费；③患者不易接受。

2. 分散管理模式　是指由NST成员以会诊的形式进行工作，主要在营养治疗的初期参与营养风险的筛查和营养状况的评估，为提出会诊的医师指导营养支持处方的制定，具体执行由临床主管医师执行。NST成员在此期间定期随访患者，对其营养治疗进行评估，并向主管医师提供治疗和监测的建议，但决策和承担所有相关责任的为临床主管医师。NST会诊可以直接下医嘱，但必须每天查房并与主管医师沟通，根据患者病情定期监测血常规、肝肾功能、糖脂代谢、电解质、矿物质及微量元素等，及时调整肠内营养处方。这种运行管理模式的优、缺点如下。

（1）优点：①多学科共同参与，增加了科室间合作和交流机会，并有利于主管医师治疗水平的提升及参与到营养支持治疗；②使患者能够得到全面的医疗和整体照护；③患者接受度较高；④不需要独立病房，节省医疗空间。

（2）缺点：营养支持过程管理相对不严格、不规范，对营养支持的随访、监测不及时，对并发症的控制相对不利。

集中管理和分散管理两种模式各有优缺点，还有第三种模式兼具以上两种模式的功能，既有独立的病房收治专门营养治疗的患者，又以会诊方式为其他临床科室提供营养治疗。

目前，我国的管理模式更偏向于分散管理模式，在运行过程当中，NST成员要善于与各科室、各部门人员沟通协调，得到信任和理解。同时每天定时查房、随访、监测营养治疗相关数据的变化，了解患者病情变化，及时在病程中进行记录。同时将相关数据登记录入系统，包括肠内营养液配制数、每天会诊及随访的患者数，营养治疗相关并发症情况等。这些工作既可帮助NST了解团队的运行情况，又可用于科研资料的统计。

二、多学科营养支持团队的工作任务和成员职能

（一）工作任务

NST为需要肠内营养的患者提供规范的肠内营养治疗，还需要负责医院其他医师的营养知识培训、患者的健康教育及面向社会的科普等。通过多年不断的探索，多学科NST的工作任务和范围得到了逐步的发展和明确。

1. 规范营养治疗工作　①制定统一的营养治疗规范；②制定肠内和肠外营养治疗的规章制度和流程；③制定规范的会诊单、配方单、监测单和巡视单等；④制定营养治疗的质量控制制度与流程。

2. 负责全院患者营养会诊　①为医院各临床科室需要肠内营养的患者提供营养会诊；②对患

者进行营养筛查、评定，评估是否存在营养风险或营养不良状况；③对于需要营养支持的患者，制定规范的营养治疗方案，包括处方的制定和审核、营养制剂的配制和输注等。

3. 指导并执行家庭营养支持计划 患者出院后应延续营养计划的实施、随访、疗效评价、营养状况监测等工作，同时对患者进行营养支持宣教。

4. 对营养支持进行质量控制 ①制定完善的质量控制标准，每天对接受营养支持的患者进行监测和查房；②及时调整营养支持方案；③及时处理在营养支持过程中出现的各种问题和并发症。

5. 营养支持宣教培训 ①承担医护人员规范营养治疗知识的培训任务，包括为医师、护士、营养师、药师开设讲座和在职培训课程；让住院医师到NST轮转；②对患者进行健康教育和对社会大众进行科普等，包括撰写和印发营养支持宣教材料；为患者尤其是家庭营养患者进行知识宣教，同时面向社会开展科普工作。

6. 进行营养支持研究工作 发展和完善营养支持的理论和实践，研究营养和代谢支持的产品，完善营养评价的指标，提高营养支持的效率。

7. 开设营养门诊 提供营养咨询，治疗营养相关疾病，并对患者进行随访。

（二）成员职能

多学科NST配合是完成临床营养支持工作至关重要的因素，每一位成员均能从基础到专科角度评估与监测患者。多学科NST成员在一起分享数据、经验及患者的问题，制订综合治疗计划。因此，患者的治疗决策是由团队共同制定的，而不是某个专科的片面决策。NST会大幅度提高临床营养支持的效率和疗效，规范的多学科NST团队成员的具体职能不同，协同完成对患者营养支持的管理和照护。

1. 医师 多学科NST的负责人（组长）多为医师，由其领导整个团队。作为NST的组长应能有效地履行职责，了解营养素在健康和疾病状态下的不同代谢特点，以及营养不良在病理生理和临床上的不同表现形式，具有处理一些其他疾病的临床经验。同时还肩负正常运行NST的任务，制定NST工作方案，医疗、教学及科研计划，组织工作会议，协调成员之间工作，以及总结多学科NST运行情况及成果。

医师在营养支持治疗过程中负责对患者营养状态和营养风险进行评估，判断患者是否需要必要的营养支持；制定合适的营养支持方案和处方，选择合适的营养支持方式、途径，进行与营养支持治疗相关的必要医疗操作，以及提供相关咨询服务；临床营养治疗的实施过程中，评估营养支持的效果，随时调整营养计划，无论是采取经口饮食、肠内、肠外营养的方式，或者由肠外营养向肠内营养过渡及停止营养支持等，均由营养医师实施或在其监控下完成，以求治疗的个体化、规范化和将有效性最大化。此外，临床医师还担负NST组员和其他医师的营养支持知识的培训。

2. 营养师 营养师承担的工作主要有：①为患者进行基本的营养筛查、营养状态评估，包括患者的身体测量和营养评估；②计算患者营养必需量（包括热量和蛋白质），监测并记录热量和各种营养素的摄入量，制定个体化的营养治疗方案；③根据膳食配方配制治疗饮食，负责肠内营养制剂的选择和制作；④监测营养治疗的疗效，教育和培训患者、护理人员及健康工作者；⑤进行家庭肠内营养治疗和研究；⑥在患者结束肠内营养时，及时给予患者饮食营养指导。

3. 药师 药师参与肠内营养处方审核，也可共同参与营养风险筛查、营养状态评估及治疗方案的制定过程，应关注肝、肾、心功能不全的患者，以及糖尿病、高血压、肺部疾病、肿瘤及手术创伤等特殊患者，协助医师综合评定患者病情进行个体化给药；药师负责管饲给药的评估，以及协助医生选择管饲的药品，帮助护士合理地准备管饲药品；识别及预防肠内营养与管饲药品的相互作用；提供药物相关问题的咨询，包括药物之间的相互作用、给药方式、药物与营养液的相容性、特殊人群用药安全等，在确定有效的治疗评价方面发挥专业特长；开展营养治疗患者的药学监护工作，每天监测患者的疾病状态、生理状态的变化，核实营养制剂的具体使用情况，如输注途径、输注时间、患者耐受情况，不良反应、并发症等，并对患者进行用药教育。此外，如果患者在肠内营养的基础上，还需要部分肠外营养，那么药师还负责肠外营养制剂的配制，严格按照中国发表的《规范肠外营养液配制》（2018年）的规定操作，制定全肠外营养液（total nutrient admixture，TNA）配制操作规范，严格控制TNA中各组分的加入顺序，对负责配制工作的人员开展培训（包括无菌操作和配制程序），保证TNA的安全性和稳定性。

4. 护师 直接为患者实施营养治疗和护理，完成部分肠内营养患者鼻饲管路的置管；观察肠内营养治疗实施过程中患者的反应，完成营养支持患者肠内营养输注护理的指导工作，参与会诊患者肠内营养输注并发症的防治，包括鼻窦炎、胃肠道并发症、吸入性肺炎等；担负相关医护人员、患者及其家属的教育、咨询工作，与照护机构的服务者形成照护联盟。

三、患者及家庭教育

HEN是医院内肠内营养治疗的延续。HEN可以让患者回到熟悉的环境中，由患者本人、患者家属朋友或专业护理人员为其提供营养支持。

所有直接参与患者照护的人员都应接受与其职责相关的教育和培训，内容涉及HEN安全性相关的各个方面及营养支持的重要性。对患者及家属进行营养教育不仅可以提高其知识水平和提升营养支持的质量，还能减少治疗相关并发症，改善临床结局，增强护理人员的信心，并提高患者对治疗方案的依从性，从而提高患者的生活质量，减少营养支持及治疗的相关费用。

HEN患者需要专业的多学科NST进行护理指导，从而在家庭内进行肠内营养。营养支持宣教应从医院延续到家庭，多学科NST协作制定标准化的HEN患者教育，为患者及其家庭成员、护理人员提供宣教服务。不仅要进行口头的知识传达，还需要评估患者或护理人员的认知程度，以最合适的形式为每个学习者提供教育，如使用印刷材料、录音、视频和/或教具等。宣教材料应当避免不必要的医学术语，其内容不仅包含基础的营养支持信息，还应包括简单并发症的处理方法，主要包括：①肠内营养制剂的总能量、品种和总液量；②肠内营养制剂的给药时间（白天或夜晚）；③如果使用肠内营养喂养泵，需要标明泵的使用方法，以及泵出现故障时应采取的措施；④患者在HEN的同时是否允许经口进食；⑤HEN个人护理，包括洗澡、游泳、聚会时的注意事项；⑥负责管理HEN患者的人员信息，如患者、家属、护工或护士；⑦如何妥善固定管饲的管路，若管饲管路位移，将由谁更换或重新建立管路；⑧如何管饲给药；⑨管路阻塞时应采取的措施，发生管路相关并发症（如错位、堵塞和/或喂养管断裂等）及其他并发症（如腹泻、便秘、误吸、体重变化、脱水等）时的紧急联系方式；⑩患者的营养评估监测，营养评估频率等。

四、多学科团队对临床结局的影响

HEN需要多学科的NST进行规范化的协同管理，提高家庭营养支持的质量，降低并发症的发生率，从而提高患者的生活质量，提升营养支持的成本效益。HEN团队为需要管饲的患者提供专业的服务，英国国立临床规范研究所（National Institute for Clinical Excellence，NICE）指南明确社区中接受HEN的患者应得到"多学科团队的协同支持"，它表明一个涉及多学科的标准化协同的照护模式可以改善临床结局并降低医疗成本。但是，目前尚没有足够的数据确定此类合作团队干预的有效程度，仅通过观察评估表明多学科NST可以降低成本，改善临床结局。

参考文献

[1] AINSLEY M. ASPEN Enteral Nutrition Handbook [M]. 2nd Edition. Silver Spring: ASPEN | American Society for Parenteral and Enteral Nutrition, 2019.

[2] 于健春. 临床营养学 [M]. 北京：人民卫生出版社, 2021: 3-11.

[3] BISCHOFF SC, AUSTIN P, BOEYKENS K, et al. ESPEN guideline on home enteral nutrition [J]. Clin Nutr, 2020, 39（1）: 5-22.

[4] 梅丹，于健春. 临床药物治疗学营养支持治疗 [M]. 北京：人民卫生出版社, 2017: 47-53.

[5] 蔡威译. 临床营养基础 [M]. 上海：上海交通大学出版社, 2013: 220-230.

[6] 赵彬，老东辉，商永光，等. 规范肠外营养液配制 [J]. 中华临床营养杂志, 2018, 26（3）: 136-148.

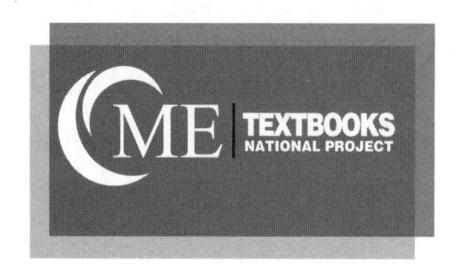

第三篇

家庭肠内营养的临床应用

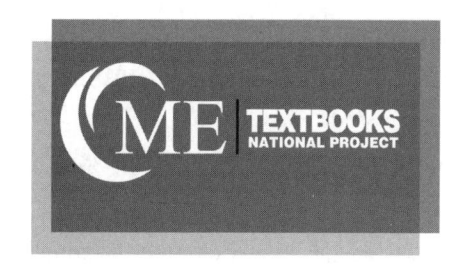

第16章 短肠综合征型肠衰竭患者的家庭肠内营养

李幼生
上海交通大学医学院附属第九人民医院

肠衰竭（intestinal failure，IF）的概念首次出现于20世纪50年代，随着临床营养支持技术的进步，特别是家庭营养支持的飞速发展及广泛应用，越来越多的短肠综合征（short bowel syndrome，SBS）患者得以长期生存。

短肠综合征患者容易发生小肠细菌过度生长的现象，使短肠综合征成为引起肠衰竭的主要原因，尤其是儿童。肠道解剖、分泌或运动异常，都会损害体内平衡机制，导致小肠细菌过度生长，可显著损害消化和吸收功能。以SBS为代表的IF逐渐受到重视。IF种类繁多，多数以综合征的形式出现，本章重点阐述IF的典型代表——短肠综合征型肠衰竭（short bowel syndrome-associated intestinal failure，SBS-IF）的家庭肠内营养。

一、肠衰竭的定义与分类

（一）肠衰竭的定义

1956年，Irving首次对肠衰竭进行了定义，即功能性肠道减少，不能满足食物的消化吸收，该定义过于简单，目前甚少采用。1981年，Fleming和Remington将IF定义为，肠道功能下降至难以维持消化、吸收营养的最低需要量。Fleming和Remington的定义强调肠道功能而非解剖与病理特征，提示IF也可能出现于肠道长度正常而功能不足的患者。Fleming和Remington的IF定义被广泛采用并予以修改。但"肠衰竭（intestinal failure）"这一术语在很长一段时间内并不被接受，直到2014年3月15日PubMed接受"intestinal failure"为通用术语后，促进了国内外对肠衰竭的认识和研究。2002年，Shaffer等将IF分为3型，为欧洲肠外肠内营养学会（The European Society of Parenteral and Enteral Nutrition，ESPEN）对IF分类奠定了基础。2015年，ESPEN专家委员会将肠衰竭定义为肠道功能下降，不能满足宏量营养素和/或水和电解质吸收的最低需要量，需静脉补充以维持健康和/或生长。

（二）分类

1. 根据功能肠衰竭可分为3型

（1）Ⅰ型：可逆与自限性IF，多出现在腹部手术后。多数患者通过补液，维持水、电解质平衡，肠内营养（EN）和/或肠外营养（parenteral nutrition，PN）支持一段时间后可获得完全康复。

（2）Ⅱ型：危重症患者肠功能障碍。多为腹部手术并发症，如腹腔感染、肠瘘等，需要多学科综合治疗，并给予代谢和营养支持PN和/或EN数周至数月。

（3）Ⅲ型：代谢稳定的患者，需要长期甚至终身行营养支持的慢性肠衰竭。主要是指SBS，治疗重点是家庭肠外或肠内营养。

2. 根据病理生理分类 根据原发胃肠道与系统疾病肠衰竭分为SBS、肠瘘、肠运动功能障碍、机械性肠梗阻及广泛肠黏膜病。

3. 根据起病快慢和病程长短 肠功能衰竭可分为急性肠衰竭和慢性肠衰竭（chronic intestinal failure，CIF）。其中，基于患者对能量、静脉输注液体量，CIF临床上分为16个亚型（表16-1）。该临床分类对患者从住院治疗转至HPN和/或HEN具有较好的指导意义。

表16-1 ESPEN CIF的临床分类

分型	静脉输注液体量（ml）			
	≤1000	1001～2000	2001～3000	>3000
A	A1	A2	A3	A4
B	B1	B2	B3	B4
C	C1	C2	C3	C4
D	D1	D2	D3	D4

注：ESPEN.欧洲肠外肠内营养学会；CIF.慢性肠衰竭；A.通过静脉补充的能量为0 kcal/（kg·d）；B.通过静脉补充的能量为1～10 kcal/（kg·d）；C.通过静脉补充的能量为11～20 kcal/（kg·d）；D.通过静脉补充的能量>20 kcal/（kg·d）。

与其他器官衰竭不同的是肠衰竭很难根据严重度分类，主要是由于IF的严重程度受诸多肠外因素影响，如代谢性/炎症性反应、营养代偿、腹部和全身症状和体征、对治疗的反应及心理社会因素等。ESPEN对CIF临床分类有助于实施家庭营养支持，ESPEN一项研究CIF分类与HPN关系的横断面调查，研究发现，在排除HPN患者后，剩余为适合HEN的患者。研究显示，CIF摆脱HPN的比例可高达65%左右，在治疗后期许多CIF患者需要HEN。

对SBS的定义早于IF。文献报道的第一例SBS是Koeberle等于1880年为一例患者切除200 cm的小肠，患者术后出现腹泻的临床症状。1935年，Haymond总结、分析了257例肠切除的患者发现，正常人即使切除1/3长度的小肠后，也能恢复正常吸收功能，但切除超过50%的小肠患者的预后较差。自20世纪60年代我国开始关注广泛小肠切除后的SBS问题。

二、短肠综合征型肠衰竭的流行病学

CIF缺乏确切的发生率的报道，多数数据来自家庭营养支持的数据。1995年，美国行HEN患者为463例/100万人，2017年增至1385例/100万人。意大利的数据显示，2002—2012年接受HEN的患者从464±129例/100万人增至478±164例/100万人。2015年，ESPEN "CIF行动日"数据库通过分析了22个国家65个HPN中心的2919例成年CIF患者。其中，SBS占64.3%，肠动力紊乱为17.5%，肠瘘为7.0%，机械性肠梗阻为4.4%，广泛性小肠黏膜病为6.8%。

由于SBS的诊断标准尚未统一，对SBS-IF发病率的报道有较大的差异，如果以<200 cm作为SBS-IF的诊断标准，其发病率为0.4～25.0/100万人。Oley基金会家庭肠外营养注册（Oley Foundation Home TPN Registry）显示，每年需要HPN病例数为40 000例，其中26%为SBS患者。

三、短肠综合征的诊断标准和分类

（一）诊断标准

CIF的主要类型为SBS-IF，有必要对SBS的诊断、分类等问题进行简单阐述。剩余小肠长度不是诊断SBS的唯一标准，且将剩余小肠长度作为SBS诊断标准尚有争论，早期国外成年人SBS的诊断标准为，剩余有功能的小肠长度小于200 cm，但此长度的小肠经适应后能够恢复正常饮食和生活，则不属于SBS。

（二）分类

为了便于指导临床SBS的诊断和治疗，笔者团队通过对500余例SBS患者的长期随访，将短肠综合征分为短肠综合征与超短肠综合征（表16-2）。

表16-2 成年人短肠综合征与超短肠综合征的特点

项目	短肠综合征	超短肠综合征
有回盲瓣	小肠长度≤100 cm	小肠长度≤35 cm
无回盲瓣	小肠长度≤150 cm	小肠长度≤75 cm
营养支持方式	HEN，甚至可以摆脱EN恢复为ONS＋膳食或完全正常饮食	HPN，很少完全摆脱PN或静脉液体治疗

注：HEN.家庭肠内营养；HPN.家庭肠外营养；ONS.口服营养补充；PN.肠外营养；EN.肠内营养。

影响SBS预后因素除小肠长度外，还与剩余小肠部位、是否有回盲瓣与结肠有关，因此可将SBS分为3型（图16-1），①Ⅰ型：空肠造口型；②Ⅱ型：小肠与结肠吻合型，无回盲瓣；③Ⅲ型：小肠吻合型，保留回盲瓣。其中，Ⅱ、Ⅲ型又根据空肠为主还是回肠为主分为a、b两个亚型，Ⅱa/Ⅲa型是空肠为主型，Ⅱb/Ⅲb是回肠为主型。由于空肠与回肠功能不同，在治疗中需要区别对待。

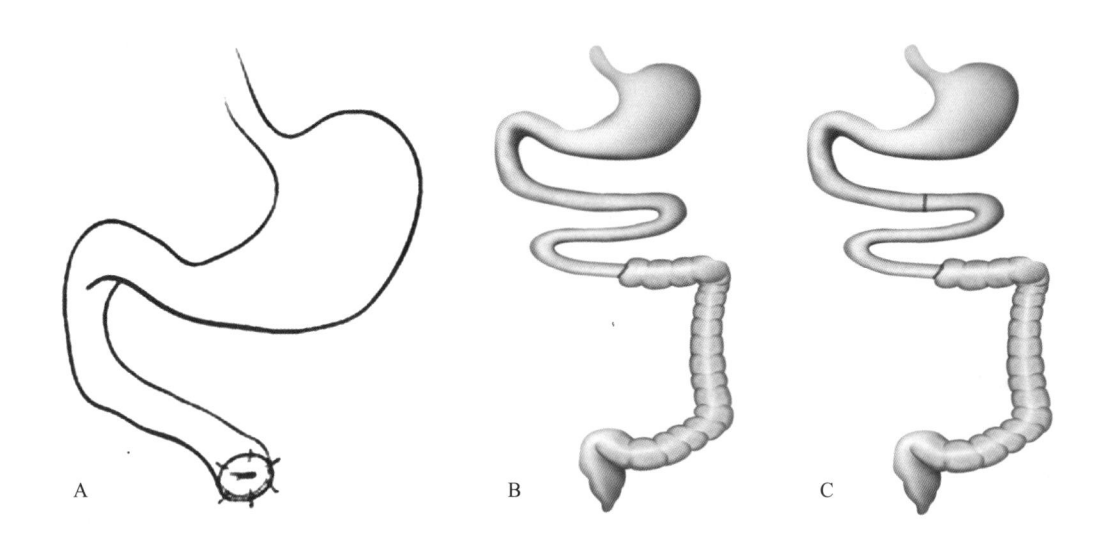

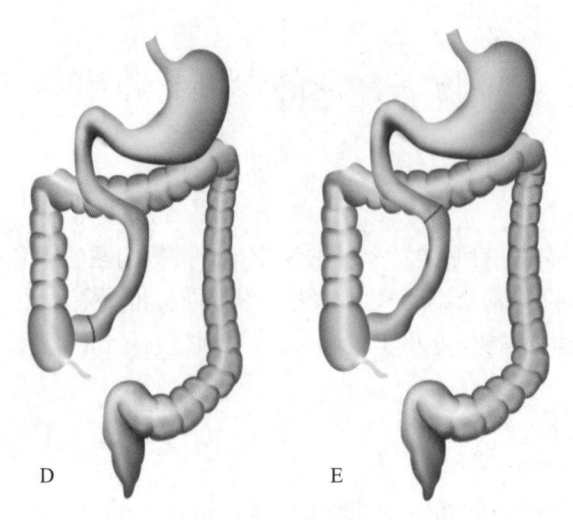

图 16-1　短肠综合征
注：A. Ⅰ型；B. Ⅱa型；C. Ⅱb型；D. Ⅲa型；E. Ⅲb型。

四、肠道适应性改变

肠道适应是剩余肠管代偿性改变的过程。广泛小肠切除术后，剩余肠上皮细胞的形态和功能发生明显变化，如肠绒毛高度增加，结肠隐窝深度增加及隐窝细胞增生等，以增加剩余肠管的吸收面积和功能。肠切除后很快会发生肠道适应性现象，一般持续至术后2～3年后接受适应。这种适应性改变有助于改善患者水、电解质和能量平衡，减少SBS患者对PN的需求量，甚至完全摆脱对PN或静脉输入的依赖。肠适应由消化道各种营养物质刺激产生，肠道菌群和神经内分泌激素也共同参与此过程。

肠道吸收功能、胃排空功能和食物摄取调节主要受胃肠激素的控制，而胃肠激素的分泌受肠道内营养物质的刺激。这些胃肠激素，如胃泌素、胃饥饿素、YY肽、胰高血糖素样肽-1（glucagon-like peptide，GLP-1）和GLP-2是肠道自发适应性的关键因素。小肠内分泌L细胞分泌的PYY和GLP-1释放入血后，可延缓胃排空以及食糜在小肠内蠕动。

肠道适应性代偿的能力除上面提到的因素外，还包括剩余肠管的长度和部位、结肠是否完整、有无回盲瓣、年龄、性别、并发症及导致SBS的病因等，如炎症性肠病（inflammatory bowel disease，IBD）广泛肠切除后，剩余小肠可能还存在病变，其肠适应不如创伤导致的SBS。

五、肠衰竭的治疗

CIF治疗包括药物、营养（包括肠康复治疗）及手术治疗（包括肠移植）等，其治疗原则是获得最大程度的肠适应减少对长期PN的依赖，利用外源性药物加速及增加肠适应，尽量减少或推迟并发症发生或死亡的风险，利用非移植肠康复和肠移植使CIF患者获得稳定的肠功能恢复。

1. 药物治疗　主要包括减少胃肠道分泌药物，如质子泵抑制剂和组胺H_2受体拮抗剂，减少消化液丢失，质子泵抑制剂比组胺H_2受体拮抗剂更有效。奥曲肽或生长抑素可有效抑制全消化道多种消化液的分泌，延缓肠内容物通过的时间。SBS-IF患者由于剩余肠道过短，导致食物在肠腔内停留时间缩短，出现腹泻或肠液丢失，临床上可考虑给予止泻药延缓肠内容物的通过，推荐药物为洛派丁胺、复方地芬诺酯，尽可能避免使用阿片类药物。

2. 营养支持与药物肠康复 SBS在度过急性期后需要较长时间的PN和/或EN，待患者稳定后及早给予外源性药物，促进肠适应。常用的药物包括生长激素（growth hormone，GH）、GLP-2等促进肠康复的药，通过促进肠上皮细胞增殖、增加微绒毛长度，来促进肠道适应性改变，GLP-2还具有延缓胃排空的作用。

3. 外科治疗 CIF外科治疗包括非移植的肠康复和小肠移植技术，前者主要包括各种肠道延长术，逆蠕动肠段植入，人工盲肠瓣制作等。小肠移植根据形成SBS的原因及有无肝脏损害，可以进行单独小肠移植、肝肠联合移植及腹腔多脏器联合移植等。

六、家庭肠内营养

（一）肠衰竭患者家庭肠内营养的适应证

肠内营养被认为是SBS患者维持或改善营养状况、促进剩余小肠功能（适应）和提高生活质量的有效方式。当患者试图摆脱肠外营养时，单用经口摄食尚无法维持营养状况时，也可选择肠内营养。肠外营养有一系列不足，如血管通路问题、肠衰竭相关性肝脏功能损害（intestinal failure-associated liver disease，IFALD）、费用高等，而肠内营养可以更好地促进肠适应，应该更广泛地推广。

判断能否实施HEN要考虑患者个体情况、临床指征/基础疾病、预后及患者的治疗目标。在行HEN之前须与患者及其家属讨论治疗目标及了解患者期望值。要告诉他们HEN对生活质量的潜在影响、对睡眠的干扰及需要终身监护。要让患者及家属及其护理人员掌握如何进行这项治疗。

（二）启动对家庭肠内营养患者及其照顾者的培训

一旦决定HEN后，应该在患者住院期间启动对患者及其照顾者的培训，多学科联合组成的营养治疗团队（NST）相关人员参与培训过程，确保患者及照顾者在出院前证实自己有能力独立或在照顾者帮助下安全地实施和更换肠内营养。需要定期评估患者和/或照顾者有关HEN更换及监测要素的相关知识水平，在患者出院前了解及评估家庭环境，以确保环境符合HEN要求。

提供肠内营养制剂、肠内营养泵、喂养管（如果需要）相关厂家一并参与培训，相关厂家只是提供HEN期间的技术支持，任何医疗的方案都应该由NST成员讨论后决定。

（三）判断家庭肠内营养持续时间，制定家庭肠内营养撤除的适应证

HEN的使用持续时间很难预测，在开始HEN之前必须要做出大概预判。判断HEN持续时间不仅对明确医保覆盖很重要，也有助于决定何时停止HEN并过渡至ONS或正常膳食。

（四）其他注意事项

CIF患者多数是在住院期间经历了CIF的急性期治疗，都有接受肠外营养和/或肠内营养的经验，作为NST一员需要了解CIF的一些基本用药。

1. 药物治疗及造口的护理 CIF起始阶段造口高输出所致的脱水及肌肉痉挛，NST需要了解腹泻的原因并予以控制，掌握不同腹泻药物的特点，明确药物名称、用法与用量，还应及时了解药物是否有效，进行严格的跟踪、收集和报告数据，不断尝试优化、调整剂量。

一部分SBS-IF患者肠造口为小肠造口，特别是空肠造口（即Ⅱ型SBS），造口周围皮肤出现烧灼感，等肠适应后这种不适才能逐渐减轻，因此，SBS-IF治疗早期必须有参与肠造口的医师参与，教会患者和照顾者造口的管理方法。由于空肠造口，消化液腐蚀，患者营养不良等因素致造口与皮

肤分离并不罕见（图16-2）。

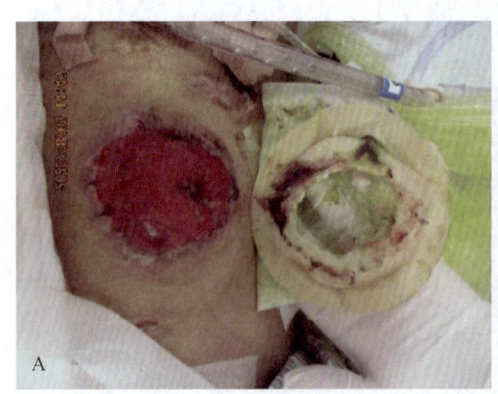

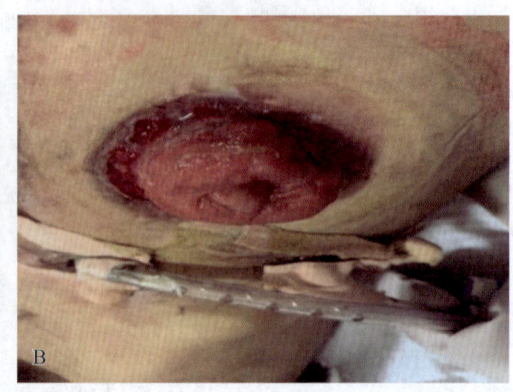

图16-2 克罗恩病患者空肠造口
注：A. 术后3天；B. 术后11天。

CIF患者常存在小肠细菌过度增殖及移居，特别是Ⅱ型SBS-IF缺少回盲瓣的抗反流作用，大量常规在结肠产生的细菌出现在小肠中，这既是肠适应的表现，但也对患者造成不良影响。抗生素有助于抑制细菌过度增殖，随着反复使用抗生素，抗生素会影响肠道菌群的数量及分布，加重腹泻，因此，应教育患者不能通过使用抗生素来减少肠造口液。

奥曲肽是一种生长激素抑制剂衍生物，用于减缓胃肠道的分泌和运动，但部分患者应用后会出现严重的不良反应，在使用时务必要注意观察和记录。

2. 体液平衡——高渗、低渗和等渗口服补液盐（oral rehydration salt，ORS） SBS-IF患者，特别是没有保留结肠的患者口服大量的低渗液会增加肠黏膜里的电解质进入肠腔，由于没有结肠，进入肠腔的电解质不能被重吸收，水、电解质丢失增加。应用等渗ORS作为替代，限制低渗液量。市售ORS口感差，患者难以下咽。WHO推荐按50∶50的比例，将佳得乐（Gatorade，一种运动饮料）与水混合后再加少许食盐作为一种可接受的等渗ORS，此外，一些果汁可以用水稀释并加食盐制成不同种类的ORS以供选用。

3. 合理膳食 无论是ESPEN还是ASPEN（American Society for Parenteral and Enteral Nutrition）均推荐HEN期间推荐部分膳食，这就要求营养师必须基于其残余肠道解剖特点制订个体化的膳食计划，鼓励患者吃合适的食物。制定出相对低渣、高碳水化合物、高蛋白、低脂肪的食谱，如以白面包、米饭、土豆、燕麦片、藜麦、玉米等作为饮食的一部分，给CIF患者的肠道提供"营养底物"，为每位患者提供食物记录日记，间断记录一周的食物日记并坚持终身。同时告诉患者饮食原则，即少食多餐，每天6～8次，煮熟，细嚼慢咽。正餐之间的小剂量口服有助于增加能量摄入。可以让患者口含肠内营养特制管路，根据患者的喜好调节肠内营养泵速度。

有结肠的SBS-IF推荐高糖类、低脂肪食物以增加脂肪吸收，与高脂肪、低糖类的相比，前者能减少粪便能量丢失477.7 kcal/d。结肠内糖类和纤维发酵产生短链脂肪酸（short-chain fatty acid，SCFA），SCFA在结肠被吸收则能提供1003 kcal/d的热量。但需要注意的是长期低脂肪、高糖类膳食降低患者食欲及总能量的摄入，肠道产气增加。此外，长期高糖类、低脂肪膳食会导致必需脂肪酸缺乏。对于SBS患者而言低脂肪的好处是患者能够吸收钙、镁和锌。Ⅰ型SBS患者，700 g/d高糖类、低脂肪膳食产生热量10 MJ（2388 kcal）/d远高于等热量的高脂肪低糖类膳食，后者增加造口丢失的粪便量。如果患者保留完整结肠，长链脂肪酸（long-chain fatty acids，LCT）促进肠蠕动、减少水、钠吸收，并且与钙、镁结合，增加草酸盐的吸收，形成肾结石。

4. 肠康复治疗的药物

在SBS-IF患者稳定后应及时选择药物肠康复，目前可供选择的药物包括GH、GLP-2、谷氨酰胺（glutamine，Gln）等。

（1）GH：为一种肽类激素，除有增强机体合成代谢、促进生长外，在SBS-IF患者中还有以下作用：①促进肠黏膜细胞增殖及水、钠和氨基酸的吸收；②促进肠黏膜细胞摄取Gln；③促进残留肠管代偿，增加其对营养物质的吸收，使SBS患者减少肠外营养的需求或尽早停止肠外营养；④增加血清中胰岛素样生长因子1的浓度。2003年12月，美国食品药品监督管理局批准将重组人GH用于SBS-IF患者的治疗，但同时指出，GH的使用应该限于个体化、高糖类、低脂饮食、肠内及肠外营养、水和各种营养素联合治疗的患者。

（2）GLP-2：可增强隐窝细胞生长和抑制其凋亡，降低胃肠动力和胃肠分泌，增加肠系膜的血流，促进肠黏膜生长。相比GH，GLP-2的不良反应相对较少，并且能增加骨无机质密度。GLP-2类似物替度鲁肽可作为一种靶向制剂，通过结合肠的GLP-2受体和增强GLP-2的效果来发挥作用，每日皮下注射1次，可有效改善肠黏膜功能，减少肠外营养的需求。

（3）Gln：人体内含量最丰富的非必需氨基酸，同时也是肠上皮细胞的主要能量来源，作为一种组织特殊营养物质，对SBS患者中具有如下作用。①肠黏膜细胞等生长迅速的细胞的重要能量来源；②促进小肠上皮细胞增生，增强小肠和结肠细胞的活性，防止黏膜萎缩，保护黏膜屏障功能和免疫功能，降低肠管通透性，减少肠管内细菌和内毒素易位；③细胞信号转导的必需物质，并能增加回肠的水盐转运；④肠管修复最重要的能源物质，能减轻腹泻和炎症性肠管疾病。单用生长激素和/或联合谷氨酰胺治疗只能引起体重和机体组成成分的暂时性改变。一旦停用，其促进营养素和液体吸收的作用将得不到维持，而且对于总的临床预后几乎没有确切的效果。

（五）肠内营养制剂的选择

肠内营养制剂分类与选择在相关章节已有详细阐述，本章将对CIF患者HEN特殊性进行进一步阐述，特别是SBS-IF患者。

MCT对胆盐的依赖性小，在肠脂肪酶作用下易水解，也可跨过肠黏膜，通过门静脉进入肝脏，对SBS-IF患者有益。MCT可增加结肠吸收SCFA，因此，保留结肠的SBS患者以MCT替代50%的LCT或富含60%MCT肠内营养可以增加1.5 kcal/d能量吸收，Ⅰ型SBS患者由于没有结肠未发现上述现象，因此，对于Ⅱ型、Ⅲ型SBS患者HEN期间提倡给予富含MCT的肠内营养。由于MCT较贵，许多商业化肠内营养制剂不含有或MCT含量较低，在选择肠内营养制剂时务必考虑MCT的含量，同时要结合SBS的分型推荐给患者。

根据SBS-IF分型选择肠内营养制剂，对于结肠完整的SBS-IF患者，复合糖类是重要的膳食，可溶性膳食纤维（如果胶）能增加SCFA的生成，增加肠黏膜的吸收，但增加可溶性膳食纤维并不能增加宏量营养素或能量的吸收，患者粪便净重和尿量也无变化。对于有肠造口的患者，膳食纤维有助于粪便形成，减轻排出困难。结肠完整的SBS-IF患者不推荐应用可溶性膳食纤维，但如果Ⅰ型SBS-IF希望在行HEN时增加膳食纤维，一般不少于30 g/d。

正常人能够耐受20 g/d的乳糖，若有乳糖不耐受史，过量的乳糖会减少钙的摄入，加重骨质疏松症的发展。在选择肠内营养制剂时，计算能量及蛋白质达标量后乳糖的总量，一般不超过20 g/d。

（六）肠内营养途径的选择

肠内营养进入消化道的途径有很多，需要结合患者的偏好、疾病情况、喂养时间长短、患者的精神状况及胃肠道功能等多方面因素来决定。主要的输注途径有口服、鼻胃管、鼻肠管、食管造口、鼻十二指肠管、胃造口、空肠造口及经肠外瘘的瘘口等（图16-3）。

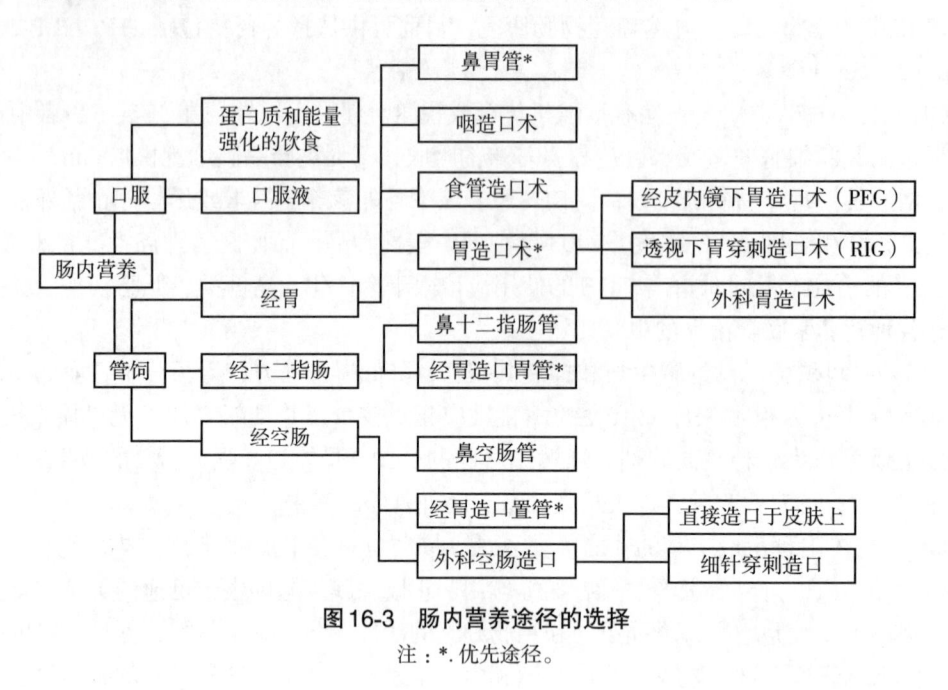

图16-3 肠内营养途径的选择

注：*. 优先途径。

```
                          ┌─ 鼻胃管*
              ┌─蛋白质和能量─┤
              │  强化的饮食  ├─ 咽造口术
         ┌─口服┤             │
         │    │             ├─ 食管造口术      ┌─ 经皮内镜下胃造口术（PEG）
         │    └─口服液       │                │
肠内营养─┤                    ├─ 胃造口术*─────┼─ 透视下胃穿刺造口术（RIG）
         │    ┌─经胃         │                │
         │    │              │                └─ 外科胃造口术
         │    │              ├─ 鼻十二指肠管
         └─管饲┼─经十二指肠──┤
              │              └─ 经胃造口胃管*
              │
              └─经空肠       ┌─ 鼻空肠管
                             │
                             ├─ 经胃造口置管*
                             │                  ┌─ 直接造口于皮肤上
                             └─ 外科空肠造口 ───┤
                                                └─ 细针穿刺造口
```

（七）肠内营养的输注方式及选择

肠内营养的输注方式有一次性投给、间歇性重力滴注和连续性经泵输注等3种方式。CIF患者，特别是SBS患者，连续性经泵输注时，营养素吸收较间歇性滴注效果明显，胃肠道不良反应更少，更容易达到营养目标量。

患者出院后肠内营养输注时间取决于小肠的长度、SBS类型、输注量、患者的社会活动等，一般输注时间为10～14h，建议在出院前两天先模拟一下居家治疗计划，以确保其稳定性。HEN夜间输注的优点是患者白天的活动量增加，其缺点为因排尿增加及输液泵的噪声影响睡眠。全天输液的患者可选用便携式输液泵，外出时可将泵放入背包或手提包中，确保在输注时也能自主地活动。

ESPEN相关CIF共识推荐，SBS患者管饲肠内营养，非管饲期间可以去除鼻胃管。笔者的经验是，在患者住院期间由NST成员教会患者自己插鼻胃管，患者会有更好的体验感、舒服度和依从性，能够保证患者白天可进行正常的社交，甚至参与工作，其他时间进行肠内营养。笔者单位治疗的SBS患者中，自行插鼻胃管的患者接受HEN的最长时间已超过25年，保留空肠30cm的SBS-IF患者在经过5年的HEN后，经历早期的TPN、PN＋EN到目前的ONS，在实施HEN 4年后，怀孕并产下健康的双胞胎，监测随诊双胞胎1年，其体重及身高均在正常婴儿标准范围内。

（八）家庭肠内营养的监测

CIF患者接受HEN应对导致CIF的病因学重点监测，如肠系膜血管缺血导致肠切除的SBS，除了一般监测外，应当关注抗凝药物的凝血功能状况，炎症性肠病（IBD）导致的SBS还需重点观察IBD活动及药物治疗等。CIF患者实施HEN与营养有关的监测内容如下。

1. 身高、体重等物理学指标 CIF患者要养成每天测量体重的习惯，如果患者某段时间体重下降，要考虑HEN给予的液体不够，需要补充ORS，必要时家庭输液或入院液体治疗。对于儿童CIF患者除了测量体重外，还需要测量身高并记录，与儿童体重和身高标准表对比，查看患儿身高、体重是否在正常范围内。

2. 实验室监测　常规实验室监测包括电解质、转氨酶及微量营养素。患者在HEN的第一个月的每周测定电解质和转氨酶，若均正常，接下来1～2个月的监测周期改为每2周测定一次；如果结果仍正常，可改为每月一次。口服抗凝药的CIF患者较非CIF患者应更频繁地监测凝血功能，因为肠内营养制剂的更换，腹泻的增加均会影响口服抗凝药物的吸收。

3. 胆红素及肠衰竭相关性肝病的监测　肠衰竭相关性肝病（IFALD）是CIF常见的并发症，也是导致CIF患者死亡的主要原因。IFALD的组织病理学表现从脂肪变性或肝内胆汁淤积发展至脂肪肝和肝硬化不等。一旦出现胆汁淤积多预示预后不佳。如果总胆红素持续上升达正常值上限的1.5倍，可以诊断为IFALD，可考虑包括肝脏在内的小肠移植。

4. 尿量监测　CIF的患者可以耐受足量的肠内营养，当由于消化液的丢失及肠道对水分吸收恢复缓慢，特别是早期HEN，对尿量的监测极为重要，这类患者再入院通常不是因为营养不良，而是脱水。ESPEN对CIF的临床分类有助于医师判断患者是否需要静脉输液。

5. 血糖监测　血糖监测是HEN患者及照顾者培训的重要组成部分。由于住院和在家时的活动及饮食不同，HEN与住院期间的血糖水平有差异。在第一个月HEN时，在开始输注1 h后及结束输注1 h后测定血糖水平，当血糖水平持续高于11.11 mmol/L时，需请内分泌科医师参与血糖的控制。除了高血糖，临床医师还要监测低血糖的症状和体征，如果不能及时发现低血糖并给予相应治疗措施可能带来严重后果，如神经系统损伤等。

6. 微量营养素的监测　微量营养素包括维生素和微量元素，所有HEN患者在开始输注时及根据其第一次测量的血清浓度数值决定每隔3～6个月监测硒、锌、维生素D、维生素B、叶酸、铁及铜水平。

7. 代谢性骨病监测　CIF患者常有钙、磷和镁的缺乏，会导致骨质疏松。营养物质吸收不良会通过影响甲状旁腺激素的分泌，导致维生素D缺乏，引发骨质疏松。HEN患者应一年检查一次骨密度测定。

8. 肾结石和肾功能衰竭的监测　肾结石和肾功能衰竭是CIF患者泌尿系统的常见并发症。SBS-IF患者的肾结石以草酸钙结石为主。草酸通常在小肠内与钙离子结合形成不溶性的草酸钙结晶，从而阻止草酸的过量吸收。SBS-IF患者由于胆汁酸不足和脂肪吸收不良，导致钙离子在肠道内与大量的游离脂肪酸结合，而SBS患者钙离子摄入不足，进一步造成钙离子缺乏，进入结肠的草酸由于没有与钙离子结合，被大量吸收入血，并进一步在肾脏中形成草酸钙结石。1/4的Ⅱ、Ⅲ型SBS患者术后2年内会并发肾结石，而Ⅰ型SBS患者肾结石并不常见。

草酸结晶在肾脏中的慢性沉积导致肾小球玻璃样变和小管间质纤维化，以上病变将逐渐导致肾功能障碍，相当一部分患者会发展至终末期肾脏病。

由于草酸盐可以被X线透过，因此，腹部CT和X线平片难以发现结石，如果怀疑SBS-IF患者有肾结石，建议行超声检查。

9. 生活质量监测与评估　CIF接受HEN的目的是提高生活质量（quality of life，QoL），避免或延迟并发症的出现，在HEN期间生活质量是监测的重要内容。无论采用何种QoL评估，患者报告的结局远较医务人员报道的结局更为客观、公正。国际上HPN患者生活质量评估已有HPN-QoL®，包括48项问卷内容，主要是生理、情感和症状等，但CIF患者HEN期间QoL评估还缺乏公认的评估工具。

10. 年度检查　接受HEN的CIF随访时要每年度进行一次全面检查，以评估继续实施HEN的风险及获益，评估潜在的并发症，如肾结石及肾功能、IFALD、肠适应情况，确定是否有外科肠康复适应证，如果符合外科肠康复适应证，及时制定外科肠康复，如果IF患者病情持续恶化或静脉管道丧失、反复导管感染、出现肝功能衰竭，要考虑小肠移植，并做好小肠移植的术前评估。

（九）肠内营养并发症的监测

一般并发症及监测措施可参见相关章节。对于有造口的CIF患者而言，肠造口的量、色泽及气味可以直观地判断肠内营养耐受、消化与吸收情况，并以此调整肠内营养类型与剂量。

（十）家庭肠内营养的撤除

要尽早确认HEN目标是完全摆脱肠内营养还是仅减少肠内营养的量。SBS-IF患者需要知道，不依赖肠内营养就需要每天口服数种药物，以及需要增加食物和液体的摄入量，从而需要改变生活规律并增加额外支出。因此，要明确HEN撤除指征，并及时撤除。

CIF患者是HEN主要适应证。本章重点阐述了SBS-IF患者的HEN，实际上，对于SBS-IF患者而言更多的是HPN＋HEN联合应用，特别是肠切除早期，此类患者尚不能脱离对肠外营养和静脉输入的依赖，HPN发挥更大的作用。肠切除后期待病情稳定后，单独应用HEN也较少，多数为HEN＋ONS和/或膳食模式。在CIF治疗过程中不能将不同营养方式（包括膳食）割裂开来，无论接受何种营养支持方式，膳食都应该贯穿治疗的全过程。

参考文献

［1］李幼生. 当代短肠综合征治疗学［M］. 北京：人民卫生出版社，2022.

［2］约翰·迪巴伊斯，卡罗尔·里斯·帕里什，乔恩·汤普森. 短肠综合征实用处理流程［M］. 王剑，李幼生，译. 南京：江苏凤凰科学出版社，2020

［3］毛琦，李幼生，黎介寿. 中国短肠综合征诊疗共识（2016年版）［J］. 中华胃肠外科杂志，2017，20（1）：1-8.

［4］PIRONI L, ARENDS J, BAXTER J, et al. ESPEN endorsed recommendations. Definition and classification of intestinal failure in adults［J］. Clin Nutr, 2015, 34（2）：171-180.

［5］MESSING B, JOLY F. Guidelines for management of home parenteral support in adult chronic intestinal failure patients［J］. Gastroenterology, 2006, 130（2 Suppl 1）：S43-S51.

［6］CUERDA C, PIRONI L, ARENDS J, et al. ESPEN practical guideline：Clinical nutrition in chronic intestinal failure［J］. Clin Nutr, 2021, 40（9）：5196-5220.

［7］LAL S, PIRONI L, WANTEN G, et al. Clinical approach to the management of intestinal failure associated liver disease（IFALD）in adults：A position paper from the home artificial nutrition and chronic intestinal failure special interest group of ESPEN［J］. Clin Nutr, 2018, 37（6 Pt A）：1794-1797.

［8］WONG C, LUCAS B, WOOD D. Patients' experiences with home parenteral nutrition：A grounded theory study［J］. Clin Nutr ESPEN, 2018, 24：100-108.

［9］BISCHOFF SC, AUSTIN P, BOEYKENS K, et al. ESPEN practical guideline：Home enteral nutrition［J］. Clin Nutr, 2022, 41（2）：468-488.

［10］PIRONI L, ARENDS J, BOZZETTI F, et al. ESPEN guidelines on chronic intestinal failure in adults［J］. Clin Nutr, 2016, 35（2）：247-307.

［11］BONNES S L, SALONEN B R, HURT R T, et al. Parenteral and enteral nutrition-from hospital to home：will it be covered［J］? Nutr Clin Pract, 2017, 32（6）：730-738.

［12］WINKLER M F, MACHAN J T, XUE Z, et al. Home parenteral nutrition patient-reported outcome questionnaire：Sensitive to quality of life differences among chronic and prolonged acute intestinal failure patients［J］. J Parenter Enteral Nutr, 2021, 45（7）：1475-1483. doi：10.1002/jpen.2040

［13］FOLWARSKI M, KŁĘK S, ZOUBEK-WÓJCIK A, et al. Home enteral nutrition in adults-nationwide multicenter survey［J］. Nutrients, 2020, 12（7）：

2087.

[14] DEUTSCH L, CLOUTIER A, LAL S. Advances in chronic intestinal failure management and therapies [J]. Curr Opin Gastroenterol, 2020, 36 (3): 223-229.

[15] ABLETT J, VASANT DH, TAYLOR M, et al. Poor social support and unemployment are associated with negative affect in home parenteral nutrition-dependent patients with chronic intestinal failure [J]. J Parenter Enteral Nutr, 2019, 43 (4): 534-539.

[16] BAXTER J P, FAYERS P M, MCKINLAY A W. The clinical and psychometric validation of a questionnaire to assess the quality of life of adult patients treated with long-term parenteral nutrition [J]. J Parenter Enteral Nutr, 2010, 34 (2): 131e42.

[17] HOWARD L, AMENT M, FLEMING C R, et al. Current use and clinical outcome of home parenteral and enteral nutrition therapies in the United States [J]. Gastroenterology, 1995, 109 (2): 355-365.

[18] MUNDI M S, PATTINSON A, MCMAHON M T, et al. Prevalence of home parenteral and enteral nutrition in the United States [J]. Nutr Clin Pract, 2017, 32 (6): 799-805.

[19] PACCAGNELLA A, MARCON M L, BARUFFI C, et al. Enteral nutrition at home and in nursing homes: an 11-year (2002-2012) epidemiological analysis [J]. Minerva Gastroenterol Dietol, 2016, 62 (1): 1-10.

[20] KELLY D G, TAPPENDEN K A, WINKLER M F. Short bowel syndrome: highlights of patient management, quality of life, and survival [J]. J Parenter Enteral Nutr, 2014, 38 (4): 427-437.

[21] BRANDT C F, HVISTENDAHL M, NAIMI R M, et al. Home parenteral nutrition in adult patients with chronic intestinal failure: The Eevolution over 4 decades in a tertiary referral center [J]. J Parenter Enteral Nutr, 2017, 41 (7): 1178-1187.

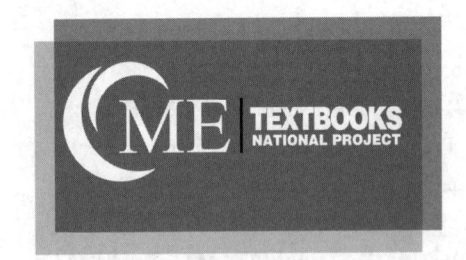

第17章 胃肠道瘘患者的家庭肠内营养

梁 斌
北京大学人民医院

胃肠道瘘是指胃肠道与其他空腔脏器、体腔或体腔外出现病理性通道，胃肠内容物循此进入其他脏器、体腔或体外，引起感染、体液丢失、内稳态失衡、营养不良、器官功能障碍等一系列病理生理障碍。2019年全国多中心肠外瘘诊治情况调查显示，外科手术仍是最主要的致瘘原因，1521例肠外瘘患者中，1194例（78.5%）以外科手术为致瘘原因；其他依次为创伤156例（10.3%）、克罗恩病自发瘘92例（6.0%）、放射性肠损伤41例（2.7%）、重症胰腺炎20例（1.3%）及内镜手术13例（0.9%），其他少见原因5例（0.3%）。

出现肠瘘后，伴随消化液的丢失，机体不仅丢失大量水分和电解质，还会丢失蛋白质、脂肪、糖类等宏量营养素及维生素、微量元素等微量营养素，同时摄入量的减少和肠道完整性的破坏使得经消化道摄入的营养底物减少。肠道的失用导致门静脉系统血流量减少，向肝血流减少，进入肝脏的营养物质减少，导致蛋白质合成效率下降，肠屏障破坏和细菌移位。肠瘘所致的严重腹腔感染、炎症应激导致分解代谢加剧，机体处于分解代谢大于合成代谢的状态，机体缺乏足够的营养底物合成代谢和修复组织损伤。

营养支持治疗在肠瘘治疗各阶段均中发挥重要作用。肠瘘发病早期，由于消化液进入腹腔，化学性腹膜炎伴随腹腔炎性渗出，继发细菌感染导致严重的腹腔感染和内环境紊乱，因此，肠瘘治疗的目标是控制感染和恢复内稳态。在影像学指导下明确肠瘘的部位，建立通畅的引流，恰当的液体治疗和抗生素治疗是实现这一目标的重要手段。这一阶段患者应禁食，给予肠外营养。肠外营养除了提供必要的代谢底物外，还可以减少消化液的分泌，减少液体丢失，有利于纠正内稳态的失衡。此外，高流量瘘患者加用生长抑素或其类似物有助于减少消化液的分泌，利于促进肠瘘自愈。

在通畅引流、控制感染和初步纠正内稳态失衡后，应尽快建立肠内营养通路，启动肠内营养。此阶段的营养支持方式多为肠外营养结合肠内营养的混合喂养。由于消化道的连续性中断，腹腔感染所致肠黏膜水肿和动力下降，单纯肠内营养很难满足营养需求，但肠内营养可以直接为肠黏膜细胞提供营养底物，保护肠屏障，防止肠道菌群移位，增加向肝血流，提高蛋白合成效率。研究表明，只要能提供人体需要量的20%的非蛋白热卡，肠内营养就有保护肠屏障的作用，利于腹腔感染的控制和肠瘘的愈合，因此，应充分利用尚可利用的胃肠道。

患者度过急性期后，腹腔感染得到控制，炎症指标逐渐恢复正常，此阶段治疗的主要目标是尽可能恢复全肠内营养或经口饮食。在影像学指导下明确肠瘘位置、数量及与其他脏器的毗邻关系，远端消化道是否存在梗阻，并设法恢复消化道的"连续性"，优化喂养途径。经恰当的引流和肠内营养，多数的管状瘘可以自愈。对于唇状瘘和常规治疗不能自愈的肠瘘，需要再次实施确定性手术。确定性手术推荐在前次损伤发生3个月之后，且应在患者急性炎症得以控制，营养状态得以改善后实施。因此，患者在确定性手术前需要长时间的医疗照护，具备一定条件的患者可以出院后继续进行家庭营养支持。

家庭营养支持是在专业的营养支持小组指导下，在家庭内进行的营养支持。分为家庭肠内营养（HEN）和家庭肠外营养（HPN）。

一、胃肠道瘘患者家庭肠内营养的适应证和禁忌证

由于胃肠道瘘患者常并存腹腔感染、腹壁瘘口、消化液的丢失及瘘口周围皮肤易被腐蚀，实施HEN不仅涉及营养制剂选择、喂养技术、喂养管路维护，还涉及伤口护理及密切监测液体和电解质平衡，因此难度较大。国内外研究显示，胃肠道瘘患者占所有接受HEN患者的比例为10%左右。

患者病情稳定，肠瘘排出可控，已经建立恰当的肠内喂养通路，能够耐受一定量的肠内营养，患者或其护理人员有意愿且掌握了实施家庭肠内营养的相关技能，在等待肠瘘自愈或确定性外科手术前可以出院实施家庭肠内营养。高位高流量肠外瘘（＞500 ml/d）患者，除非建立远端喂养通路，经口进食或喂养可能导致经自瘘口丢失的消化液大量增加，引起脱水和电解质紊乱，因此，若无法在瘘口远端建立喂养通路，建议在病情稳定，瘘口排出量可控的情况下实施HPN。

高流量肠外瘘、活动性消化道出血、完全性肠梗阻、严重的吸收不良综合征、严重的精神疾病不能配合等是HEN的禁忌证。

拟实施HEN的住院患者在出院前应该制订肠内营养计划，确定出院后可耐受现有配方及剂量。并且营养支持小组（NST）团队应提前对患者或护理家属进行培训，确保患者或护理家属具备足够独立完成有关管饲、喂养相关设备的操作、导管维护、瘘口护理、常见问题处理的基本能力。

二、家庭营养方式的选择

应根据胃肠道瘘的部位、肠瘘类型、需要实施HEN的时间等综合评估后，决定需要实施何种家庭营养方式。常见的家庭营养方式包括以下5种。

（一）自然饮食＋口服营养补充剂

如低位消化道管状瘘，在建立良好的引流后，患者可以自然饮食辅以口服营养补充剂，多数患者的管状瘘可以自愈。

（二）自然饮食＋管饲肠内营养制剂

如小肠中段的唇状瘘，瘘口排出量稳定后可以少量经口进食。如果评估经口进食不能满足营养需求，而远端小肠尚有一定长度的肠管可供利用，可以经肠瘘瘘口置管进行管饲肠内营养。

（三）全肠内营养

如高位消化道瘘需要建立跨越瘘口的营养通路，在等待肠瘘自愈或确定性外科手术期间，可以实施全肠内营养。

（四）肠内营养＋补充性肠外营养

如复杂肠瘘或高流量瘘，在确认远端没有梗阻，并建立肠内营养通路后，可以收集近端消化液

与营养液一同回输，实施肠内营养加补充性肠外营养。

（五）全肠外营养

在肠外营养实施过程中应努力创造机会利用肠道，争取转化为混合喂养，甚至全肠内营养。

三、喂养途径的建立

实施HEN，首先应建立有效、可靠、舒适且并发症少的肠内营养途径。常用的肠内营养置管方法包括：①经鼻置管于胃、十二指肠或空肠；②手术胃造口/空肠造口术；③经皮内镜下胃造口（percutaneous endoscopic gastrostomy，PEG）/经皮内镜下空肠造口术（percutaneous endoscopic gastrojejunostomy，PEJ）；④X线透视下胃造口/空肠造口术［(percutaneous radiological gastrostomy，PRG）/(percutaneous radiological jejunostomy，PRJ）］；⑤经肠瘘瘘口置管。

在设计肠内营养通路时，应根据消化道造影等影像学证据全面评估瘘口位置、消化道动力，以及肠瘘与周围消化道的毗邻关系，设法恢复肠道的完整性，分析有无梗阻来确定肠内营养给予的起始途径，尽量从最近端的肠道给予肠内营养。如果肠道无梗阻、肠道完整性已暂时恢复，可经鼻胃管或胃造口管，甚至经口给予肠内营养。对于食管胃吻合口瘘、胃瘘、十二指肠瘘、胃空肠吻合口瘘等高位消化道瘘可在胃镜或X线的辅助下，将鼻饲管尖端置于瘘远端的消化道给予肠内营养。对于两端完全离断的小肠唇状瘘，则可在造影指导下分别于远、近侧肠管置管，收集近端肠液，再与营养液混合输入远端肠道，减少消化液、消化酶及营养物质的丢失，并可充分利用消化道的吸收面积，利于完全性肠内营养目标的达成。

还需要结合患者接受肠内营养的时间、胃肠功能的状况来确定肠内营养途径的类型及部位。2022年，欧洲肠外肠内营养学会（ESPEN）发表的《ESPEN家庭肠内营养实践指南》（*ESPEN practical guideline: Home enteral nutrition*，以下简称《指南》）中建议，对于仅需短期（最多4~6周）HEN的患者可以使用经鼻喂养管实施HEN；对于需要长期（大于6周）进行HEN的患者，如果存在相关指征，首选经皮内镜下胃造口术（PEG）或经皮内镜下空肠造口术（PEJ）实施HEN。喂养部位取决于胃功能状态及有无反流和误吸的风险。胃排空障碍时，宜将导管尖端置入十二指肠或空肠进行幽门后喂养，当存在反流、意识障碍或曾有误吸史时，发生误吸的风险较高，也应该进行幽门后喂养。

四、营养配方的选择

NST团队应根据患者的病情、胃肠道功能状态及吸收能力帮助患者选择合适的营养配方。营养配方主要根据提供氮源的类型、提供能量底物的类型及含量不同进行分类。要素饮食是指由氨基酸或小分子短肽提供氮源，糖类主要来源于寡糖或糊精/麦芽糖复合剂，含有中链脂肪酸以利于脂肪吸收，通过长链脂肪酸提供必需脂肪酸。要素饮食适用于胃肠功能障碍，消化、吸收营养素能力受损的患者，多用于肠瘘早期肠道功能未完全恢复或吸收面积受限的患者。要素饮食渗透压相对较高，制成等渗后更容易耐受。标准配方制剂氮源多由整蛋白提供，适合胃肠道有能力消化吸收完整蛋白的患者。为了避免乳糖不耐受，大多肠内营养不含或仅含少量乳糖。在某些疾病状态或器官功能发生障碍时，需使用特殊配方，如专门为肺、肾、肝功能不全和糖尿病患者而设计的肠内营养配方。《指南》推荐，对糖尿病患者，可使用具有较低含糖量的改良肠内营养配方，其含有可缓慢消化的糖类，其脂肪成分应富含不饱和脂肪酸，尤其是单不饱和脂肪酸。除了上述因素外，喂养管的类型也会影响对营养制剂的选择，经鼻喂养管为了兼顾使用的舒适性常选择较细的管径，推荐使用商业营养制剂，以减少管路堵塞的发生。PEG、胃造口或空肠造口、经瘘口留置喂养管的管径相对较粗，可以使用家庭匀浆膳。

《指南》推荐，HEN患者使用标准配方的商业制剂，而非家庭自备匀浆膳。虽有文献报道使用匀浆膳的患者有更高的耐受度和更少的胃肠道反应，但若比较两者营养效果，匀浆膳通常很难达到能量需求及营养均衡，而标准化的肠内营养配方制剂的营养均衡、全面，喂养方便、卫生，且可以根据配方的能量密度准确估算喂养量。膳食纤维从粪便中吸收水分，既有助于控制腹泻，又可以增加粪便的容量，从而减轻便秘，具有双向调节作用。《指南》推荐，对于腹泻或便秘患者应使用含膳食纤维的肠内营养制剂；对于没有腹泻，便秘或糖尿病的患者，应在专科医师的指导下使用标准的商业配方肠内营养制剂。

五、营养需要量

根据患者的疾病状态及营养状态决定能量及蛋白质的需要量。在肠瘘早期，机体尚处于炎症应激期，尽管分解代谢高于合成代谢，但早期给予过高的能量和蛋白质并不能使患者获益，此期应提供适量的能量底物并注意肠屏障的保护。感染控制，待炎症逐渐消退后，机体合成代谢大于分解代谢，此期应适当增加能量和蛋白质供给，促进组织愈合。能量需要量可以通过能量公式计算，大多情况下，通过体重估算。2016年，美国肠外肠内营养学会（ASPEN）和拉丁美洲临床营养和新陈代谢联合会（Federación Latino Americana de Terapia Nutricional Nutrición Clínica y Metabolismo，FELANPE）共同制定的临床指南《成年人肠外瘘患者营养支持》中推荐，成年人低流量肠瘘患者能量需要量为25～30 kcal/（kg·d），蛋白质需要量约为1.5 g/（kg·d），高流量肠瘘患者康复期蛋白质需要量为1.5～2.5 g/（kg·d），能量需求为基础能量需求的1.5～2倍。

关于超重和肥胖患者营养需要量的研究较少。《成年人肠外瘘患者营养支持》推荐，对于BMI在30～50 kg/m^{2}的肥胖患者，根据实际体重提供11～14 kcal/（kg·d）的能量；对于BMI＞50 kg/m^{2}的肥胖患者，根据标准体重提供22～25 kcal/（kg·d）的能量。对于BMI在30～40 kg/m^{2}的肥胖患者，根据标准体重提供2 g/（kg·d）的蛋白质，对于BMI＞40 kg/m^{2}的肥胖患者，根据标准体重提供2.5 g/（kg·d）的蛋白质。

六、家庭肠内营养的输注方式

《指南》推荐的家庭肠内营养输注方式包括一次性推注、间歇性输注及连续性经泵输注。多学科NST团队应结合患者病情，喂养管的位置、输注的安全性、喂养耐受性选择输注方式。一次性推注或顿服被认为更符合生理，适合于经胃喂养的患者，一般每天4～6顿，每顿推注200～400 ml的液体量。对于误吸风险的老年人和儿童，胃肠功能障碍的患者，建议间歇性或连续性输注。连续性输注推荐使用输注泵，其能更精确地控制喂养量，并且更有效地利用消化和吸收面积，对于空肠营养和消化道吸收面积缺失的患者更有优势。随着输注泵设备的不断改进，HEN的实施也逐渐灵活。HEN患者可以根据自己的需求调整喂养计划，例如，有些患者可以日间使用顿服，夜间采用泵注的方式。

七、实施家庭肠内营养的并发症及其处理

胃肠道瘘患者实施HEN后常见的并发症主要包括以下5个。

（一）胃肠道并发症

包括恶心呕吐、腹痛、腹胀、便秘、腹泻等。多数与营养液的选择、输注技术，或者患者的胃肠道功能状态有关。在实施家庭肠内营养前患者应该能够耐受一定量的肠内营养，在增加肠内营养摄入量时，注意选择合适的营养液，避免选择含乳糖成分的营养液，防止因缺乏乳糖酶而引起的腹泻；避免选择高脂肪成分的营养液，防止出现脂肪泻。配制和输注营养液时，应注意浓度、输注速度、温度、清洁度。营养液应现用现配，避免污染；输注量增加时，浓度应由低到高，速度由慢到快，剂量由少到多，循序渐进，避免突然增量导致胃肠道不耐受。需要定时观察腹部情况，关注打嗝或呼出气气味，出现不适症状时，及时减缓输注速度和减少输注量，并及时与NST团队沟通。

（二）机械性并发症

机械性并发症与导管及设备有关，包括导管造成的损伤、喂养管移位和脱出、喂养管堵塞、喂养管断裂等。

1. 导管造成的损伤 长期留置鼻胃管压迫鼻咽腔及食管壁，造成黏膜损伤、糜烂、溃疡、出血，甚至黏膜坏死，因此，需要选择尽可能柔软和管径较细的喂养管，对于需要长时间鼻饲的患者，建议选择PEG或手术胃造口。已经留置鼻胃管的患者，可以用棉签定期清理置管侧鼻腔，清理时动作要轻柔，也可使用薄荷油等湿润鼻腔黏膜。

2. 喂养管的移位和脱出 喂养管移位如果未能及时发现，可能引起营养液输入鼻咽腔或进入气管造成吸入性肺炎或呼吸困难。因此，护理人员应妥善固定喂养管，每天检查固定喂养管的胶布有无潮湿、脱落，并及时更换，同时应学会判断导管是否在位的方法，如测量体外导管的长度，在喂养前常规检查喂养管是否有移位可能，如发现有强烈咳嗽、呕吐等，应及时停止喂养。发现喂养管脱出应及时联系NST团队，并采取措施重新置入喂养管，特别是经皮胃肠造口，腹壁肌肉的收缩会导致窦道封闭，过晚就医将使经原窦道置管变得更为困难。

3. 喂养管堵塞 喂养管堵塞是最常见也是最易导致喂养中断的机械性并发症。导管堵塞的预防胜于治疗，其主要原因可能与经喂养管给药或冲洗不充分有关。PEG、手术胃造口或空肠造口、经瘘口置管等类型的喂养管管径较粗，在体内的走行距离较短，可以经喂养管灌注家庭自制匀浆膳，但鼻胃肠管的管径较细，不建议灌注自备匀浆膳，容易造成堵管。此外，高能量密度和高脂配方的营养液发生堵管的概率高，冲管的频率应适当增加，建议用温水定时冲洗，还可以补充一定量的水分。必须使用药物时，应争取另选途径或使用液体形式。必须经鼻营养管给予药物时，应咨询药剂师，充分了解药物的剂型，是否可以碾碎，药物与营养液的相互作用等。微胶丸剂型的缓释药物不可碾碎，因其不溶于水，极易造成喂养管堵塞，对碾碎的药物，不建议放入肠内营养输注袋中，应配制为液体形式使用注射器单独推注。《指南》推荐，HEN患者使用标准配方的商业制剂，而非家庭自备匀浆膳。此外，对于喂养管的维护，喂食前后常规进行温水冲洗管路可以防止喂养管阻塞，也可以通过营养管单独给药，在每种药物之前、之间和之后使用30 ml温水冲洗营养管。

4. 喂养管断裂 长期使用的肠内营养管反复夹闭或受到消化液腐蚀，可能导致渗漏、损坏或断裂，因此，应定期更换营养管，需要记录管路型号、厂家及品牌，以便于修复或更换。

（三）造口并发症

胃肠造口常见的并发症包括包埋综合征、造口管周围感染、造口周围渗漏、造口周围肉芽组织增生等。

1. 包埋综合征 包埋综合征是经皮胃造口常见的并发症，为减少包埋综合征，胃造口窦道形成（约1周后），应每天转动PEG管，并应至少每周向内移动1次（至少2 cm，最多10 cm），移动后，可以将PEG管移回初始位置，并在皮肤和外支架之间保留一定空隙（0.5～1 cm）。

2. 造口管周围感染 经皮胃造口术后早期，外固定板与皮肤间的张力应适度，张力过松，造口部胃壁与前腹壁接触不紧密而有渗漏，可引发腹膜炎。张力过大，造口部胃壁可出现缺血、坏死，也可能导致胃液渗漏和腹膜炎的发生，后期易导致造口周围渗漏。胃肠造口愈合后，敷料更换可以减少到每周1～2次，甚至无须覆盖敷料，但应定期清洁造口管周围的皮肤，可以使用肥皂和饮用水清洁喂养管入口处。当怀疑或诊断喂养通路局部感染时，可以在喂养管的入口和周围组织使用抗生素，如果仍不能解决局部感染，可联用系统性广谱抗生素，并联系NST团队。

3. 造口周围渗漏 导管太松易引起渗漏，渗漏的消化液刺激皮肤可能导致皮肤炎症。如果造口部位有胃内容物渗漏，可以使用氧化锌皮肤保护剂保护周围皮肤，质子泵抑制剂可以通过降低胃酸分泌以减少渗漏，但使用后需要定期评估。

4. 造口周围肉芽组织增生 常与造口周围渗漏有关，应定期清洁造口周围皮肤，使用氧化锌皮肤保护剂保护周围皮肤，造口处的肉芽组织可使用硝酸银棒处理。

（四）感染并发症

1. 吸入性肺炎 防止胃内容物反流是预防吸入性肺炎的根本。开始HEN前，医务人员应评估患者的胃肠道功能，对于有胃排空障碍或反流风险高的患者应采取幽门后喂养。喂养管应妥善固定，喂养开始前应确认喂养管的位置，及时发现喂养管移位。营养液输注过程中，应保持床头抬高30°～45°，定时测定胃内残留量，当胃内残留量大于150 ml时，应延迟或暂停输注。若患者出现呛咳、呼吸急促或咳出类似营养液的痰，应停止输注。

2. 感染性腹泻 多由营养液被污染引起，营养液配制、输注过程不规范、输注器具不清洁均可造成营养液的污染。在进行肠内营养输注的操作时，患者及护理人员应遵循：①条件许可时，尽量选择商业无菌营养液和一次性输注设备；②配制及输注过程中严格执行无菌操作规程；③营养液现用现配，配制后保存得当。

3. 腹腔感染 肠瘘患者常合并腹腔感染，开始实施HEN前应对其进行评估，确保腹腔感染灶得到控制。在喂养过程中，隐匿的感染灶可能加重或由于新的损伤造成腹腔感染，患者出现腹痛、腹胀、发热等腹腔感染的症状时，应及时联系NST团队进一步评估和处理。

（五）代谢并发症

1. 水、电解质代谢异常 由于消化道瘘的存在，患者在实施HEN过程中会额外丢失消化液、消化酶、营养物质、水分和电解质。高位肠瘘患者自主进食后消化液分泌量增加，同时经瘘口排出量增加，易导致脱水和急性肾损伤。即便是低位肠瘘，如果水分摄入不足，也会导致脱水和急性肾损伤。因此，建议高位肠瘘患者采取经喂养管的营养支持方式，减少消化液和营养物质的额外丢失。如果评估远端消化道通畅且有功能，还可以收集近端瘘口排出的消化液经远端瘘口输入，提高营养支持的效率，避免水、电解质代谢异常。HEN的患者每天接受1500～2000 ml的营养液即可满足其对水分、电解质、热量、维生素、微量元素等的需求，采用商业营养液进行营养支持的患者出现铜、锌等微量元素缺乏者并不多见。同时应结合患者主观感受、出汗及尿量，以及瘘口排出的额外丢失情况综合评估。每天尿量应保持在1000 ml左右，若患者自觉口渴，出汗较多，尿量偏少，应在喂养时适当添加水分。对于心、肾功能不全患者，特别是老年患者需要严格控制入量，避免发生水潴留。长期家庭肠内营养的患者，应定期检测肝、肾功能和电解质。

2. 糖代谢异常 肠瘘患者实施HEN期间的糖代谢异常与消化道瘘的类型、伴发疾病、营养输注方式、营养制剂配方及HEN持续的时间等有关。伴随有肥胖或糖尿病的患者更易发生糖代谢紊乱，另外，肠内营养期间的高血糖症还见于对葡萄糖代谢能力减退的老年患者。消化道瘘和腹腔感染情况稳定时，血糖容易保持平稳；而当感染加重时，容易出现难以控制的高血糖。营养液中单糖比例高，营养液输注过快，浓度过高等均可增加高血糖症的发生率。患者病程进入康复期后，机体所需要的能量物质和蛋白质增加，如果肠内营养摄入量不足，可能导致低血糖的发生。使用胰岛素或降糖药物控制血糖的患者，应根据肠内营养的摄入量调整药物剂量，并注意监测患者血糖，避免低血糖的发生。

3. 脂代谢异常 脂代谢异常与患者的伴发疾病、营养输注方式、营养制剂配方等有关。高糖类摄入将激活肝脏脂肪从头合成，营养配方中单糖比例过高，也会激活肝脏脂肪从头合成，输注方式（持续输注还是间断输注）也会影响糖脂代谢。胃肠瘘患者活动量下降，如果摄入营养物质过多，将增加代谢负担，不利于机体康复。因此，在实施HEN过程中，应监测患者体重、身体组分及血脂的变化，在充分补充营养的同时，监督和鼓励患者自主活动。

八、患者的监测和随访

胃肠道瘘患者出院实施HEN开始，监测和随访就应该同步进行，其目的是确保营养治疗的安全性和有效性，使患者获得更好的生活质量和康复效果。出院前，对实施HEN的家属或护理人员就每天观察项目、营养治疗操作流程、常见并发症的表现及初步处理进行培训，以确保家属或护理人员能够胜任HEN的工作。营养支持小组应主动地定期监测和随访，使患者及家属尽可能依从治疗方案，并指导他们发现治疗过程中出现的问题，观察治疗的效果。患者、家属与医师之间应经常保持联系。治疗初始阶段，需要更频繁的联系，NST团队在患者出院1周左右最好安排一次家庭访视，以确保营养治疗方案安全有效地实施，在确认HEN治疗可以平稳实施后，可以每周定期进行电话随访，病情稳定的患者可以适当延长访视间隔时间。

需要每天观察的指标包括体温、血压、心率、液体平衡（包括管饲营养摄入量、口服摄入量、尿量、瘘口排出量），营养管口及肠瘘周围皮肤护理。《指南》推荐，有关营养治疗有效性的指标包括体重、身体组分、肌力、活动能力、实验室指标，如白蛋白和甲状腺素运载蛋白。有关安全性的指标包括导管相关性并发症、肺部及消化道的耐受性。《指南》建议，HPN患者每3个月检测1次生化指标和人体测量指标，每6个月监测1次维生素和微量元素，每年监测1次骨密度。对于HEN患者上述指标监测的频率尚未有推荐意见。

HEN的监测需要医师、护士、照护人员等之间进行良好的前瞻性规划和沟通。有研究报道，医疗团队远程的视频咨询加上每个月1次的入户随访能明显减少代谢并发症的发生。除此之外，建立HEN小组，出院后系统化管理患者也是降低并发症的重要手段。

参考文献

[1] 郑涛, 解好好, 吴秀文, 等. 全国多中心肠外瘘诊治情况调查及预后风险因素分析[J]. 中华胃肠外科杂志, 2019, 22(11): 10.

[2] BISCHOFF S C, AUSTIN P, BOEYKENS K, et al. ESPEN practical guideline: Home enteral nutrition[J]. Clin Nutr, 2022, 41(2): 468-88.

[3] YANAR F, YANAR H. Nutritional support in patients with gastrointestinal fistula[J]. Eur J Trauma Emerg Surg, 2011, 37(3): 227.

[4] HALLUM N S, TAN L B, BAXTER J P, et al. Home parenteral nutrition: outcome and seven year prospective follow up in a nationwide adult population[J]. ESPEN, 2012, 7(1): e30-e4.

[5] XEROPOTAMOS N, NASTOS D, NOUSIAS V, et al. Octreotide plus total parenteral nutrition in patients with external digestive tract fistulas-an evaluation of our experience[J]. Ann Gastroenterol, 2005, 18(4): 427-33.

[6] 江志伟, 李强, 汪志明, 等. 家庭肠内营养支持的应用[J]. 肠外与肠内营养, 2006, 13(6): 3.

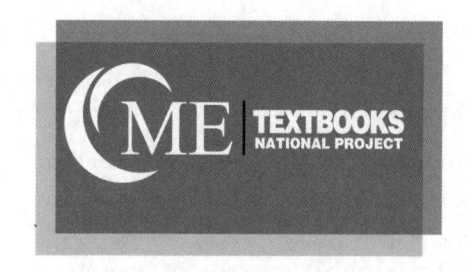

第18章 不完全性肠梗阻患者的家庭肠内营养

徐田磊　李元新

清华大学附属北京清华长庚医院

中国自20世纪70年代引入家庭肠内营养（HEN）以来，HEN已被证实是一种可靠和有效的营养干预手段。肠内营养是一种医学治疗，最好由多学科营养支持团队制定关于营养支持的方案、内容并进行管理。HEN的实施通常在住院期间开始，并继续作为长期的家庭治疗。不完全性肠梗阻是由于各种原因导致肠腔相对狭窄，无法接受正常含渣饮食，肠内营养对于这部分患者是一个很好的选择，但完全性肠梗阻是肠内营养的禁忌证。由于不完全性肠梗阻患者的肠功能受到一定影响，与拥有完整且功能正常的消化道肿瘤或神经系统疾病患者不同，不完全性肠梗阻患者的HEN实施难度大，技术要求高，需要专门的家庭肠内营养策略。因此，对不完全性肠梗阻患者实施HEN前，需要详细评估患者消化道功能、建立合适的营养通路、住院期间模拟启动HEN、选择合适的营养制剂和出院后密切监测和随访与指导。本文结合ESPEN2022年发表的《ESPEN家庭肠内营养实践指南》（以下简称《指南》）和临床工作中的实践经验，就不完全性肠梗阻患者的HEN的实施进行阐述。

一、肠梗阻的分类

肠梗阻是指各种原因引起肠内容物在肠道中通过受阻，症状主要表现为恶心、呕吐、腹痛、腹胀及停止排气排便等。引起肠梗阻的原因主要分为机械性、血运性和动力性梗阻。机械性肠梗阻最常见，约90%的小肠梗阻由粘连、内疝和肿瘤引起。肠粘连是引起小肠梗阻最常见原因，55%～75%的小肠梗阻由粘连引起。约60%结肠梗阻是由肿瘤引起，肠扭转和憩室疾病占30%。

根据梗阻的程度又可分为完全性和不完全性肠梗阻。不完全性肠梗阻是指肠道未完全梗阻，肠内容物尚可通过肠腔，患者病情通常较轻，临床表现包括腹痛、恶心、呕吐、腹胀等，症状常较轻，肛门尚可保留排便、排气。

二、不完全性肠梗阻实施家庭肠内营养的指征和前期准备工作

《指南》推荐，HEN应该提供给有营养风险或营养不良、无法通过正常饮食满足营养摄入需求且胃肠道功能正常，并能够在急性照护环境之外接受治疗，同意并能够遵守HEN治疗以达到改善体重、功能状态或生活质量的目标的人群。此外，对于出院前有营养不良风险的患者应该给予经口补充营养或肠内营养。对于严重肠功能障碍、胃肠道梗阻、消化道出血、严重吸收不良或严重代谢

失衡的患者不应实施HEN。

不完全性肠梗阻的病因包括腹腔结核、腹腔感染、放射性肠炎等疾病导致的腹腔广泛粘连，以及由炎症性肠病造成的炎性或瘢痕性狭窄，从而导致肠腔相对狭窄，肠内容物通过不畅。这部分患者常因进食后腹痛、恶心、呕吐、停止排气排便或腹泻等症状自行限制进食，导致或加重营养不良。此外，腹腔粘连广泛松解、放射性肠炎术后肠功能恢复通常较慢，无法快速过渡至含渣饮食，因此需要一定时间的肠内营养治疗。美国、意大利和西班牙开创了HEN管理领域的先河，分别在1985年、1992年和1994年设立了公共卫生信息中心。目前公布的数据显示，接受HEN主要以神经系统疾病和肿瘤患者为主。国内华西医院报道的大宗接受HEN病例中肿瘤患者占主要（35.8%，1208/3375），消化道疾病占13.4%（453/3375）。不完全性肠梗阻患者由于肠道未完全堵塞，部分患者仍可耐受肠内营养。黎介寿等对不完全性肠梗阻患者的肠内营养进行初步探索，该研究对37例克罗恩病并发不完全性肠梗阻的患者进行肠内营养治疗发现，肠内营养治疗可有效控制活动期的克罗恩病，并减轻炎症反应以缓解梗阻，同时有助于改善患者的营养状态。东部战区总医院报道的627例接受HEN的患者中，不完全性肠梗阻为47例、炎症性肠病为49例、放射性肠炎为42例。尽管不完全性肠梗阻患者肠腔相对狭窄，肠功能受到一定影响，无法接受正常含渣饮食，但肠内营养对于这部分患者可能是一个很好的选择。与肿瘤或神经系统疾病接受HEN不同，不完全性肠梗阻患者的HEN实施对肠内营养技术要求高，需要全程精细化管理。

不完全性肠梗阻HEN实施前需要考虑以下7个问题：①详细评估患者胃肠道功能；②成立专门的HEN支持小组，由医师、护士、营养师、药剂师及心理学专家等组成；③评估患者获得营养制剂和营养支持设备的便利途径；④根据患者情况建立适宜的营养通路，选择幽门后喂养管，需要营养泵控制肠内营养输注速度并持续管饲，在住院期间摸索患者耐受的最大泵速；⑤根据患者能量需要量和最大耐受泵速选择合适的肠内营养制剂；⑥住院期间模拟HEN，评估HEN安全性和有效性；⑦HEN相关知识的科普宣教、营养支持耐受性的监测和评估、并发症的处理和患者的随访。

不完全性肠梗阻准备实施HEN前，评估消化道是否通畅是重中之重和决定性因素。评估消化道是否通畅主要依靠腹部CT，通常在患者恢复自主排气、排便后进行，腹部CT检查前2 h口服稀释后泛影葡胺500 ml。根据造影剂通过梗阻点及梗阻远端肠管造影剂分布，将不完全性肠梗阻分为低级别和高级别梗阻：①低级别梗阻：造影到达梗阻点没有延迟，造影剂有足够的流量通过梗阻点；②高级别梗阻：残留的肠液稀释造影剂，导致梗阻部位上方的造影剂密度降低，只允许少量造影剂通过梗阻点进入空虚的远处肠袢。在无明确手术适应证、影像学评估肠道通畅、患者依从性高及建立合适营养通路的前提下，可以选择低级别的不完全性肠梗阻患者尝试模拟启动HEN。HEN支持小组一般由多学科团队组成，可以提高管理质量，降低并发症的发生率，从而改善患者的生命质量和提高成本效益。

三、营养通路的建立

HEN包括患者的家庭、住所或护理中心提供的任何形式的肠内营养。从该术语上讲它包括口服途径或经喂养管途径。HEN通路的选择（图18-1）取决于患者的年龄、基础疾病、胃肠道功能和饮食习惯及营养支持的费用和持续时间。HEN通路选择包括鼻胃管、鼻十二指肠或鼻空肠管和肠造口喂养管。对于家庭肠内营养预估实施时间短于6周的患者可选择鼻胃管或鼻空肠营养管，鼻胃管（图18-2A）通常选择10Fr，鼻空肠管（图18-2B）选择8Fr。对于接受腹部大手术术前合并营养不良且预计术后肠功能恢复慢、营养支持时间较长的患者术中可做空肠插管造口（图18-2C）。对于HEN支持时间超过6周的患者，经皮内镜下胃造口（PEG，图18-2D）或经皮内镜下空肠造口（PEJ）是首选营养通路。如果PEG不适合长期进行HEN，腹腔镜辅助胃造口术（percutaneous laparoscopic assisted gastrostomy，PLAG）可能是一个安全的选择。一项西班牙和意大利大型HEN队列研究显示，鼻胃管为主要营养通路，其次是PEG。东部战区总医院报道的627例接受HEN的患者均为PEG或PEJ。PEG优于外科胃造口术的主要原因是低并发症发生率和手术时间短。不完全性肠梗阻患者选择营养通路时，尽可能选择幽门后喂养，因其不仅可以降低误吸风险，还在除外胃排空因素下，保持持续低压力灌注，最大限度地降低肠道压力；幽门后喂养通路直接反映肠道内压力，可以通过开放营养通路直接观察患者肠道压力情况。营养通路的护理由HEN小组的护理和个案管理师实时进行指导。

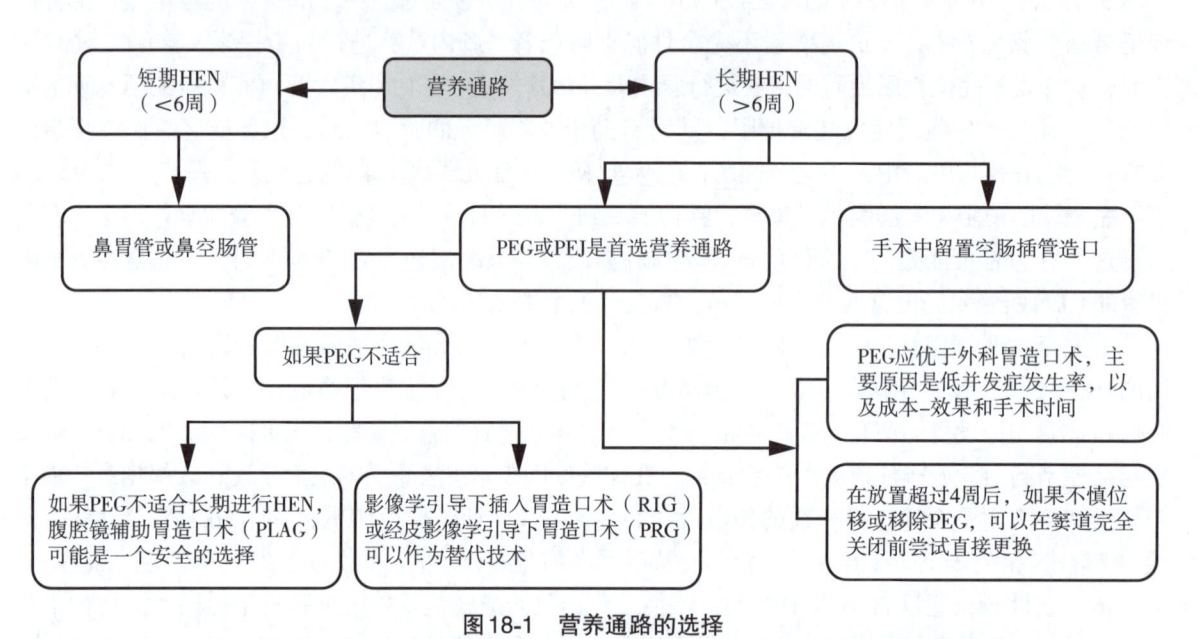

图 18-1 营养通路的选择

注：HEN. 家庭肠内营养；PEJ. 经皮内镜下空肠造口术；PEG. 经皮内镜下胃造口术。

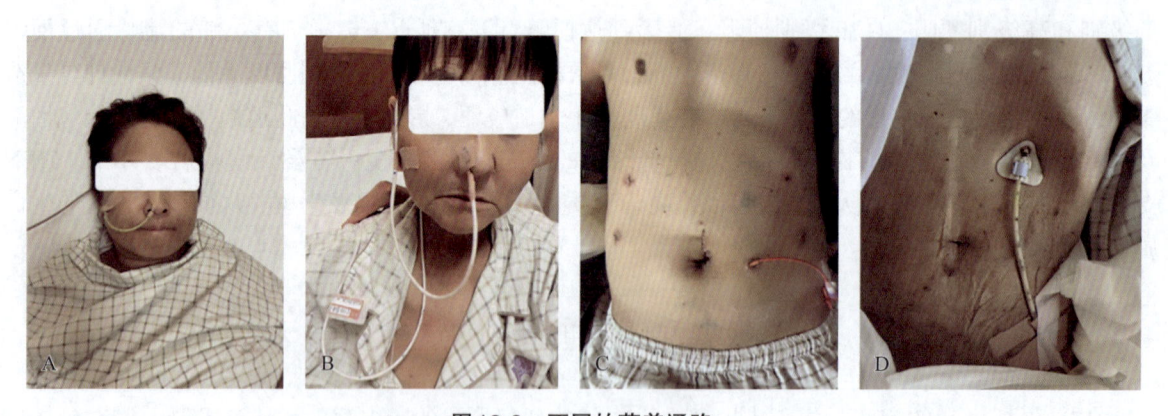

图 18-2 不同的营养通路

注：A. 鼻胃管；B. 鼻空肠管；C. 空肠插管造口；D. 经皮内镜下胃造口术。

四、家庭肠内营养的模拟与启动

在启动HEN前，需要通过体格检查、实验室检查和影像学检查明确患者一般状态良好、病情稳定、有营养不良或营养不良风险、肠道恢复部分功能、可耐受肠内处方（体积和配方）、已建立合适的营养通路、患者和HEN团队有足够的知识和能力管理HEN。此外，还需要评估患者家庭情况，包括住房条件、卫生情况、经济状况、心理素质等，以及确认家属的关爱程度。HEN喂养的取决于营养通道的类型和位置，必须明确导管尖端位置。对于已经进行了介入性手术，如胃造口或空肠造口，需要确保无手术并发症。HEN患者及其护理人员需要由多学科团队对其实施肠内营养方案进行培训，包括肠内喂养管的护理和维护、肠内营养的输注方法、并发症的监测和发现、建立与营养支持小组成员的联系方法及建立肠内营养制剂的供应渠道等。对于营养通路为鼻胃管和鼻空肠管患者，在明确消化道通畅和营养管位置合适时，即可开始肠内营养。对于营养通路为PEG或PEJ的患者，可在营养通道建立后2～4h开始肠内营养。

由于不完全性肠梗阻特殊性，在正式实施HEN前，需要在住院期间模拟HEN，在患者无明显腹痛腹胀、恶心、呕吐和间断排气排便时，消化道造影和造影后CT评估肠道无完全性梗阻，根据患者情况制定营养支持方案后即可模拟启动HEN。在第一个24 h以10 ml/h泵入0.9%氯化钠溶液，注意观察患者有无腹痛、腹胀、恶心、呕吐，有无自主排便、排气。若患者可以耐受，则随后24 h以10 ml/h泵入肠内营养制剂，根据患者的耐受情况逐步增加肠内营养泵泵入的速度。根据患者症状、耐受性、体征和影像学评估确定患者最大耐受泵速，从而推断患者每天最大耐受肠内营养量，通常需要1～2周达到合适泵速。患者最大耐受泵速的评估可根据①患者的症状：如腹痛、腹胀有无加重等；②定期开放营养通路，若1 h内引流量大于100 ml则提示无法耐受该泵速；③应用影像学评估梗阻的程度有无加重。当达到最大耐受泵速时，需要再次评估HEN有效性和安全性，此时需要根据患者营养状态和每天最大耐受肠内营养量再次调整营养制剂。在模拟HEN的1周内，HEN团队应该从营养泵租赁与使用、营养通道维护、营养制剂选择、肠内营养的输入方法、居家监测指标与并发症识别和处理对患者进行科普和实践。

五、营养制剂的选择

住院期间预启动HEN时，根据患者营养状态决定能量及蛋白质需要量，可通过Harris-Benedict公式计算或间接测热法测定作为参考。大多数情况下，能量需要量为20～30 kcal/（kg·d），蛋白质需要量为1.0～1.5 g/（kg·d），对于已存在营养不良的患者，营养需要量可能更高，此外，成年人每天的液体需要量为35 ml/（kg·d）。目前，市面上有丰富的标准商业配方肠内营养制剂，《指南》推荐，使用标准商业配方肠内营养制剂。对于无腹泻、便秘或糖尿病的患者，标准商业配方肠内营养制剂应在专科医师的指导下使用。腹泻和便秘患者一般应使用含膳食纤维的肠内营养制剂；糖尿病患者可使用含有可缓慢消化的糖类、富含不饱和脂肪酸尤其是单不饱和脂肪酸的低糖改良肠内营养配方制剂。不完全性肠梗阻的患者常伴肠功能障碍，首选短肽制剂，此外，还需要根据患者耐受最大泵速来选择营养制剂，例如，1例50 kg患者的最大耐受泵速为40 ml/h，那么每天肠内营养总量为960 ml，如果能量需要量按25 kcal/（kg·d）计算，那么该患者需要选择能量密度为1.3～1.5 kcal/ml的营养制剂。关于营养制剂的获取，得益于目前发达的网络和个人终端设备及笔者单位专门的个案管理师，患者可与营养支持小组随时取得联系，轻松通过网络和国内发达的物流系统获得营养制剂。

六、监测及结束家庭肠内营养

（一）家庭肠内营养的监测

HEN的监测应基于安全性和有效性两方面，需要HEN小组良好的计划和沟通。

1. 安全性监测 应注意呼吸耐受和消化不耐受。消化不耐受可能包括便秘、腹泻、呕吐和腹痛。据报道给予含有膳食纤维的肠内配方和调整给药率，可有效改善腹泻和便秘。此外，还要监测管路和肠内营养相关并发症，HEN小组应充分护理鼻胃管和肠营养管，制订随访计划以减少并发症和再入院。有效性监测应基于人体测量（体重、身体成分）、肌肉力量（握力）、体能状态、水合状态、食物摄入和生化指标（血清白蛋白和前白蛋白）。HEN长期门诊监测效果受下列因素影响：患者相关因素（基础疾病、出院时的营养状况）、护理相关因素（家庭或护理机构）、营养支持团队的专业水平。根据笔者的经验，尽管住院期间模拟启动HEN，但需要每天监测患者有无腹痛、腹胀、恶心、呕吐及排气、排便的情况。在HEN早期，应每天开放肠营养通路观察每小时的引流量，以评估患者耐受性。

2. 有效性监测 建议每隔1个月在门诊评估营养支持的有效性。

（二）家庭肠内营养的结束时间

HEN患者恢复经口进食，停止肠内营养的前提是：达到目标体重且经口饮食可满足机体营养需求。与预后较差肿瘤或神经系统疾病相比，消化系统疾病患者恢复饮食更加常见，但对于接受HEN的不完全性肠梗阻患者，建议返院经过充分评估后再终止HEN。此外，当出现严重并发症（不受控制的腹泻、吸入性肺炎）或梗阻加重时，应考虑停止HEN。

七、家庭肠内营养相关并发症的防治和展望

近年来，接受HEN的患者越来越多，据估计在社区接受肠内营养的患者数量是在医院接受肠内营养的患者数量的两倍多。HEN是一种复杂的治疗方法，应密切监测，与HEN相关的潜在并发症包括造口和肠管并发症、瘘管、误吸、代谢并发症和消化不耐受。大多数并发症的发生与营养支持团队、家庭/社区的护理质量直接相关。因此，预防HEN相关并发症是实施HEN成功的基础和关键。笔者及其团队专门成立HEN支持小组，在住院模拟HEN期间即开始对患者进行HEN相关知识的宣教，并建立了专门的科普宣教视频、出院指导和微信群，由个案管理师全程管理。尽管上述方式可以解决HEN宣教和随访的部分问题，但评价HEN安全性和有效性仍需要患者到医院就诊。因此，笔者及其团队与清华大学合作开发基于微流控和人工智能的家庭肠内营养系统，该系统使患者居家即可实现HEN安全性和有效性监测，并将数据上传云端，医师可实时监测和调整肠内营养制剂和肠内营养量。目前，该系统已完成研发，并进行临床试验前验证。相信在不久的将来，通过该系统的应用，使得HEN的安全性和有效性得到提高。

八、总 结

不完全性肠梗阻患者的HEN实施除常规HEN要求外，对肠内营养技术要求高，需要全程精细化管理，选择幽门后喂养，需要营养泵持续导管喂养，住院期间逐步提升肠内营养液泵速和摸索患者最大耐受泵速，并根据患者能量需要量和最大耐受泵速来选择合适肠内营养制剂。此外，由于不完全性肠梗阻本身的疾病特征，需要在住院期间模拟启动HEN，并根据患者症状、体征和影像学检查评估患者的耐受性。在HEN期间仍需要密切监测和定期监测耐受性。

参考文献

[1] BISCHOFF S C, AUSTIN P, BOEYKENS K, et al. ESPEN practical guideline: Home enteral nutrition [J]. Clin Nutr, 2022, 41 (2): 468-488.

[2] MILLER G, BOMAN J, SHRIER I, et al Etiology of small bowel obstruction [J]. Am J Surg, 2000, 180 (1): 33-36.

[3] TEN BROEK R P, ISSA Y, VAN SANTBRINK E J, et al. Burden of adhesions in abdominal and pelvic surgery: systematic review and met-analysis [J]. BMJ, 2013, 347: f5588.

[4] CAPPELL M S, BATKE M. Mechanical obstruction of the small bowel and colon [J]. Med Clin North Am, 2008, 92 (3): 575-597.

[5] SILVA A C, PIMENTA M, GUIMARAES L S. Small bowel obstruction: what to look for [J]. Radiographics, 2009, 29 (2): 423-439.

[6] 谢颖, 朱维铭, 李宁, 等. 克罗恩病并发不全性肠梗阻的肠内营养治疗 [J]. 中华胃肠外科杂志, 2010, 13 (12): 891-894.

[7] 张亮, 龚剑峰, 倪玲, 等. 术前营养支持对慢性放射性肠炎并肠梗阻患者手术治疗效果的影响 [J]. 中华胃肠外科杂志, 2013, 16 (4): 340-344.

[8] 杨建芬, 李宁, 黎介寿. 原发性腹茧症的诊断与治疗 [J]. 中华外科杂志, 2005, 43 (9): 561-563.

[9] HOWARD L, AMENT M, FLEMING C R, et al. Current use and clinical outcome of home parenteral and enteral nutrition therapies in the United States [J]. Gastroenterology, 1995, 109 (2): 355-365.

[10] PIRONI L, CANDUSSO M, BIONDO A, et al. Prevalence of home artificial nutrition in Italy in 2005: a survey by the Italian Society for Parenteral and Enteral Nutrition (SINPE) [J]. Clin Nutr 2007, 26 (1): 123-132.

[11] CUERDA C, PLANAS M, GOMEZ CANDELA C, et al. Trends in home enteral nutrition in Spain: analysis of the NADYA registry 1992-2007 [J]. Nutr Hosp, 2009, 24 (3): 347-353.

[12] YOU Q, LI X, MA Y, et al. A retrospective analysis on epidemiological characteristics of home enteral nutrition: results from a Chinese tertiary hospital in 2018 [J]. Eur J Clin Nutr, 2021, 75 (3): 473-479.

[13] 倪元红, 彭南海, 叶向红, 等. 家庭肠内营养病人的实施与管理 [J]. 中华现代护理杂志, 2009, 15 (22): 2.

[14] SHRAKE P D, REX D K, LAPPAS J C, et al. Radiographic evaluation of suspected small bowel obstruction [J]. Am J Gastroenterol, 1991, 86 (2): 175-178.

[15] CROSBY J, DUERKSEN D R. A prospective study of tube- and feeding-related complications in patients receiving long-term home enteral nutrition [J]. JPEN J Parenter Enteral Nutr, 2007, 31 (4): 274-277.

[16] MORENO J M, SHAFFER J, STAUN M, et al. Survey on legislation and funding of home artificial nutrition in different European countries [J]. Clin Nutr, 2001, 20 (2): 117-123.

[17] CORRY J, POON W, MCPHEE N, et al. Prospective study of percutaneous endoscopic gastrostomy tubes versus nasogastric tubes for enteral feeding in patients with head and neck cancer undergoing (chemo) radiation [J]. Head Neck, 2009, 31 (7): 867-876.

[18] GOMES C A, ANDRIOLO R B, BENNETT C, et al. Percutaneous endoscopic gastrostomy versus nasogastric tube feeding for adults with swallowing disturbances [J]. Cochrane Database Syst Rev, 2015, 2015 (5): CD008096.

[19] 吴国豪. 家庭肠内营养值得关注的若干问题 [J]. 中华医学信息导报, 2022, 37 (7): 2.

[20] TOUSSAINT E, VAN GOSSUM A, BALLARIN A, Arvanitakis M. Enteral access in adults [J]. Clin Nutr, 2015, 34 (3): 350-358.

[21] ABU-HILAL M, HEMANDAS A K, MCPHAIL M, et al. A comparative analysis of safety and efficacy of different methods of tube placement for enteral feeding following major pancreatic resection. A non-randomized study [J]. JOP, 2010, 11 (1): 8-13.

[22] ELIA M, ENGFER M B, GREEN C J. Systematic review and meta-analysis: the clinical and physiological effects of fibre-containing enteral for-

mulae [J]. Aliment Pharmacol Ther, 2008, 27 (2): 120-145.

[23] HADEFI A, ARVANITAKIS M. How to approach long-term enteral and parenteral nutrition [J]. Gastroenterology, 2021, 161 (6): 1780-1786.

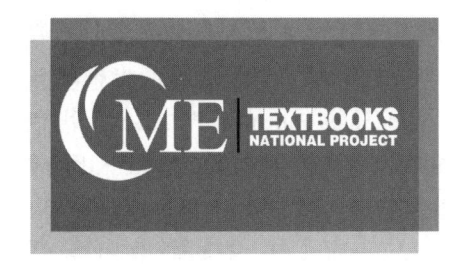

第19章 恶性肿瘤患者的家庭肠内营养

张小田
北京大学肿瘤医院

一、总论

家庭营养（home nutrition，HN）是指患者在院外接受肠内或肠外营养治疗的方法，其中家庭肠内营养（home enteral nutrition，HEN）作为一种简便、有效、可靠的营养干预措施，已被越来越多的患者及家属接受，成为HN患者的主要营养方式。HEN是指在专业营养支持小组的指导下，让某些胃肠功能基本正常，需要短期或长期肠内营养的患者在家中实施肠内营养，即经胃肠道经口服或喂养管喂养的方法提供满足人体代谢所需的各种营养物质。HEN包括全肠内营养和补充性肠内营养两类，常用于恶性肿瘤（头颈或消化道）、恶性肿瘤导致的胃出口梗阻、放射治疗（简称放疗）高分解代谢状态、胰腺或肠道疾病引起的吸收或消化不良等的患者。2022年，ESPEN发表的《ESPEN家庭肠内营养实践指南》（以下简称《指南》）指出HEN是胃肠功能稳定但仍需要肠内营养患者的支持治疗。合理的HEN能够满足患者对能量和营养素的需求，维持和改善患者的营养状况和器官功能，降低并发症的发生率，增强体力活动的能力，提高生活质量，同时可减少医疗费用、节省医疗资源。

从20世纪70年代家庭营养在美国兴起以来，HEN在欧美国家迅速发展，普及率和认可度越来越高。我国家庭营养支持工作起步虽然较晚，但在HEN领域同样取得了不少成绩。随着我国经济持续增长，医学水平日益提高，医疗保险体制改革的深入及社会年龄结构的老龄化趋势，越来越多的患者接受家庭营养支持。在恶性肿瘤患者中，营养不良、恶病质的发病率较高，已成为影响患者预后和生活质量的重要因素。HEN作为院内营养治疗的重要延伸，已成为恶性肿瘤患者的主要营养治疗方式，其有利于提高恶性肿瘤患者对治疗的耐受性和生活质量，大大减少医疗费用。

二、恶性肿瘤患者家庭肠内营养的适应证与禁忌证

（一）适应证

恶病质或营养不良的恶性肿瘤患者无法通过正常饮食满足营养摄入需求，但胃肠道功能正常，能够在非急症情况下接受治疗，同意并能够遵循HEN治疗，以达到改善体重、功能状态或生活质量的目标。有营养不良风险的患者，如胃肠道及其他恶性肿瘤、非肿瘤性胃肠道疾病包括吸收不良综合征的患者在出院前，应考虑口服营养补充剂或HEN。

恶病质是肿瘤学中最重要的发病和死亡原因之一，超过50%的肿瘤患者会发生恶病质，当癌症影响头颈部或胃肠道时，恶病质的发生率可达80%。在晚期癌症患者中，营养不良的发生率超过70%，对患者的生活和生存产生负面影响。营养不良状态（inadequate nutritional state）是指患者1周内不能进食，或者连续12周能量摄入低于估计需要量的60%［通常低于10 kcal/（kg·d）或600～800 kcal/d］。营养摄入不良（poor nutritional intake）是指在合理的饮食治疗和医疗管理下，仍不能达到个人正常需求量。营养不良对患者肌肉力量和表现状态有负面影响，降低患者在日常活动中的自主性，导致疲劳、不适和抑郁。营养不良的后果包括免疫功能受损、对化疗的反应降低、化疗引起的毒性和并发症增加。营养支持可以帮助减少癌症相关营养下降的后果，从而可能改善预后。因此，HEN适用于可以出院治疗但患有恶病质、营养不良或处于营养高风险，无法通过口服途径满足营养需求，且胃肠道功能稳定的癌症患者。HEN通常是病情稳定的住院患者出院后肠内营养治疗的延续。实施HEN不仅需要满足肠内营养的基本条件，还要求患者具有稳定的胃肠道功能且可以出院继续治疗，同时能获得患者和家属的配合，以及具有实施肠内营养的家庭环境。因此，无论是良性疾病还是恶性疾病，符合以上基本要求，均可以考虑实施。具体来说，恶性肿瘤患者HEN的适应证包括以下3点。

1. 病情稳定可以出院，胃肠道功能基本正常，能耐受肠内营养处方（剂量和配方），但无法通过正常饮食满足机体对营养的需求和维持液体平衡，估计需通过肠内途径供给营养及液体来维持生命（时间大于1周或更长时间）。临床上实施HEN的对象主要为头颈肿瘤、胃肠肿瘤和其他癌症。

2. 患者和家属均渴望并要求出院后在家中继续治疗，积极配合医护人员进行HEN的相关培训和教育，能学会和掌握肠内营养的配制和输注等基本操作，以及能够预防和初步处理HEN的常见并发症。

3. 患者的家庭居住条件较好，具有特定的房间可供肠内营养液配制，或者已联系好附近医院能配制和提供患者所需的肠内营养液，能够安全无污染地存储肠内营养液。

（二）禁忌证

1. 如果患者的预期寿命少于1个月，通常不应实施HEN。

2. 对存在严重肠道功能紊乱、胃肠道梗阻、胃肠道出血、严重吸收不良或严重代谢失衡等禁忌证的患者，不应实施HEN。

3. 如果患者和/或其法律照护人员不同意或不可能遵守HEN计划和/或存在无法克服的组织/后勤问题，则不应实施HEN。

由于预期生存期较短的恶性肿瘤患者的死亡原因主要为原发肿瘤疾病而非营养不良，且该类患者的自主活动能力和生活质量均较差，因此，多数国家或区域的指南不推荐对预期生存期较短的恶性肿瘤患者实施HEN。一些学会虽然没有将该类患者列为HEN的禁忌证，但却明确提出该类患者是否适合HEN应综合考虑肿瘤后续治疗的反应性、生活质量及预后等因素。因此，HEN是否应用于预期生存期较短的恶性肿瘤患者，需要综合考虑原发肿瘤及营养不良等因素对患者预后的影响，特别是对患者生存期和生活质量的影响，同时积极听取患者和家属对HEN的期望值，权衡利弊。

三、组织管理

HEN的实施涉及多个学科，需要相关的专业人员为患者提供合理、全面而有效的营养支持服务。营养支持小组（NST）是一种团队医疗模式制度，用于临床营养支持管理。NST主要由医师、营养师、药剂师和护士组成。同时还可包括社会工作者、营养专业科研人员等其他专业人员。所有直接参与患者护理的医护人员都应接受与其职责相关的教育和培训，使其了解与安全实施HEN相关事项及提供充足营养的重要性。所有与HEN有关的信息不仅以口头告知，还应以书面或者图片形式告知。

NST负责科学评价患者的营养状况，制定和调整HEN的具体方案，实施HEN的监控和随访，指导患者和家属防治HEN的常见并发症。此外，NST需要评估及核实患者的家庭情况，包括住房条件、卫生情况、经济状况及心理素质等。医护人员开展对患者及其家属有关HEN相关知识的培训和教育，包括肠内营养制剂选择、营养泵的管理、胃造口导管护理、肠内营养输注方式及并发症的监测和发现等。通过培训，让肿瘤患者了解为什么要营养治疗，以及营养治疗对抗肿瘤治疗和生存的好处，提高患者对HEN的依从性。同时，支持小组也应帮助患者建立营养制剂的供应渠道及与NST成员的联系方式等。

患者准备出院前，NST的医护人员需对患者和负责实施HEN的家属或指定人员作HEN技术和相关知识的专门教育和培训，内容包括营养治疗的目的和目标，肠内营养液的输注，营养泵的使用和维护，营养泵故障处理，喂养管移位、破裂和堵塞的处理，以及常见并发症的识别及防治，营养支持疗效评价和自我监测等。医护人员可通过视频或宣传册等方式进行宣教，肿瘤患者及家属应做到准确、熟练地掌握，直到评估完全合格后方可出院。

在HEN的实施过程中，由专门的医师、护士上门作定期随访和监测，对HEN实施的效果及可能出现的意外情况进行随访，必要时对患者和负责实施HEN的家属或照护人员进行HEN技术和相关知识的继续教育和培训，从而保障HEN安全有效的实施。

四、操作实施

（一）喂养通路选择

1. 短期（4～6周）的HEN患者可以选择经鼻喂养管（包括鼻胃管和鼻空肠管）。

2. 长期（大于6周）的HEN患者首选经皮内镜下胃造口术（PEG）或经皮内镜下空肠造口术（PEJ），PEG应优先于外科胃造口术，前者并发症发生率较低、成本-效益较高和手术的完成时间较短。

3. 在胃十二指肠运动障碍、胃出口狭窄或误吸风险高的情况下实施HEN，使用PEJ或PEG/PEJ（PEG伴空肠延伸）更合适。

4. 如果PEG不适合长期使用，经皮腹腔镜辅助胃造口术（PLAG）可作为一种安全的替代方式。

5. 如果不能在内镜引导上放置肠内营养管，则可在影像学引导下插入胃造口管（radiologically inserted gastrostomy，RIG）或实施经皮影像学引导下胃造口术（percutaneous radiological gastrostomy，PRG）将肠内营养喂养管置入胃中。

HEN最常见的营养支持途径是经皮内镜下胃造口术/经皮内镜下空肠造口术（PEG/PEJ）。最合适的营养支持途径取决于患者的胃肠道功能、可及性和消化和/或吸收能力。在选择喂养途径时应慎重考虑（包括禁忌证）。通常来说，短期HEN选择经鼻喂养管喂养，该途径发生吞咽困难的概率较低，且经鼻喂养管脱出的风险较低，患者的生活质量可能更好，但其并发症（如刺激、溃疡、出血、脱位、堵塞）的发生率较高。当不适合长期的PEG或RIG时，也可使用细孔的经鼻喂养管。对于需要长期HEN的患者，首选PEG或者PEJ。

据研究表明，与经鼻喂养管相比，PEG具有较低的干预失败率，早期吸入性肺炎及食管反流的发生率低，患者主观及社会性接受度更高，有利于改善患者营养状态，提高患者耐受性和生存率。与直接喂食小肠相比，胃内喂养更符合生理规律，有助于激活营养物质消化吸收的正常神经和激素通路。口服肠内营养的补充可更有效地缓冲胃酸，因此可预防溃疡。由于PEG技术成本低、操作简单、操作时间短、并发症少，可以通过手术、内镜或影像学放置。相较于传统的胃造口术，低轮廓的胃造口装置（即"按钮"）引起的并发症更少，更适合长期肠内营养的患者。然而，一些患者并不适合PEG或PEG放置失败。此时，PLAG可作为一种替代方式，且并发症的发生率更低。因此，根据目前的研究数据及经验，如果预期患者的营养摄入可能不足，并且接受家庭肠内营养的时间超过2周，则应首选PEG喂养。值得注意的是，PEG喂养不能使患者体重恢复如初，只能防止体重进一步下降。

（二）经皮内镜胃造口术的操作流程

若患者存在营养摄入不足，可先考虑采用口服营养液作为补充营养的方式。如果该方式不能稳定或改善患者的营养状态，或者预期患者的营养摄入在超过2周时间内仍不足，应在疾病发展早期考虑PEG喂养，以防止营养状况进一步恶化。已有研究证明，对于经历了数周化疗/放疗的癌症患者，在早期通过PEG适当的补充肠内营养比单独口服营养效果更佳。在行PEG前，应根据患者临床情况、诊断、预后、伦理问题、对患者生活质量的预期影响及患者自己的意愿进行评估。当患者存在严重凝血功能障碍［国际标准化比值>1.5，凝血酶原时间（Quick一步法）<50%，凝血激活酶时间>450 s，血小板计数<5×10^7/ml］、脏器损伤（如肝脏、结肠）、明显的腹膜癌、预期寿命较短、穿刺部位广泛肿瘤浸润时，不建议采用PEG。

在PEG置管前，成年患者应禁食至少8 h，如果有证据表明胃动力受损，应禁食更长时间。对于采用单剂量抗生素是否能有效预防感染，目前尚无明确结论。PEG需在无菌条件下采用标准的外科操作程序进行，包括皮肤消毒、无菌单、无菌手套、无菌敷料等。有经验的内镜医师PEG的成功率超过99%。放置PEG管有3种方式，即拉通法（"拉"技术）、塞丁格技术（"推"技术）或直接穿刺放置。拉通法是最简单、最安全的穿刺法，也是目前临床最常用的穿刺法，其次是直接穿刺法。一般建议使用大管径的PEG管，因为管径较小与较高的堵塞率相关。

（三）经皮内镜胃造口术管路的护理

插入PEG后的第一周，应每天监测吻合口有无出血、疼痛、红斑、硬结、渗漏和炎症的迹象，用0.9%氯化钠溶液、无菌水或新鲜煮沸且非久置的水和冷水清洗，保持造口的清洁和干燥（通常在手术后5~7天），防止吻合口感染。在吻合口未愈合之前，应使用甘油水凝胶或糖原质凝胶敷料作为传统无菌伤口护理的替代品。通常使用无菌的"Y"形敷料（不脱落纤维）放置在外部椎间板下，还可选择无溶剂的透气敷料。避免在外固定板使用不透气的敷料（可导致皮肤浸渍），同时避免张力。在最初的24 h内不需要对新插入的PEG管施加牵引，使胃对腹壁张力能更好适应，外固定板承受非常低的牵引力且无张力。

一旦胃造口的窦道形成（约1周后），应每天转动PEG管，并应至少每周向内移动一次（每次至少2 cm，最多10 cm），移动后可将管放回初始位置，使皮肤与外支架之间留有一定的自由距离（0.5~1 cm）。不应过早转动PEG管，否则易损伤管道，导致局部疼痛。即使在可以转动PEG管的情况下，PEG管也可能嵌合在胃黏膜中，导致转动的时候仍会有局部疼痛。当患者的胃被固定在腹壁上（胃固定术）而出现缝合线时，管的移动可推迟至缝合线被拆除（通常在2周后）。如果喂养管是用于胃空肠吻合术或是具有空肠延伸管的胃造口管，则不应转动（仅每周推入和推出）。若移动导管时出现困难、试图冲洗导管时插入部位周围出现渗漏、频繁的输入报警（可能提示梗阻）、腹痛、慢性部位感染或输注肠内营养或液体有阻力等情况，则提示患者可能发生内固定器植入综合征（buried bumper syndrome，BBS）。BBS是一种长期、严重且不常见的综合征，导致BBS最重要的危险因素是内外固定装置（通常是刚性或半刚性内固定装置）之间的组织过度压缩，但BBS可以通过适当的护理来避免和预防，因此，护理人员应向患者及其家属提供相关的护理知识，保证合格和高质量的护理，避免并发症的发生。造口愈合1周后，敷料更换可减少到每周1～2次，可使用肥皂水和饮用水清洁喂养管入口处；如果出口部位愈合良好，几周后可以洗澡和游泳（在公共游泳池游泳时，建议用防水敷料覆盖该部位）。

（四）家庭肠内营养的输注方式管理

HEN的输注方式包括一次性推注、间歇性输注及连续性泵输注。输注方式的选择应该由多学科NST决定，根据患者的喂养管类型、耐受性及偏好，具体临床需要，安全性和所需的精确度来选择。肠内营养一般推荐使用输液泵，尤其是有误吸风险的老年人、儿童和胃肠功能障碍患者。有鼻胃管的患者在确认喂养管位置合适后，可以按照营养支持计划立即开始HEN。成年患者若无胃造口并发症，可在术后2～4 h启动肠内营养。空肠HEN喂养应遵循渐进式原则。如果将喂养管用于给药，则应在药剂师的参与下向患者和护理人员提供足够的信息，使用的辅助设备（包括注射器等）应符合标准。同时，应确定通过喂养管给药的合理性和有效性，需要考虑的因素包括给药部位、药物与喂养管之间的相互作用及药物与喂养配方之间的相互作用等。喂养或用药前后，常规冲洗喂养管，防止喂养管阻塞。在喂养过程中，应避免长期接受全肠外营养的患者肠内营养积累过快、大剂量给药、在过高或过低的温度下给药、液体缺乏、膳食纤维供应不足及使用的营养制剂热量不足。

五、并发症的防治

（一）渗漏

PEG管放置1周后出口部位周围可能会出现少量的液体，若出现胃内容物渗漏（通常与出口部位感染或胃造口扩大的迹象相结合）则可能导致严重后果，甚至导致管丢失。发生渗漏的危险因素包括皮肤感染、胃酸分泌增加、胃轻瘫、腹压升高、便秘、管侧扭转、BBS和管中存在肉芽肿组织等。此外，患者自身相关因素也会阻碍伤口愈合，如糖尿病、免疫抑制和营养不良。在任何情况下，为了尽量减少因渗漏而引起的皮肤破损，可使用外用皮肤产品，如粉状吸收剂或屏障膜、膏体或面霜（含氧化锌）等保护周围皮肤。此外，泡沫敷料可用于减少局部皮肤刺激。质子泵抑制剂可通过减少胃酸分泌来减少渗漏，若使用则需定期检查。局部皮肤真菌感染也可能与渗漏有关，可用局部应用抗真菌药物。

（二）肉芽组织

肉芽组织过度增生是PEG的常见问题，应避免或采用适当的方法进行预防和治疗。肉芽组织属于血管组织，因此容易出血，患者有时会感到疼痛。导致肉芽组织过多的常见原因包括环境潮湿、过度的摩擦或管路未良好固定导致过度活动及严重的定植、渗漏或感染。如果肉芽组织过度渗出，可以使用屏障膜或乳霜来保护周围的皮肤。受感染的皮肤每天至少用抗菌清洁剂清洗一次。还可选择在固定装置下应用局部抗菌药物，或者在感染区域上使用泡沫或银敷料。敷料无须勤更换，仅在有明显渗出物时更换，每周可更换1次。也可选择硝酸银直接烧灼肉芽组织，或者外用皮质类固醇乳膏或软膏与泡沫敷料联合使用7～10天。如以上措施均无效，可更换另一种胃造口管。

（三）喂养管故障

PEG管的耐用性取决于日常喂养管的护理是否细致。在适当处理的情况下，保险杠式的置换管可以使用多年，没有必要定期更换管道系统。若出现喂养管破裂、堵塞、移位或降解，应及时更换。如果出现真菌定植、材料损坏和结构完整性受损的迹象，应更换经皮肠内通路装置。根据胃造口管的类型选择更换方式，如在内镜、影像学等技术的协助下。球囊式置换管由于球囊退化，可能需要每3～4个月更换一次。

（四）感染

局部感染是PEG术后常见的并发症。有时PEG管出口部位出现小于5 mm的红肿，可能是由于PEG管移动造成的，不一定是感染的迹象。在换药期间应仔细检查伤口，注意红肿情况。若在检测微生物后，感染持续存在应使用抗生素治疗。营养不良、恶病质、糖尿病及长期接受皮质类固醇或其他免疫抑制剂治疗的患者，感染的风险会升高。此外，由于渗漏引起的皮肤过度缺水或发炎会促进微生物的生长。因此，为减少感染的发生，应进行早期预防，包括无菌伤口护理，早期发现患者感染的症状和体征，如发热、疼痛、皮肤完整性破坏和化脓性和/或恶臭性渗出物等。同时，应注意PEG外部固定装置不应太紧，防止内外固定装置之间的压力过大。局部可使用抗菌软膏或可释放抗菌剂的敷料进行治疗，全身应用抗生素或抗真菌药物。如果造口管破裂且进行了适当的抗菌治疗，但仍然存在皮肤破损或真菌感染（特别是在原位有硅胶管的情况下），建议切除和/或更换胃造口管。

六、配　方

肠外营养底物由糖类、脂肪乳剂、氨基酸、水、维生素、电解质及微量元素等基本营养素组成。临床实践中，不同的个体对营养的需求不同，肠内营养的配方也不尽相同。HEN的配方应该根据患者实际的代谢需要、营养状态、器官功能、输注途径及治疗目标来制订。营养处方须考虑与其他药物或液体治疗、营养素之间及营养素与疾病之间的配伍与禁忌。营养配方必须易于混合和输注，方便患者和医护监护者实施家庭治疗，避免使用过多添加剂，尽可能采用经济、简单的配方。肿瘤患者可以使用标准的商业配方肠内营养制剂。

（一）分类

肠内营养制剂可按照剂型、氮源、临床用途、疾病适用型等进行分类。具体如下，①按剂型：可分为粉剂、乳剂和混悬液3种剂型；②按氮源：分为整蛋白型、短肽型、氨基酸型3大类；③按临床用途：可分为普通型和疾病适用型，临床上普通型最常用；④疾病适用型：分为糖尿病型、肿瘤适用型、高蛋白高能量型、肺病型、肾病型等。肿瘤患者的肠内营养制剂应根据患者本身的需求制定。

（二）能量与营养素

1. 能量　在开始进行家庭肠内营养前，应当评估患者的热量、各类营养物质及液体的需求量。间接量热法是计算患者能量消耗的"金标准"。据报道，在癌症患者中，通过间接量热法测定的近期能量消耗（resting energy expenditure，REE）与非肿瘤对照组相比没有变化。间接测热法的可用性有限，如果无法使用，康复期患者可参考健康人群标准及体力活动状况等进行能量估算，一般为25～30 kcal/（kg·d）；卧床患者按照20～25 kcal/（kg·d）来估算。此外可以使用Harris-Benedict公式等计算方式进行预测。在家庭肠内营养开始后可以根据体重趋势、实验室研究、排尿量和其他临床因素对患者的营养配方进行调整。

2. 糖类 《中国居民膳食指南（2022）》建议，居民膳食糖类供能占总能量的50%～65%。肿瘤患者饮食中糖类和脂肪的最佳比例尚未确定。自20世纪20年代发现肿瘤细胞存在瓦博格（Warburg）效应，即无论是否氧供充足，肿瘤细胞都倾向于通过糖酵解方式来获取能量。近期研究表明，高糖环境促进肿瘤细胞的转移。2021年ESPEN发表的《肿瘤患者营养治疗实践指南》建议，对于合并胰岛素抵抗伴体重下降的癌症患者，提高脂肪供能比例，降低糖类供能比例，以增加饮食的能量密度并降低血糖负荷。食物糖类应来源于全谷类食物、蔬菜、水果和豆类等，有利于降低肿瘤复发风险及心脑血管疾病风险、降低超重或肥胖患者体重。应关注食物的血糖指数（glycemic index，GI）和血糖负荷（glycemic load，GL）。GI指含50 g糖类的食物与相当量的葡萄糖在一定时间（一般为餐后2 h）引起体内血糖应答水平的百分比。通常把葡萄糖的GI定为100。2018年《中国食物成分表标准版》（第6版/第一册）提出，GI<55为低GI食物，55≤GI≤70为中等GI食物，GI>70为高GI食物。GL指某种食物的血糖指数与其含糖量的乘积（一般以g为计量单位）。GL=GI×摄入该食物的实际糖类含量/100。一般认为，GL≥20为高负荷饮食，10≤GL<20为中负荷饮食，GL<10为低负荷饮食。GL与GI结合使用，可以帮助患者科学地选择饮食。

3. 蛋白质 骨骼肌蛋白质消耗增加是肿瘤患者蛋白质代谢特征之一，也是恶病质的主要原因，由于肿瘤患者骨骼肌蛋白质合成的能力并未钝化，蛋白质摄入增加可促进肿瘤患者肌肉蛋白质合成、代谢，有利于维持氮平衡，因此，肿瘤患者的蛋白质需要量要高于正常人。对于肿瘤患者最佳的氮供给量目前尚无定论。2021年ESPEN发表的《肿瘤患者营养治疗实践指南》建议，HEN蛋白质摄入量应在1 g/（kg·d）以上，如果可能，可达到1.5 g/（kg·d）。中国临床肿瘤学会（CSCO）发表的《恶性肿瘤患者营养治疗指南（2021）》推荐，接受抗肿瘤治疗（手术、化疗、放疗等）的患者蛋白质的摄入量应超过1 g/（kg·d），建议达到1.5～2 g/（kg·d）。营养混合物能量/氮的比值应接近100∶1；病情稳定的患者的热氮比可以达150∶1；蛋白质补充应满足100%需要量。

4. 脂肪 《中国居民膳食指南（2016）》建议，居民膳食脂肪供能占总能量的20%～30%。伴有胰岛素抵抗的患者可适当增加脂肪供能比例。《中国肿瘤患者膳食营养白皮书（2020—2021）》建议，康复期患者如不存在胰岛素抵抗，膳食脂肪供能应占全天总能量的20%～35%，进展期患者脂肪供能占总能量的35%～50%。2017年，中国抗癌协会《中国肿瘤营养治疗指南》建议，恶性肿瘤患者脂肪供能占总能量的35%～50%。鉴于脂肪对心脏和胆固醇水平的影响，宜选择单不饱和脂肪酸和多不饱和脂肪酸，减少饱和脂肪酸和反式脂肪酸的摄入。2017年《中国肿瘤营养治疗指南》建议，恶性肿瘤患者应适当增加富含ω-3及ω-9脂肪酸食物。《肿瘤患者营养治疗实践指南》（2021年）建议，对于正在接受化疗且有体重减轻或营养不良风险的晚期癌症患者，使用长链ω-3脂肪酸或鱼油，以稳定或改善食欲、食物摄入量、瘦体重和体重。但对于高脂肪供能比例的生酮饮食应当持慎重的态度，目前没有临床试验证明生酮饮食对癌症患者有好处。生酮饮食由于其低适口性，可能导致能量摄入不足和体重下降。

5. 水和电解质 人体所有细胞的功能都需要水来维持。建议摄入水量（包括饮水和食物所含的水）为30～40 ml/（kg·d），丢失的水分须额外补充，尿量维持在1000～2000 ml/d。电解质是维持人体水、电解质和酸碱平衡，保持人体内环境的稳定，维护各种体力活动和神经、肌肉的应激性及营养代谢正常的一类重要物质，其应维持在正常水平范围内。

6. 特殊情况 腹泻/便秘患者通常应食用含膳食纤维。若患有糖尿病，则可使用具有较低含糖量的改良肠内营养配方。

七、随访和监测

肿瘤患者的营养监测应由患者与其看护人员及NST团队共同完成。该过程可能涉及多学科团队（医师、营养师、护士、药剂师）、初级保健医师和护士、家庭护理人员，以及患者本人。HEN实施过程中首先需要患者学会自我监测，发现任何异常应该及时告诉医师，自我监测项目包括：①是否有高热、畏寒，甚至寒战；②是否有心悸、胸闷、气急的征象；③是否有舌干、口渴、浮肿，以及尿量过多或过少等表现；④是否有明显乏力或肌肉抽搐，以及食欲明显减退、眼白发黄、皮疹等症状；⑤是否有与导管同侧的上肢突然肿胀；⑥是否有导管堵塞、易位、脱出等；⑦是否有较明显的体重变化。

NST专业人员应定期随访和监测，通过对接受肠内营养的患者做系统、全面、持续的监测，可了解患者代谢情况，及时发现或避免可能发生的并发症。通过即时的监测能了解营养支持的疗效，根据病情变化及时调整营养处方，进一步提高肠内营养效果。疗效监测包括营养治疗的有效性和安全性，主要基于体重、人体成分和水合状态，但也可包括实验室测量，如血清白蛋白或甲状腺素转运蛋白（前白蛋白），以及是否有腹泻、腹胀等肠内营养并发症及导管阻塞脱落等机械性并发症。此外，还应监测肿瘤患者的生活质量、生存期、心理健康等相关问题。监测和随访间隔时间应根据患者的临床情况来决定，开始营养治疗后1个月内每1～2周随访1次，1个月以后每1～3个月随访1次。随访时应记录肿瘤患者的基本情况，可为患者的治疗提供连续性依据。

参考文献

[1] CEDERHOLM T, BARAZZONI R, AUSTIN P, et al. ESPEN guidelines on definitions and terminology of clinical nutrition [J]. Clin Nutr, 2017, 36 (1): 49-64.

[2] BISCHOFF S C, AUSTIN P, BOEYKENS K, et al. ESPEN guideline on home enteral nutrition [J]. Clin Nutr, 2020, 39 (1): 5-22.

[3] BISCHOFF S C, AUSTIN P, BOEYKENS K, et al. ESPEN practical guideline: Home enteral nutrition [J]. Clin Nutr, 2022, 41 (2): 468-488.

[4] MUSCARITOLI M, ARENDS J, BACHMANN P, et al. ESPEN practical guideline: Clinical Nutrition in cancer [J]. Clin Nutr, 2021, 40 (5): 2898-2913.

[5] HEBUTERNE X, BOZZETTI F, MORENO VILLARES JM, et al. Home enteral nutrition in adults: a European multicentre survey [J]. Clin Nutr, 2003, 22 (3): 261-266.

[6] LÖSER C, ASCHL G, HÉBUTERNE X, et al. ESPEN guidelines on artificial enteral nutrition--percutaneous endoscopic gastrostomy (PEG) [J]. Clin Nutr, 2005, 24 (5): 848-61.

[7] BERING J, DIBAISE J K. Home parenteral and enteral nutrition [J]. Nutrients, 2022, 14 (13): 2558.

[8] 中国临床肿瘤学会指南工作委员会. 中国临床肿瘤学会（CSCO）恶性肿瘤患者营养治疗指南（2021）[M]. 北京：人民卫生出版社，2021.

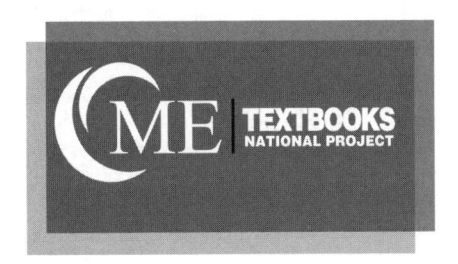

第20章 老年患者的家庭肠内营养

康 琳
中国医学科学院北京协和医院

一、老年人常见家庭营养问题

随着生理功能的减退，老年人咀嚼和消化能力逐渐下降，心肌收缩力减弱，激素水平降低，视觉、听觉及味觉等感官反应迟缓，骨骼肌肉萎缩，瘦体组织量减少等，严重影响老年人对食物的摄取、消化、吸收和利用。特别是高龄老年人，对营养素摄取及利用能力的减退更为严重。此外，老年患者常伴随的慢性疾病、孤独、食欲降低、牙齿功能减退、认知功能减退、药物性因素（药物对营养吸收和利用的影响）及医源性原因等，也是造成老年人营养不良风险增加的重要因素。高龄老年人群中，营养不良多以营养不足为主要表现，包括能量-蛋白质缺乏或微量营养素缺乏，本章主要围绕以营养不足为主的营养不良探讨老年患者营养评估及家庭营养支持的相关内容。

目前，营养不良尚无统一的诊断标准，随着人们对这种临床状态的认识深入，其评定体系也在不断地修正、补充和调整。2015年，ESPEN在《营养不良评定（诊断）标准专家共识》中提出营养不良的诊断标准：体重指数（BMI）＜18.5 kg/m^2；或者在无明确时间段内出现非自主性体重下降＞10%；或者3个月内体重下降＞5%，且同时符合以下两点之一：①BMI＜20 kg/m^2（年龄＜70岁）或BMI＜22 kg/m^2（年龄≥70岁）；②去脂体重指数（fat free mass index，FFMI）＜15 kg/m^2（女性）或FFMI＜17 kg/m^2（男性）。2018年9月，《全球（营养）领导层倡议营养不良（Global Leadership Initiative on Malnutrition，GLIM）的评定（诊断）标准共识》发布，将营养不良评定（诊断）明确分为"营养筛查"和"诊断评定"两个步骤，进一步明确在营养筛查的基础上，分别利用表现型指标（非自主性体重丢失、低BMI、肌肉量降低）和病因型指标（降低的食物摄入或吸收、疾病负担/炎症）对患者营养不良进行评定（诊断）和严重程度分级的工作流程。

老年人的家庭营养不良普遍存在。《中国居民营养与健康状况监测报告（2010—2013年）》显示，我国老年人群低体重率约为6.2%，其中男性为6.6%，女性为5.9%；城市为4.4%，农村为8.1%。与2002年和1992年相比，城市及农村老年人群低体重的发生率均有明显改善，调查显示，75岁及以上高龄老人的低体重率仍然高居于10.1%，特别是农村75岁及以上老年人的低体重率高达13.4%，且男性（16.2%）显著高于女性（11.2%）。此外，报告数据也显示，我国75岁及以上老年人贫血的发生率（17.5%）较高，加强营养状况的改善，是维护老年人健康的重要工作。即使在发达国家，老年人的营养不良也很常见。2016年一项基于微型营养评估（mini nutrition assessment，MNA）筛查方法的荟萃分析对240个研究进行汇总后显示，社区生活、门诊就诊或家庭照护的老年人发生营养不良的比例为3.1%～8.7%，医院、护理机构、康复中心治疗的老年营养不良的发生率可高达22.0%～29.4%。

二、老年患者家庭营养不良的筛查和评估

（一）老年患者家庭营养不良的筛查

中华医学会肠外肠内营养学分会于2013年发布的《中国老年患者肠外肠内营养支持专家共识》建议，应采用敏感、特异、易用的营养筛查和评估方法，及时识别老年患者的营养不良，为开展规范化营养支持提供依据。多个研究显示，微营养评定法简表（mini nutritional assessment - short form，MNA-SF）具有较高的筛查敏感性，且对于住院、社区居家、养老机构的各种情况下老年营养不良的筛查均具有普适性。2009年，基于大量研究证据，ESPEN推荐将MNA-SF应用于各类老年患者的营养筛查。筛查者可根据病史、体重、进食状况及简单查体共6项简单问题确定患者是否存在营养不良或风险，如总分≤11分，即认为存在营养不良的风险；≤7分，即判断存在营养不良，应尽早进行营养干预，以期改善临床结局。2020年，中华医学会肠外肠内营养学分会更新的《中国老年患者肠外肠内营养应用指南（2020）》建议，用MNA-SF作为社区老年患者家庭营养不良的筛查。

（二）老年患者家庭营养不良的评估

基于筛查结果，有营养不良相关高危因素的老年患者应进行全面营养评估，并依此制订营养干预计划。营养评估是解释和扩展在营养筛查过程中得到的资料，由营养专业人员分析和评价临床信息，综合判断医疗和营养摄入史、消化吸收能力、体格检查、人体测量和人体成分分析、生化指标、临床表现等营养相关信息而得出疾病相关的营养诊断。MNA也被推荐为老年患者营养综合评定的适用工具之一，且对于临床结局具有预测意义。然而，目前尚无一项单一检查能够全面地评估营养状态，需要通过综合评估，结合主观和客观指标，早期发现和诊断营养不良，提高评估的敏感性和特异性，及时给予适宜的营养干预。此外，《中国老年患者肠外肠内营养应用指南（2020）》也提出，营养不良作为重要的老年综合征之一，也与其他的多个症状或并发症存在密切的关联。因此，老年患者营养不良的评估，除考虑营养相关临床信息外，还应包括老年常见的躯体功能状态、精神心理状态、衰弱及肌少症、疼痛、共病、多重用药、社会支持、睡眠障碍、视力、听力、口腔、味觉等多重因素综合评估，以上均对营养不良产生影响。《中国老年患者肠外肠内营养应用指南（2020）》推荐，应从基础疾病严重程度、进食情况、实验室检查、体重及人体成分测量、老年综合评估等各方面进行老年患者营养状况的全面评估。

三、老年营养不良的家庭肠内营养

《中国老年患者肠外肠内营养应用指南（2020）》建议，营养学专家应该是老年患者营养支持综合治疗小组中不可或缺的成员，联合老年医学专家、临床药师、物理康复师和护士等专业团队，主要致力于识别老年患者的营养不良或营养风险，制订合理的营养支持方案，提供安全、合理、有效的营养支持措施，规律监测和评价营养支持的效果，从而为提高营养支持的效价比、降低并发症发生率、减少住院患者的医疗费用、缩短住院时间、改善临床结局发挥重要作用。2018年，欧洲肠外肠内营养学会（ESPEN）发布的《老年患者临床营养和液体管理新指南》认为，对存在营养风险的个体早期启动营养支持/干预对改善预后非常重要。

营养干预/支持包括营养咨询、口服营养补充剂的使用，以及人工营养支持（包括肠内营养和肠外营养）。营养咨询是指患者通过咨询营养（医）师进行对症支持，缓解消化系统症状，通过调整饮食鼓励患者摄入更多富能量和蛋白质的食物，提高胃肠道耐受性和改善营养状况的过程。营养（医）师在咨询过程中需详细询问病史及膳食史，计算患者每天能量及各类营养素的需要量，进行餐次安排的建议，制订食谱。若经单纯调整膳食营养改善无效，患者可使用口服营养补充剂（ONS）。若患者经口膳食不足、经营养咨询调整膳食及加用ONS后1周以上，膳食摄入未改善或摄入量低于推荐量的60%持续1～2周，建议给予人工营养支持。因此，可参照《老年患者临床营养和液体管理新指南》建议，遵循阶梯治疗的原则进行营养支持：由营养咨询教育（可加用ONS），依次向上晋级，即肠内营养管饲、部分肠外营养+肠内营养、全肠外营养。当这一阶梯不能满足60%的目标摄入量达1周以上时，应该选择下一阶梯营养支持的方式。

（一）确定能量与宏量营养素目标

基于老年患者的筛查及评定，确定能量与蛋白质目标是制订营养支持计划的基础。包括《中国老年患者肠外肠内营养应用指南（2020）》在内的国内外多个指南认为，一般老年患者可将20～30 kcal/（kg·d）作为目标能量，达到目标能量的摄入能够改善老年患者的长期预后。如果具备条件，建议可通过间接测热法对老年患者的能量需求进行个体化测定。对于蛋白质摄入的需求，欧盟主导的跨国年龄需要蛋白（protein needs with ageing，PROT-AGE）研究为寻求老年人的最佳蛋白质摄入量进行广泛的循证分析和讨论，建议在安全和耐受允许的情况下，至少摄入1.0～1.2 g/（kg·d）的蛋白质；锻炼或活动情况正常的老年人建议摄入更多的蛋白质[≥1.2 g/（kg·d）]；患有急性或慢性疾病的老年人，蛋白质的摄入量可增加到1.2～1.5 g/（kg·d）。患有严重肾脏疾病[肾小球滤过率<30 ml/（min·1.73m^2）]且未接受透析的患者需要限制蛋白质的摄入。在脂肪摄入方面，《中国居民膳食指南（2022）》认为，老年人摄入脂肪的总量应该占总能量的20%～30%，建议增加不饱和脂肪酸的摄入，限制饱和脂肪酸的摄入。

（二）膳食支持

《中国居民膳食指南（2022）》为老年人群提出了核心信息"鼓励共同进餐，保持良好食欲；食物多样，鼓励多种方式进食；选择质地细软的食物；多吃鱼禽肉蛋奶和豆，适量蔬菜搭配水果；关注体重丢失，定期做营养筛查评估，预防营养不良；适时合理补充营养，提高生活质量；坚持健身和益智活动，延缓肌肉衰减，保持适宜体重，促进身心健康。"延缓疾病的发生和发展，改善营养状况。

《中国居民膳食指南（2022）》建议，老年人群应做到平衡膳食与食物多样，建议每天不重复的食物种类数达到12种以上，每周达到25种以上。谷类食物是绝大部分居民膳食中的主体食物，建议粗细搭配，全谷物和杂豆类食物充足摄入。饮食均衡，建议多吃蔬菜和水果，其中深色蔬菜占推荐量的50%以上；充足摄入奶类，每天摄入300 g鲜牛奶或相当量的奶制品；适量摄入鱼、禽、蛋、瘦肉、大豆，满足蛋白质的需要。此外，仍应坚持适当减盐减油、减糖及限酒。

在老年群体的膳食管理中，应关注吞咽障碍的治疗及长期支持。吞咽障碍是一种基于生理和疾病原因，易发生于老年人群尤其是高龄老年人的临床状况。调查显示，上海社区和养老机构70岁以上的老年人中，吞咽障碍的发生率为32.5%。吞咽障碍会进一步加剧老年人对能量、蛋白质的摄入不足，导致营养不良和营养风险的发生率达78.9%。吞咽障碍还可引起呛咳、误吸、吸入性肺炎、窒息、死亡，严重影响老年人的生活质量，但如能积极给予干预，可减轻症状、改善营养状况。《老年吞咽障碍患者家庭营养管理中国专家共识（2018版）》建议，在临床营养师和康复治疗师指导下，可通过调整食物稠度，对吞咽障碍的老年人进行饮食的调配和个体化训练。同时，应关注吞咽障碍老年人的饮水量及脱水状况，积极干预可能导致患者脱水的因素；在专业人士（临床营养师、医护人员等）的指导下用稠厚液体与普通饮水交替方式满足每天最低饮水量。

（三）肠内营养

《中国老年患者肠外肠内营养应用指南（2020）》建议，存在营养不良或营养风险且胃肠道功能正常或基本正常的老年患者应接受肠内营养。老年患者在接受营养支持前，应纠正低血容量及酸中毒、低钠、低钾等水、电解质及酸碱平衡紊乱。根据年龄、营养风险、是否禁食、疾病状况，是否伴随其他心、肺、肾疾病情况，选择合适的营养支持途径、适宜的能量和营养物质，制订个体化营养支持方案。在营养支持过程中应密切监测、评价营养支持效果及重要脏器的功能状态，及时调整营养支持方案。

1. 口服营养补充 口服营养补充（ONS）是广义肠内营养的重要方式，是以增加口服营养摄入为目的，将提供多种宏量营养素和微量营养素的营养液体、半固体或粉剂的制剂加入饮品和食物中经口补充。ONS作为专用营养补充配方可以加强食物中的蛋白质、糖类、脂肪、矿物质和维生素等营养素的含量，提供均衡的营养素，以满足机体对营养物质的需求。2017年，中华医学会肠外肠内营养学分会发表的《成人口服营养补充专家共识》对于存在营养不良或营养不良风险的老年患者进行了ONS的补充建议，肯定了ONS的补充增加机体的能量和蛋白质摄入量、体重和瘦组织群含量，减少维生素和微量营养素的缺乏，改善机体的营养状态、增加握力等机体功能，提高生活质量的作用。《成人口服营养补充专家共识》建议，老年痴呆患者应常规给予ONS来改善机体的营养状态；髋部骨折和骨科手术的老年患者也应使用ONS补充，以降低围手术期并发症和病死率。此外，蛋白质含量高的ONS有助于降低老年患者压疮的发生率。一般情况下，当膳食提供的能量、蛋白质等营养素在目标需求量的50%～75%时，可通过ONS摄入额外的营养补充。《成人口服营养补充专家共识》推荐，自然饮食加ONS应达到推荐机体日常能量及蛋白质需要量的营养摄入水平，或者除日常饮食外，ONS至少达到1674～2512 kJ（400～600 kcal）/d的摄入量。可在餐间补充ONS，小口啜服。当固体食物进食困难时，给予ONS全代餐，满足机体所需营养素，维持或改善患者的营养状况。

2. 肠内营养 除ONS外，经喂养管给予肠内营养是通过消化道途径进行营养支持的另一重要方式。当经口摄入量不足目标量的50%时，应考虑经喂养管给予肠内营养。经喂养管给予肠内营养的途径包括：①无创置管技术。如经鼻胃途径放置喂养管于胃、十二指肠或空肠中。②有创置管技术。如内镜下胃造口术和外科手术下的各类造口技术。经喂养管给予肠内营养可保证老年患者的能量和营养素的供给，改善营养状态。鼻胃管适用于较短时间接受肠内营养的老年患者，管饲时患者上半身抬高30°～45°，可降低发生吸入性肺炎风险。接受腹部大手术且预计术后需要接受较长时间肠内营养的老年患者，建议术中放置胃/空肠造口装置。当施行近端胃肠道吻合后，可通过放置在吻合口远端的空肠营养管进行肠内营养。需要长期肠内营养的老年患者，相比鼻胃管更推荐使用经皮内镜下胃造口术（PEG）。存在吸入性肺炎高风险的患者可选空肠置管技术，如鼻空肠管、空肠造口术或经皮内镜下空肠造口术（PEJ）。

3. 肠内营养配方 标准整蛋白配方适合大多数老年患者的需要；氨基酸和短肽类制剂适合少部分胃肠功能不全（如重症胰腺炎等）的老年患者；高能量密度配方利于实现老年患者营养充足性；选用优化脂肪酸配比、以中链甘油三酯、单不饱和脂肪酸为主要脂肪来源的肠内营养制剂，长期应用可改善脂代谢和降低心血管事件发生的风险；乳清蛋白比酪蛋白更能促进老年人蛋白质合成和减弱蛋白质合成抵抗，并提供更多的必需氨基酸。

参考文献

[1] CEDERHOLM T, BOSAEUS I, BARAZZONI R, et al. Diagnostic criteria for malnutrition - An ESPEN consensus statement [J]. Clin Nutr, 2015, 34 (3): 335-340.

[2] CEDERHOLM T, BARAZZONI R, AUSTIN P, et al. ESPEN guidelines on definitions and terminology of clinical nutrition [J]. Clin Nutr, 2017, 36 (1): 49-64.

[3] JENSEN G L, CEDERHOLM T, CORREIA MITD, et al. GLIM criteria for the diagnosis of malnutrition: a consensus report from the global clinical nutrition community [J]. J Parenter Enteral Nutr, 2019, 43 (1): 32-40.

[4] 常继乐, 王宇. 中国居民营养与健康状况监测2010—2013年综合报告 [M]. 北京: 北京大学医学出版社, 2016.

[5] 中国老年医学学会. 营养与食品安全分会中国循证医学中心.《中国循证医学杂志》编辑委员会. 等, 老年吞咽障碍患者家庭营养管理中国专家共识（2018版）[J]. 中国循证医学杂志, 2018, 18 (6): 547-559.

[6] 吴国豪, 谈善军. 成人口服营养补充专家共识 [J]. 消化肿瘤杂志（电子版）, 2017, 9 (3): 151-155.

[7] 中华医学会肠外肠内营养学分会老年营养支持学组. 老年患者肠外肠内营养支持中国专家共识 [J]. 中华老年医学杂志, 2013, 32 (9): 913-929.

[8] 中华医学会肠外肠内营养学分会老年营养支持学组. 中国老年患者肠外肠内营养应用指南（2020）[J]. 中华老年医学杂志, 2020, 39 (2): 119-132.

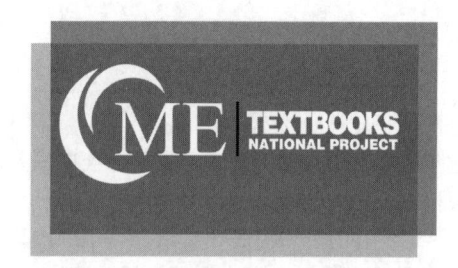

第21章 肝功能不全患者的家庭肠内营养

符云来　孟庆华
首都医科大学附属北京佑安医院

一、肝功能不全

（一）病因

肝功能不全又名肝功能障碍，包括各种急性肝衰竭、亚急性肝衰竭、慢性肝炎或代偿期肝硬化基础上的慢加急/亚急性肝衰竭及慢性肝衰竭。引起肝衰竭的常见病因有病毒、药物、感染等。肝衰竭也包括危重症患者、严重感染、手术、创伤所继发的肝功能不全。

（二）临床表现

肝功能不全患者的临床症状没有特异性，大多以消化道症状为主。①急性和亚急性肝衰竭患者，发病早期常见食欲减退、恶心、乏力等消化道症状；②慢性肝衰竭患者，以上消化道出血、肝性脑病、肝肾综合征等严重并发症就医者多见。

（三）营养状况

肝脏作为人体最重要的代谢器官，是营养物质合成、储存的重要场所。肝脏损伤时，肝细胞吸收、合成营养物质的能力下降，发生严重的代谢紊乱，可出现复杂的营养素代谢改变和不同程度的蛋白质-能量营养不良（protein-energy malnutrition，PEM）。急性和亚急性肝衰竭患者起病急骤、疾病进展快，当机体处于应激状态，营养代谢以高代谢多见；慢加急性肝衰竭和慢性肝衰竭患者，由于有效肝细胞总数的减少和三大营养物质的代谢异常，多表现为低代谢状态。代谢障碍表现为机体分解脂肪和蛋白质氧化供能，而葡萄糖氧化代谢障碍。三大营养物质代谢障碍的程度和营养不良的程度随肝功能异常程度的加重而增加，营养不良作为肝功能不全患者的一个重要特点，可使肝衰竭患者腹水、出血、感染及肝性脑病的发生率增加，疾病进程加速。

（四）营养支持

无论哪种类型的肝衰竭患者都需要营养支持，文献报道，对急性肝衰竭患者添加支链氨基酸和保证能量供给，可以提高生存率；慢加急性肝衰竭和慢性肝衰竭患者，持续性低糖供给，可以降低机体对自身蛋白和脂肪的氧化分解，有助于提高机体白蛋白水平。与肠外营养相比，肠内营养不仅对营养素的吸收和利用更加符合生理特点，有助于维持肠黏膜结构的完整性和屏障功能，而且在保护肝功能、防止体重指数降低及调节糖、脂肪代谢和蛋白代谢方面均比肠外营养治疗更为有效。笔者倡导给予肝功能不全患者营养支持治疗，通过膳食干预的方式改善代谢紊乱引起的PEM，合理的营养干预能减缓患者全身衰竭的进一步发展和改善患者预后。对于急性肝衰竭、多器官功能衰竭合并意识障碍的患者，通过鼻胃管或鼻空肠管能够实现经肠营养，而经肠营养不足的部分，可通过静脉营养补充。肝衰竭恢复期的患者，出院后的家庭、社区管理是患者营养干预的关键。及时评价患者的营养状况，积极改善患者的营养摄入及营养素结构，可防止或纠正营养不良，助力患者康复。

二、临床常见的肝功能不全患者家庭肠内营养建议

（一）总原则

肝衰竭患者饮食原则为足够的热量、充足的糖类、适量蛋白质、低脂、高维生素饮食，睡前加餐和少食多餐。

1. 营养多样化和个体化 肝功能不全患者膳食种类应尽可能多样化，且要新鲜、味美，以增进食欲、增进消化。不同肝病患者应给予个体化营养支持，并依据病情恢复情况适当调整。恢复期饮食以清淡半流质食物为主；食欲较差时可变换食物种类，改进色、香、味；进食不足时，建议经口补充肠内营养；伴有腹水、肝昏迷、消化道出血、肾功能不全的患者，则应酌情控制钠盐、蛋白质食物、粗纤维食物和水量的摄入。

2. 足够的热量 充足的热量供给可减少蛋白质的消耗，有利于组织蛋白的储存。一般来说，居家养护的肝衰竭患者总能量供给应在30～40 kcal/（kg·d），患者以卧床为主时可略低一些，因疾病消耗较大的患者慢慢增加总热量，其中糖类的摄入应占总热量的60%。对于出血的患者，需要禁食、水，应及时就医并静脉供给足够的热量和各种营养素。

3. 充足的糖类 糖类是主要的热量来源，肝衰竭时肝糖原储存不足，易出现低血糖。肝功能越差，晨起空腹低血糖的发生率越高，患者的预后也越差。预防和治疗低血糖对于肝衰竭患者十分重要，充足的糖摄入可保证机体活动的热量来源，并通过肝脏合成、贮存糖原，减少蛋白质作为供能物质被消耗。确保热量的需求，有助于促进肝细胞的修复、再生及肝功能的恢复，可以选用蜂蜜等易消化的单糖或多糖食品。由于肝病患者存在葡萄糖利用障碍，过多的葡萄糖会造成体内脂肪堆积，诱发脂肪肝及动脉硬化等，患者短时间内体重增加过多也进一步加重肝脏的负担。故不主张肝衰竭患者大量进食糖类，推荐葡萄糖的供给量为2～3 g/（kg·d），并监测血糖水平，在纠正晨起低血糖的同时，也要警惕高血糖的发生。

4. 适量的蛋白质 肉、蛋、奶、鱼类等富含优质蛋白，机体血浆白蛋白水平的提高能够纠正低蛋白血症，促进腹水消退，对保护肝细胞、修复已损坏的肝细胞有重要意义。肝硬化患者，一般患者蛋白质的摄入量为1.2 g/（kg·d），严重营养不良失代偿期的患者则为1.5 g/（kg·d）；合并肝性脑病时的蛋白质摄入量为0.5～1.2 g/（kg·d），重度肝性脑病患者在限制蛋白质摄入的同时，应增加支链氨基酸的补充。待患者清醒后逐渐增加蛋白质供给，以患者能耐受为度，可交替食用鱼类、瘦肉、蛋类、乳类和豆制品，支链氨基酸以亮氨酸、异亮氨酸、缬氨酸等作为补充较为安全。

5. 低脂饮食 脂类的消化、吸收、分解、合成和转运主要在肝脏完成，肝功能受损时，胆汁合成及分泌均减少，脂肪的消化及吸收受影响。肝功能不全患者常有厌油腻、消化不良等表现，脂肪易摄入不足。研究发现，肝衰竭患者以脂肪消耗为主，摄入脂肪过少会影响某些微量元素和脂溶性维生素的吸收，如影响维生素A、D、E、K的吸收，造成维生素缺乏。此外，不饱和脂肪酸能够减轻肝脏炎症、有利于肝细胞的修复。因此，大多数肝衰竭患者康复期仍需要少量的脂肪摄入，尽

量少进食动物脂肪，应以含有不饱和脂肪酸较多的植物性脂肪为主，如花生油、大豆油等。

6. 丰富的维生素　维生素是人体中不可或缺的重要营养物质，直接参与肝脏代谢的调节。肝功能不全造成多种维生素的吸收、转运、转化障碍，导致维生素和微量元素的缺乏。肝衰竭恢复期患者的饮食中应含有丰富的新鲜蔬菜和水果。补充B族维生素（如全麦、玉米、小米等）和维生素C（如油菜、番茄等）丰富的食物，可以起到保护肝内酶系统，促进肝细胞再生的作用。脂溶性维生素A、D、E对肝均有不同程度的保护作用。肝硬化患者体内缺乏锌和镁，日常饮食中应适量摄取含锌和镁丰富的饮食，如猪瘦肉、牛肉、羊肉、鱼类及绿叶蔬菜、豌豆和乳制品等。

7. 慎食的食物

（1）高脂食物：油炸及油煎食物不易消化和吸收，容易引起吸收不良性脂肪泻。反复煎炸的食物油中含有致癌物质。

（2）酒精和辛辣刺激性食物：酒精在体内主要是通过肝脏进行代谢，饮酒会加重肝脏的负担，所以应禁止饮用酒精和含有酒精的饮料，并忌用辛辣刺激性食物，如辣椒、芥末等。

（3）粗纤维及硬食：肝硬化患者应避免食用带刺、带骨及含粗糙纤维的食物，更不能食用硬、脆的干食品，防止刺伤存在静脉曲张的食管黏膜造成破裂出血。

（4）高盐食物：腌制食品由于盐分太高，摄入过多易影响水、钠代谢。伴有腹水或水肿的患者，要给予低盐饮食，并适当限制饮水量。

8. 睡前加餐和少食多餐　肝衰竭及肝硬化患者夜间禁食时间过长，晨起易出现低血糖。有研究发现，肝硬化患者夜间禁食超过12 h引起的代谢异常约等于正常人饥饿2～3天的改变。睡前加餐（夜间加餐）的目的是满足夜间睡眠状态下机体对能量的需求，降低机体对自身白蛋白的分解，促进肝脏细胞的恢复，预防晨起低血糖的发生。目前，多数研究认为睡前加餐的物质以糖类、糖类与支链氨基酸的混合物质为宜。建议中餐、晚餐各减少100 kcal热量的食物，改为在睡前30～60 min摄入200 kcal的加餐。通常膳食摄入的时间会影响机体能量代谢状态，对于有慢加急性或亚急性肝衰竭病史和慢性肝衰竭患者，应尽量避免长时间空腹。落实好睡前加餐和少食多餐的关键是患者要转变"不饿就不用加餐"观念，避免长时间空腹，均匀分配一天的总摄入量，养成一天4～6餐的习惯，家庭成员需要给予支持和配合。

9. 每天排大便1～2次　肝衰竭的患者大都有肝硬化的疾病基础，由于肝脏功能不足，对有毒物质的解毒能力下降，摄入的蛋白质在肠道细菌酶的作用下分解，肠绒毛上皮细胞吸收氨基酸入血，肠内蛋白质的分解产生氨，肝脏不能将氨降解就会引起高氨血症，甚至肝昏迷。通便有助于缩短氨在肠道的滞留时间，减少氨的吸收。多吃新鲜蔬菜、水果，多饮水，有助于保持大便通畅。对于便秘的患者，酌情加用乳果糖类药物。乳果糖可酸化肠道，改变肠道pH，使肠道产氨量及氨吸收量减少，起到降血氨作用，并能软便、通便。

10. 休息和运动　在急性期和肝功能损害明显的时期应以卧床休息为主，适当的锻炼能促进肝脏的血液循环，改善肝细胞的营养，有助于肝功能的恢复。建议以散步、打太极拳等运动模式为主，遵循"动静结合，循序渐进"原则，运动量慢慢增加，做到劳逸结合。

11. 良好的心态　中医认为，肝主疏泄、条达，情志不畅则肝气疏泄不利，气滞日久则血瘀，有肝积之变。情绪的好坏对肝脏有重要的影响，经常焦虑、情绪消极，易伤肝，不利于肝病的康复，甚至影响饮食和睡眠，使疾病迅速恶化。良好的心态有助于疾病的康复，唱歌特别是合唱，有助于心肺功能的提升和良好心态的养成。

（二）急性肝衰竭

1. 临床特点　急性肝衰竭患者经过治疗后，身体基本能恢复到治疗前的状态。

2. 膳食指导　重点是膳食营养的均衡和预防脂肪肝的发生，同时管理体重也十分重要。

（三）慢加急/亚急性肝衰竭

1. 临床特点　慢加急性肝衰竭患者在经2～3个月的临床内科治疗后，出院时仍处于疾病的康复期（不包括因肝衰竭行肝移植康复的患者），尚存在乏力、食欲未恢复到疾病前状态、体能差、动则气喘及肝功能实验室指标仍未达标。

2. 膳食指导　营养干预的重点是改善患者的营养状态，而居家养护、饭菜可口为改善营养状态奠定了基础。在总原则的框架下进食量循序渐进，逐渐增加。蛋白质的供给量从0.8～1.2 g/(kg·d)逐渐过渡到1.5 g/(kg·d)。建议添加复合氨基酸颗粒剂，提升氮源的吸收利用。另外，强调食物品种的多样性、睡前加餐及少食多餐。

（四）慢性肝衰竭

1. 临床特点　慢性肝衰竭是肝硬化患者的终末期表现，肝硬化是在慢性肝损伤基础上进展的肝纤维化及形成再生结节，肝功能进行性下降，伴有门静脉高压、脾功能亢进。患者常因并发症而死亡，主要的并发症有食管-胃底静脉曲张破裂出血、肝性脑病、原发性肝癌等。营养不良在慢性肝衰竭的患者中的比例可达100%，是影响肝硬化预后的独立危险因素。

2. 膳食指导

（1）肝硬化合并腹水患者：低盐饮食、限制饮水量，食物的制作以细软为主，少量多餐，推荐食物有菜花、莴笋、土豆、西红柿、茄子、冬瓜、红小豆、海参、薏仁米等。

（2）肝硬化合并肝性脑病患者：三级及以上的肝性脑病，建议蛋白质的摄入量减少50%。口服乳果糖、门冬氨酸鸟氨酸颗粒剂，必要时及时到医院就诊。建议每天4～6餐，多摄入植物蛋白，保证大便通畅。

（3）肝硬化合并上消化道出血患者：患者在禁食期间容易发生营养不良。应长期摄入少渣饮食，主食以细粮为主，食物应软且易消化，品种应多样化。推荐食物有鸡蛋（每天1个），牛奶（250～500 ml）；肉类一般每天50～100 g（1～2两），避免食用带骨、带刺的鱼肉类食物；豆腐和豆浆每天50～100 g（1～2两）；应选用含膳食纤维少的蔬菜、水果，可食用绿色叶菜、土豆、冬瓜、西红柿、苹果、桃、香蕉等。植物油为30～40 g/d。烹调方法以炖、煮、蒸为主，忌辛辣、刺激性调味品。避免一次摄入大量的肉类、蛋类、豆制品等，同时保持大便通畅，避免用力排便，避免咳嗽等增加腹压从而诱发出血。

（4）肝硬化合并肝癌患者：遵循平衡膳食、低脂与高蛋白饮食、多补充维生素、适量补充无机盐、进食易消化食物的营养原则。关注患者体重的变化，忌用烟熏、火烤、油炸、发霉等食品，多进食新鲜蔬菜。推荐食物有牛奶、豆浆、西红柿、西瓜、苹果、柑橘、白萝卜、海鱼、胡萝卜、各种绿叶蔬菜、枸杞、人参、木耳。

参考文献

[1] 孟庆华. 肝功能障碍病人的营养支持[J]. 肠外与肠内营养, 2017, 24 (4): 193-196+204.

[2] MOCTEZUMA-VELAZQUEZ C, GARCIA-JUAREZ I, SOTO-SOLIS R, et al. Nutritional assessment and treatment of patients with liver cirrhosis [J]. Nutrition, 2013, 29 (11-12): 1279-1285.

[3] 赵娟, 王金环, 李胜利, 等. 急性肝功能衰竭与亚急性肝功能衰竭患者能量代谢特点比较[J]. 中华传染病杂志, 2016, 34 (2): 75-79.

[4] 赵娟, 王金环, 李娟, 等. 慢加急性肝衰竭患者的能量代谢状况[J]. 广东医学, 2015, 36(2): 203-207.

[5] HUISMAN E J, TRIP E J, SIERSEMA P D, et al. Protein energy malnutrition predicts complications in liver cirrhosis[J]. Eur J Gastroenterol Hepatol, 2011, 23(11): 982-989.

[6] 郭金, 石春霞, 邓威, 等. 肝衰竭营养代谢特点及营养支持的研究进展[J]. 临床肝胆病杂志, 2022, 38(3): 703-707.

[7] HOU W, LI J, LU J, et al. Effect of a carbohydrate-containing late-evening snack on energy metabolism and fasting substrate utilization in adults with acute-on-chronic liver failure due to Hepatitis B[J]. Eur J Clin Nutr, 2013, 67(12): 1251-1256.

[8] 宋波, 王玉村, 赵娜. 肠内营养治疗对高龄非酒精性脂肪肝伴代谢综合征患者的临床意义[J]. 世界华人消化杂志, 2015, 23(4): 648-654.

[9] PLAUTH M, BERNAL W, DASARATHY S, et al. ESPEN guideline on clinical nutrition in liver disease[J]. Clin Nutr, 2019, 38(2): 485-521.

[10] 北京医学会肠外肠内营养学专业委员会《慢性肝病患者肠外肠内营养支持与膳食干预专家共识》专家委员会. 慢性肝病患者肠外肠内营养支持与膳食干预专家共识[J]. 中华临床营养杂志, 2017, 25(1): 1-11.

[11] OWEN O E, REICHLE F A, MOZZOLI M A, et al. Hepatic, gut, and renal substrate flux rates in patients with hepatic cirrhosis[J]. J Clin Invest, 1981, 68(1): 240-52.

[12] BISCHOFF S C, BERNAL W, DASARATHY S, et al. ESPEN practical guideline: Clinical nutrition in liver disease[J]. Clin Nutr, 2020, 39(12): 3533-3562.

[13] 吴牧晨, 孟庆华. 慢加急性肝衰竭患者的营养评估及临床管理[J]. 临床肝胆病杂志, 2021, 37(4): 770-774.

[14] 李秀惠. 钱英教授"截断逆挽法"治疗慢性重型肝炎的思路与方法[J]. 上海中医药杂志, 2007, 41(1): 1-4.

[15] 中华医学会感染病学分会肝衰竭与人工肝学组, 中华医学会肝病学分会重型肝病与人工肝学组. 肝衰竭诊治指南(2018年版)[J]. 实用肝脏病杂志, 2019, 22(2): 164-171.

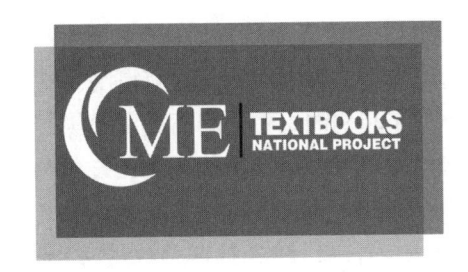

第22章 临床罕见疾病——遗传性代谢疾病患者的家庭肠内营养

李融融　陈伟
中国医学科学院北京协和医院

罕见病是指那些发病率极低、患病人数较少的疾病，又称"孤儿病"。世界卫生组织（World Health Organization，WHO）定义罕见病为患病人数占总人口的0.65‰～1‰的疾病。美国将罕见病定义为每年患病人数少于20万人（或发病人口比例小于1/1500）或多于20万人但药物研制和生产无商业回报的疾病。日本规定，罕见病为每年患病人数少于5万（或发病人口比例为1/2500）的疾病；欧盟则规定，罕见病是指患病率小于0.5%的疾病。其中，罕见遗传性代谢疾病（inherited metabolic diseases，IMD）是指由于基因突变引起酶缺陷、细胞膜功能异常或受体缺陷，引起代谢异常等一系列临床症状的一组罕见疾病，发病率小于10/100 000。

罕见病虽发病率较低，但基于我国相对较大的人口基数也形成了相对可观的患者群体。由于其内在的遗传机制，一般情况下IMD多无特效治疗，终身存在，随病程逐渐进展而导致多系统代谢、智力神经功能、社会功能受损，是家庭和社会的长期医疗负担。由于遗传相关发病机制，IMD一般无特效治疗，仅给予患者对症支持，而长期营养干预是唯一有效减少或纠正IMD相关代谢紊乱及并发症的治疗手段。

在不同的营养支持方式中，肠内营养是一种简便、安全、有效的方法。与肠外营养相比，肠内营养更符合营养素消化、吸收的生理状态，更有利于维持肠道屏障结构和功能的完整，且费用较低，在实际生活中的应用和监护更为简便，安全性更高；在摄入相同热量和氮量的情况下节氮的作用更明显。如罕见病患者因原发疾病或因治疗需要而不能或不愿意经口摄食，或者摄食量不足以满足机体合成、代谢的需要时，在胃肠道具备吸收生理需要各种营养素能力的情况下，均可考虑采用肠内营养。肠内营养作为一种重要的临床治疗手段，随着其日益发展和成熟，实践环境从医院逐渐向家庭延伸，为需要数周甚至更长时间营养支持的患者创造了更加便利的支持条件。中国的家庭肠内营养技术在20世纪80年代得以发展，虽然目前已越来越受到学术界的关注，但尚处于初级阶段，目前，我国罕见病患者家庭肠内营养技术的应用亦更缺乏数据的总结和分析。本文阐述了临床实践中家庭肠内营养在罕见病患者的实践应用。

一、合并吞咽障碍患者的家庭肠内营养管理

吞咽障碍是接受肠内营养的指征之一。合并存在吞咽障碍症状的罕见病患者也是进行长期家庭肠内营养的适用人群，如各类可导致吞咽障碍的运动神经元病患者。

脊髓性肌萎缩（spinal muscular atrophy，SMA）是由运动神经元存活基因1（survival motor neuron 1，SMN1）纯合缺失或突变导致脊髓前角运动神经元及低位脑干运动神经核退行性变，进

而出现所支配肌肉进行性无力萎缩的下运动神经元疾病。其主要临床表现是对称性肌肉无力萎缩、肌张力下降。婴幼儿起病的患者出生后即有"软婴"表现，即运动发育明显迟滞，无法获得坐、站等功能状态，此后出现运动功能倒退、呼吸肌无力等。儿童、青少年起病的患者在起病后出现从下肢近端起始，向上肢近端、四肢远端和头颈部发展的进行性肌肉无力萎缩，运动功能逐渐丧失，晚期合并脊柱侧凸、关节挛缩、张口受限、呼吸困难等。吞咽障碍是SMA患者常见的并发症表现之一。口腔吞咽肌肉受累、下颌关节活动受限等是吞咽障碍的常见原因，可导致向口中输送食物困难、咀嚼困难和呛咳。患者的独立运动功能状态也是发生吞咽障碍的危险因素，无法坐起、头部控制不佳和依赖机械通气的患者发生吞咽障碍的风险更高。

《中国吞咽障碍评估与治疗专家共识（2017年版）》建议，完善吞咽状况的评价后，应根据吞咽障碍患者营养的评估指标及功能状况调整营养摄入。对于已出现轻度吞咽受损但尚可接受经口进食者，可通过调整进食姿势、调节食物性状、增稠食物质地，促进部分吞咽障碍患者安全有效地进食。当食物摄入不能满足营养需求时，可选择经食物性状调整的ONS或肠内营养制剂口服补充。每天经口能量摄入不足目标量的60%的患者应给予经喂养管的肠内营养。欧洲儿童胃肠、肝病与营养学会（European Society for Paediatric Gastroenterology, Hepatology and Nutrition, ESPGHAN）也建议，包括脊肌性肌萎缩等神经肌肉疾病的儿童每天经口进食时间大于3 h，也可考虑进行经喂养管的肠内营养改善对营养的摄入。也有学者认为，评价SMA患者张口活动度对于界定启动肠内营养的指征也有帮助，最大张口度显著低于正常与误吸、呛咳的风险增加相关，提示患者具有进行肠内营养的适应证。

长期维持家庭肠内营养有助于改善SMA患者的营养状况，降低由于肌肉减少而导致糖异生储备不足从而反复发生空腹低血糖的风险。经喂养管进行家庭肠内营养的主要途径包括鼻胃管、鼻空肠管、胃造瘘及空肠造瘘等，医师可根据疾病状况、预期管饲喂养时间、患者一般状态及胃肠道功能选择合适的途径以长期进行肠内营养。如患者体重过低接受造瘘手术的风险较大，可先给予经鼻管喂养改善营养状况。如患者同时并存显著的胃食管反流，留置鼻空肠管较鼻胃管更有利于气道保护、降低反流和误吸的风险。但空肠管的管腔较鼻胃管更细，堵管风险更高，因此，不建议使用家庭自制的匀浆膳，只能输注商品化的均质液体型肠内营养制剂。此外，若经空肠管喂养，营养制剂未经胃腔的缓冲和潴留作用而直接进入空肠，需要更加关注肠内营养的输注速度和肠道对肠内营养液的渗透压的耐受状况。

二、合并胃肠动力障碍患者的家庭肠内营养管理

在排除机械性肠梗阻等肠内营养禁忌证的情况下，给予适宜的肠内营养有助于为胃肠动力障碍的患者维持和改善营养状况。

埃勒斯-当洛综合征（Ehlers-Danlos syndrome, EDS）又称先天性结缔组织发育不全综合征，是临床和基因组学具有显著异质性的一组遗传性结缔组织疾病，是由编码胶原蛋白或其他参与胶原蛋白加工或细胞外基质生理功能的蛋白质分子基因发生致病变异而引起，具有关节过度活动、皮肤弹性增高而过度伸展、组织脆性增加等临床特点。1998年，Villefranche分型将埃勒斯-当洛综合征分为6个亚型：经典型、活动异常增高型、血管型、脊柱侧后凸型、关节松弛型及皮肤脆弱型。随着人们对这一疾病的认识逐渐加深，学术界在2017年更新了埃勒斯-当洛综合征的国际分型，根据遗传学与临床特征将其分为了13种亚型，其中经典型（Classical）、血管型（Vascular）、高度活动型（Hypermobile）最为常见。埃勒斯-当洛综合征各亚型间表型多有重叠，患者常合并骨、眼、内脏病变和多种畸形，部分患者存在血浆中纤维连接蛋白功能缺陷、血小板凝聚性能差。患者皮肤有

较明显的脉管显露，创面愈合差，可出现萎缩性瘢痕、牙龈吸收。临床表现包括：①轻微外伤下可导致较大伤口，愈合较慢，愈合后留有较大萎缩性瘢痕及海绵样瘤，轻度碰伤后引起明显的血肿，伤口缝合后容易反复开裂，皮肤皱褶处拉起弹性过度，四肢伸侧可有皮下硬结；②关节过度伸展，大关节轻微外伤后出现半脱臼或自发性脱臼，膝关节反屈和脊柱后侧凸；③部分患者有眼距增宽、鼻背宽平、眼内眦皮赘、老年后眼周皮肤丰满多皱的面部特征。

由于胶原蛋白的功能障碍，呼吸与循环系统也可由于结缔组织异常导致相关的临床表现。患者常以非特异性咳嗽、咯痰、咯血、声嘶、夜间喘鸣、哮喘样改变为主要表现；肺部空洞、结节、囊样改变、渗出影、气胸、胸腔积液是常见的影像学改变；常见的病理机制包括气道塌陷、肺血管出血、阻塞性/限制性通气功能障碍，以及由此导致的肺残气量的增加。常见的心血管改变包括二尖瓣或三尖瓣的脱垂、主动脉根部的扩张及动脉瘤的表现。

以胃肠道动力障碍为主的消化道症状也是埃勒斯-当洛综合征患者常见的合并表现。2020年丹麦进行的一项基于1319例埃勒斯-当洛综合征病例的15年回顾性队列研究显示，胃肠功能障碍、疝、哮喘、肺炎和骨质疏松是此类患者较常见的并发症，在高度活动型患者中胃肠功能障碍的发生更为突出。来自美国Mayo Clinic的一项对687例埃勒斯-当洛综合征病例的回顾性分析显示，56%的患者存在消化系统症状，症状分布涉及经典型（58.9%）、高度活动型（57.5%）、血管型（47.3%），常表现为腹痛（56.1%）、恶心（42.3%）、便秘（38.6%）、胃灼热（37.6%）和肠易激综合征样症状（27.5%）。结缔组织受损导致的消化系统机械性改变、自主神经调节紊乱、内脏高敏表现等各种器质性或功能性的因素是导致各种消化系统症状的主要因素。对症支持是埃勒斯-当洛综合征最主要的治疗。客观评估患者胃肠道功能，合理给予营养支持是重要的治疗基础。2020年，美国Cleveland Clinic回顾了既往10年218例埃勒斯-当洛综合征患者的临床数据，7%的患者无法耐受经口摄入饮食而需要依赖人工营养支持；在合并胃肠道动力障碍的患者中31.2%需要经喂养管（空肠/胃造瘘、经鼻胃/空肠管）给予肠内营养，15.6%的患者甚至需要全胃肠外营养。因此，评估患者消化系统动力状况、消化吸收功能及对于摄食的耐受，并以此制定相应的营养策略。

对于有胃肠动力障碍但有一定程度消化、吸收功能的患者，给予家庭肠内营养以加强对营养的摄入。上消化道动力障碍严重者采用幽门后喂养的管饲方式可能更有利于改善胃肠耐受。然而，营养路径的选择（经鼻胃/空肠管或是空肠/胃造瘘）需要综合个体临床特点、疾病基因分型、器官受累情况、皮肤、血管及软组织的易损性、营养途径建立及维护风险等各种信息后综合考量才能做出决策。家庭肠内营养的营养路径均具有不同程度的侵入性，而埃勒斯-当洛综合征患者的皮肤软组织有愈合不良的倾向，因此，家庭肠内营养实践中积极进行创伤管理也具有重要意义。

建立营养管的途径如涉及外科操作，应尽量避免伤口，预防外伤，必要的手术应轻柔操作，加压包扎，缝线处支撑固定，术后制动，延长休息时间，延期换药、拆线。在缝线处用胶带增加外部张力、应用无张力敷料（limited access dressing）、双重敷料、明胶海绵等改良的材料填塞操作，并采用创伤管理方式改善埃勒斯-当洛综合征患者的创面愈合。留置经鼻空肠管有导致鼻咽腔黏膜损伤、组织破溃的风险，如存在鼻中隔偏曲，应尽量避免狭窄侧鼻孔的操作，可以规律应用复方薄荷油或甘油滴鼻保持鼻腔黏膜湿润。在面部皮肤固定的管路可能会损伤埃勒斯-当洛综合征患者的皮肤黏膜或使皮肤皲裂，在管路的管理过程中需适当调整管路固定的角度，避免附着力过大，加重皮肤黏膜的摩擦。药物对症方面，有文献报道，给予埃勒斯-当洛综合征患者大剂量维生素C（2～4 g/d）或有助于改善创伤愈合，因此在营养支持的过程中可以增加对维生素C的补充。

三、合并消化吸收功能障碍患者的家庭肠内营养管理

正常的消化吸收功能有赖于胃肠道的结构和功能正常，以及胆、胰腺、肝脏等重要消化器官的正常外分泌状态。当疾病导致消化系统器官受累时，合理的营养支持应兼顾患者消化吸收障碍的病理生理机制，在营养路径、营养底物选择和制剂给予等各方面均进行个体化的干预管理。

囊性纤维化（cystic fibrosis，CF）是一种致死性的常染色体隐性遗传病，在欧美地区的发病率较高，高加索人种新生儿中CF的发病率约为1∶3500。2013年，据美国囊性纤维化注册基金会年鉴报道，美国有28 103例CF患者，而全球病例数可能为70 000例。CF是由编码囊性纤维化跨膜传导调节蛋白（cystic fibrosis transmembrane conductance regulator，CFTR）的基因突变引起编码蛋白功能缺陷而导致的。由于氯离子转运障碍、水分泌减少、碳酸氢盐等离子跨膜转运受到影响，引起外分泌腺功能障碍，黏稠浓缩的分泌物堆积，堵塞腺管，引起相应表现。CF多累及汗腺、肺脏、鼻窦、胰腺、肝脏、胆道、肠道及生殖系统的外分泌腺，其中以呼吸系统损害最为突出。主要临床表现为鼻窦炎、支气管扩张及反复发作的呼吸道感染，而胰腺外分泌功能不全可导致反复腹泻和脂肪泻，此外，男性患者还可以出现先天性输精管缺失。

存在胰腺外分泌功能不全（pancreatic insufficiency，PI）的CF患者常存在营养不良。胰腺外分泌功能不全使胃肠道难以消化、吸收外源性摄入的营养素，尤以脂肪为著，可导致能量摄入不足、脂肪泻、脂溶性维生素缺乏等。显著胰腺外分泌功能不全者应在接受外源性的胰酶替代治疗的同时接受充分的营养支持。2012年，澳大利亚CF患者注册数据显示，2～5岁患儿的营养状态多为正常，但随着年龄增长，评价其身高、体重、BMI生长发育状况的z值及百分位区间均呈下降趋势；成年患者中25%～30%的女性及15%～17%的男性患者处于低体重状态。

CF患者营养不良的发生多与营养摄入不能满足能量需求，导致长期的消耗状态相关，包括以下3个方面：①慢性炎症、感染急性加重、外分泌腺受累导致的反复慢性气道感染，以及进行性的肺功能下降进一步加剧营养状态的恶化；②炎症消耗、呼吸肌做功增加进一步增加了能量损耗和蛋白质高分解代谢；③微量营养素（锌、硒、铁）的缺乏、钠的过度丢失及各种消化系统症状均可导致进食量的减少；胰腺外分泌功能不全且胰酶替代治疗不充足，导致营养素的消化、吸收不良。营养不良和恶病质是CF常见的并发症，显著影响疾病的预后。

美国肠外肠内营养学会（American Society for Parenteral and Enteral Nutrition，ASPEN）2022年发表的《成人囊性纤维化的营养治疗》及欧洲CF基金会2016年发表的《囊性纤维化患者肠内营养管饲指南》均推荐，对CF患者营养状况、进食情况进行系统评估并规律随访，监测身高、体重、肺功能、感染症状及生化检查。进食量显著减少，营养摄入明显不足时，加强营养教育和膳食咨询，根据需要补充能量和/或蛋白质密度较高的食物、口服补充剂或肠内营养剂，维持正常生长发育（儿童）或BMI适宜（成年人）。对于需接受营养支持的患者可根据个体营养状况及发生营养不良的风险进行分级营养干预（表22-1）。非侵入性营养干预包括患者教育和咨询，膳食行为干预。对于存在营养不良风险的患者应增加摄入膳食的能量密度，加用口服营养补充剂。对于中/重度营养不良者，可在普通膳食之外积极进行肠内营养，建立并保留管饲或胃/肠造瘘途径，通过长期家庭肠内营养补充普通膳食的不足（至少通过肠内营养达到能量给予目标的30%～50%）。

表22-1 囊性纤维化患者分级营养干预

营养状况	年龄 <2岁	年龄 2～18岁	年龄 >18岁	营养干预措施
营养状况达标	体重/身长＞50百分位；或者体重/身长增长曲线平行且均不低于均值曲线下2个条带，且无体重丢失	BMI≥50百分位且无体重丢失	BMI≥23 kg/m² （男性）BMI≥22 kg/m² （女性）且无近期体重丢失	常规营养监测，预防性营养咨询
存在营养风险	体重/身长为10～25百分位；或者体重/身长增长曲线平坦或体重丢失	BMI为10～50百分位；或者1～3个月存在体重丢失；或者2～个4月内体重增长缓慢	BMI为20～23 kg/m² （男性）BMI为20～22 kg/m² （女性）或2个月内丢失5%体重	评估依从性，CF临床并发症；非侵入性营养干预（加强膳食指导，增加热量摄入，口服营养补充剂），加强随访监测
营养消耗状态	体重/身长＜10百分位；或者体重增长曲线低于身长增长曲线下2个条带；或者非侵入性营养干预不能改善营养状况	BMI＜10百分位；或者体重下降超过生长曲线均值下2个条带；或6个月内体重无增长；或者非侵入性营养干预不能改善营养状况	BMI＜18.5 kg/m² （欧洲标准）或者非侵入性营养干预2个月仍丢失5%体重	积极进行原发病、心理、营养综合评估，干预营养影响因素；进行侵入性营养支持（鼻胃管留置或胃造瘘肠内营养）

注：BMI. 体重指数。

不同来源的指南均推荐，对于CF患者应给予高能量、高蛋白膳食。胰腺外分泌功能不全者应根据脂肪摄取和吸收状况合理调整胰酶替代治疗的剂量。囊性纤维化基金会（Cystic Fibrosis Foundation，CFF）2008年发布的《囊性纤维化及胰腺外分泌功能不全成人及儿童患者营养治疗循证指南》建议，标准配方的高能量口服营养补充剂均可应用于CF患者（包括已给予外源性胰酶替代治疗的胰腺外分泌功能不全患者），而无须优选要素型或糖尿病型特殊制剂。能量给予的目标可波动于日常推荐摄入量（recommended daily allowance，RDA）的110%～200%。具体实施营养干预时，需根据患者是否合并胰腺外分泌功能不全、脂肪吸收不良，以及营养素摄取、消耗或丢失的实际情况调整摄入量，同时能量和蛋白质等宏量营养素的需求还应参考既往生长发育状况（未成年患者）及代谢需要。

随着人们对疾病的认识逐渐加深，越来越多的罕见病患者得以早诊断、早治疗、早支持。对于需要长期接受肠内营养的罕见病患者，家庭肠内营养治疗提供了重要的营养管理手段，为患者在家庭和社区康复创造了必要条件。期待医务人员能够不断提高对具有高度异质性的各类罕见病的认识，合理评价肠内营养的指征，规范实施家庭肠内营养技术，减低临床风险，改善患者的临床结局。

参考文献

[1] GRIGGS R C, BATSHAW M, DUNKLE M, et al. Clinical research for rare disease: opportunities, challenges, and solutions [J]. Mol Genet Metab, 2009, 96 (1): 20-26.

[2] PAMPOLS T. Inherited metabolic rare disease [J]. Adv Exp Med Biol, 2010, 686: 397-431.

[3] 北京医学会罕见病分会. 脊髓性肌萎缩症多学科管理专家共识 [J]. 中华医学杂志, 2019, 99

（19）：1460-1467.

［4］中国吞咽障碍康复评估与治疗专家共识组. 中国吞咽障碍评估与治疗专家共识（2017年版）［J］. 中华物理医学与康复杂志, 2017, 39（12）：881-892.

［5］中国吞咽障碍膳食营养管理专家共识组. 吞咽障碍膳食营养管理中国专家共识（2019版）［J］. 中华物理医学与康复杂志, 2019, 41（12）：881-888.

［6］ROMANO C, VAN WYNCKEL M, HULST J, et al. European society for paediatric gastroenterology, hepatology and nutrition guidelines for the evaluation and treatment of gastrointestinal and nutritional complications in children with neurological impairment［J］. J Pediatr Gastroenterol Nutr, 2017, 65（2）：242-264.

［7］WADMAN R I, VAN BRUGGEN H W, WITKAMP T D, et al. Bulbar muscle MRI changes in patients with SMA with reduced mouth opening and dysphagia［J］. Neurology, 2014, 83（12）：1060-1066.

［8］CORSELLO A, SCATIGNO L, PASCUZZI M C, et al. Nutritional, gastrointestinal and endo-Metabolic challenges in the management of children with spinal muscular atrophy type 1［J］. Nutrients, 2021, 13（7）：2400.

［9］LI Y J, CHEN T H, WU Y Z, et al. Metabolic and nutritional issues associated with spinal muscular atrophy［J］. Nutrients, 2020, 12（12）：3842.

［10］中华医学会肠外肠内营养学分会儿科协作组. 中国儿科肠内肠外营养支持临床应用指南［J］. 中华儿科杂志, 2010, 48（6）：436-441.

［11］CHIARELLI N, RITELLI M, ZOPPI N, et al. Cellular and molecular mechanisms in the pathogenesis of classical, vascular, and hypermobile ehlers danlos syndromes［J］. Genes（Basel）, 2019, 10（8）：609.

［12］MALFAIT F, FRANCOMANO C, BYERS P, et al. The 2017 international classification of the Ehlers-Danlos syndromes［J］. Am J Med Genet C Semin Med Genet, 2017, 175（1）：8-26.

［13］RONCERAY S, MIQUEL J, LUCAS A, et al. Ehlers-Danlos syndrome type VIII: a Rare Cause of leg ulcers in young patients［J］. Case Rep Dermatol Med, 2013, 2013：469505.

［14］LEGANGER J, FONNES S, KULAS SøBORG M L, et al. The most common comorbidities in patients with Ehlers-Danlos syndrome: a 15-year nationwide population-based cohort study［J］. Disabil Rehabil, 2022, 44（2）：189-193.

［15］CASTORI M, MORLINO S, PASCOLINI G, et al. Gastrointestinal and nutritional issues in joint hypermobility syndrome/Ehlers-Danlos syndrome, hypermobility type［J］. Am J Med Genet C Semin Med Genet, 2015, 169c（1）：54-75.

［16］ALOMARI M, HITAWALA A, CHADALAVADA P, et al. Prevalence and predictors of gastrointestinal dysmotility in patients with hypermobile Ehlers-Danlos syndrome: a tertiary care center experience［J］. Cureus, 2020, 12（4）：e7881.

［17］GUPTA A, KUMAR P. Possible simple measures for complex wound healing problems in ehlers-danlos syndrome［J］. Plast Reconstr Surg Glob Open, 2014, 2（10）：e241.

［18］LIU Y, WANG L, TIAN X, et al. Characterization of gene mutations and phenotypes of cystic fibrosis in Chinese patients［J］. Respirology（Carlton, Vic）, 2015, 20（2）：312-318.

［19］SINGH M, REBORDOSA C, BERNHOLZ J, et al. Epidemiology and genetics of cystic fibrosis in Asia: In preparation for the next-generation treatments［J］. Respirology（Carlton, Vic）, 2015, 20（8）：1172-1181.

［20］宋亚亚, 高宝安. 囊性纤维化的治疗新进展［J］. 海南医学, 2015, 26（17）：2572-2574.

［21］HALLER W, LEDDER O, LEWINDON P J, et al. Cystic fibrosis: an update for clinicians. Part 1: nutrition and gastrointestinal complications［J］. Journal of gastroenterology and hepatology, 2014, 29（7）：1344-1355.

［22］SINAASAPPEL M, STERN M, LITTLEWOOD J, et al. Nutrition in patients with cystic fibrosis: a European consensus［J］. J Cystic Fibros, 2002, 1（2）：51-75.

［23］STALLINGS V A, STARK L J, ROBINSON K A, et al. Evidence-based practice recommendations for nutrition-related management of children and adults with cystic fibrosis and pancreatic insufficiency: results of a systematic review［J］. J Am Diet Assoc, 2008, 108（5）：832-839.

[24] LAI H J, SHOFF S M. Classification of malnutrition in cystic fibrosis: implications for evaluating and benchmarking clinical practice performance [J]. Am J Clin Nutr, 2008, 88 (1): 161-166.

[25] LAI H J. Classification of nutritional status in cystic fibrosis [J]. Curr Opin Pulm Med, 2006, 12 (6): 422-427.

[26] WOESTENENK J W, CASTELIJNS S J, VAN DER ENT C K, et al. Nutritional intervention in patients with Cystic Fibrosis: a systematic review [J]. J Cyst Fibros, 2013, 12 (2): 102-115.

[27] SCHINDLER T, MICHEL S, WILSON A W. Nutrition Management of Cystic Fibrosis in the 21st Century [J]. Nutr Clin Pract, 2015, 30 (4): 488-500.

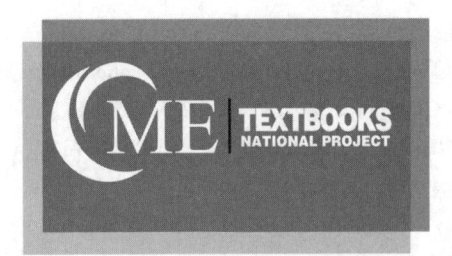

第23章 炎症性肠病患者的家庭肠内营养

施咏梅 刘洋
上海交通大学医学院附属瑞金医院

炎症性肠病（inflammatory bowel disease，IBD）主要包括克罗恩病（Crohn's disease，CD）和溃疡性结肠炎（ulcerative colitis，UC），是一种主要累及胃肠道的非特异性、慢性间歇性或渐进性的肠道炎性疾病，近年来，我国IBD的发病率逐年上升，且呈低龄化的趋势。

营养不良在IBD中非常普遍，尤见于克罗恩病，主要表现为蛋白质-能量营养不良（PEM）和微量营养素缺乏。营养不良加重IBD的病情，改变病程，增加感染、并发症等不良临床结局的风险。营养不良导致未成年人生长发育迟缓、青春期延迟。维持良好的营养状况是IBD患者终身治疗的目标之一。营养支持是IBD综合治疗的一个重要组成部分，一般首选肠内营养。肠内营养已成为儿童、青少年克罗恩病活动期的一线治疗方案。肠内营养不仅可以纠正营养不良、降低营养风险，而且有发挥诱导和维持克罗恩病缓解的作用。家庭肠内营养（HEN）能实现对有肠内营养指征的IBD患者从院内到院外的连续、个体化营养治疗，从而改善或维持营养状况，减少医疗配置与住院负担，提高患者的生活质量。

一、炎症性肠病与营养不良

营养不良是炎症性肠病（IBD）的主要并发症，临床主要表现为蛋白质-能量营养不良和各种微量营养素缺乏。常见消瘦、低蛋白血症、贫血，铁、钙、硒、锌、镁、叶酸缺乏，以及维生素B_{12}、A、D和K等微量营养素缺乏（表23-1），活动期和缓解期的IBD患者均可发生。国际相关统计数据表明，估计65%~75%的克罗恩病患者和18%~62%的UC患者存在营养不良。在儿科患者中，营养不良是生长发育迟缓的主要原因，尤见于克罗恩病患者。2017年，我国住院炎症性肠病患者的营养状况调查结果表明，其营养不良发生率为55%，克罗恩病合并营养不良者达62%。营养不良影响IBD治疗效果与临床结局，削弱患者免疫应答，影响手术愈合，延长住院时间，增加并发症的发生率和病死率。营养不良发生的主要决定因素包括以下5个方面。

（一）食物摄入减少

包括：①由于进食可能诱发腹痛、腹泻、梗阻和出血等胃肠道症状，造成患者惧怕进食，导致营养素摄入减少；②炎症反应产生的白介素-1、肿瘤坏死因子等细胞因子水平增加，从而造成厌食。

（二）营养吸收不良

包括：①克罗恩病患者的炎症主要发生在小肠，广泛的小肠炎症、肠瘘及反复小肠（尤其是回肠)切除造成小肠吸收面积减少;②回肠切除可引起胆盐和维生素B_{12}吸收不良,导致胆盐缺乏,进而影响脂肪和脂溶性维生素的吸收。

(三)营养素丢失增加

由于肠管炎症、溃疡和腹泻的影响,增加营养物质丢失。肠道炎症和溃疡的黏膜面发生蛋白质渗出性丢失。蛋白质丢失的程度与疾病严重程度有关。消化道显性或隐匿性出血,造成铁、钾、镁、锌等的丢失增加。

(四)能量和蛋白质需求增加

活动期患者处于高分解代谢状态,会增加能量消耗。

(五)药物干扰作用

包括:①抗生素应用可抑制食欲;②柳氮磺吡啶(SASP)竞争性抑制叶酸结合酶等而影响叶酸在空肠的吸收及代谢;③糖皮质激素干扰钙、磷和锌的吸收和利用;④柳氮磺吡啶及甲硝唑等药物能引起恶心、呕吐和消化不良而使营养素吸收减少。

因此,改善患者营养状况是IBD综合治疗中的一个重要环节。国内外消化界、临床营养学界近年来发布多项IBD营养治疗指南及专家共识,倡导IBD全程营养管理的理念,建议规范IBD的营养治疗。

表23-1 炎症性肠病患者微量营养素缺乏状况

微量营养素	生理病理学	主要症状	诊断
铁	慢性失血 铁代谢受损 摄入不足	贫血、疲劳、睡眠障碍、不宁腿综合征、注意力缺失、不满、躁动、女性不孕	转铁蛋白饱和度<16%,血清铁蛋白<30 μg/L
钙	膳食摄入不足;肠道/肾脏吸收减少	骨密度降低、甲状旁腺功能亢进,高血压,肌肉痉挛	骨密度扫描,血清钙≤2.25 mmol/L
硒	尚未明确阐明	心肌病和软骨变性	血清硒<70 μg/L
锌	慢性腹泻;吸收不良	伤口愈合不良	血清锌<75 μg/ml
镁	慢性腹泻;饮食摄入不足	乏力	血清镁<0.8 mmol/L
维生素B_9	吸收不良;药物(甲氨蝶呤)	巨幼细胞贫血,结肠发育不良风险增加,高同型半胱氨酸血症	血清叶酸<2.5 ng/ml
维生素B_{12}	回肠/回结肠切除术史	巨幼细胞贫血和周围神经病变	血清维生素B_{12}<200 pg/ml
维生素D	饮食摄入不足;吸收不良	骨代谢异常	维生素D缺乏<15 ng/ml,不足<20 ng/ml,适宜>30 ng/ml
维生素A	饮食摄入不足;吸收不良	伤口愈合不良、夜盲症、眼干燥症	血清视黄醇<30 g/dl
维生素K	饮食摄入不足;吸收不良;使用抗生素	骨代谢异常	维生素K_1<0.5 ng/ml

二、肠内营养在炎症性肠病治疗中的作用

营养支持治疗是IBD治疗的重要措施。肠内营养(EN)符合生理状态,可以维持肠道结构和

功能完整，维持肠道微生态，具有应用和护理简便、并发症少等优点。对于IBD的治疗不仅是营养支持底物的供给，以降低营养风险、纠正营养不良，更是诱导克罗恩病缓解，改善免疫反应，促进病变肠黏膜愈合，并可能有助于维持克罗恩病缓解。

相比各种饮食治疗，肠内营养的优势在于：①配方成分营养素全面，能提供机体新陈代谢所需的能量和各类营养素，包括谷氨酰胺等药理营养素；防止肠黏膜绒毛萎缩，有利于修复肠黏膜和通透性，维护肠道屏障的结构和功能；②很大程度上减少了自然食物中各类蛋白质抗原对炎症肠道的变态反应性刺激；③配方成分的特定设计，可减轻炎症下的肠道负担，如减少脂肪含量可减少肠道促炎细胞因子和结肠胆盐负荷等；④配方成分改变肠道微生物群，有助于肠道菌群的正常分布和稳态。总之，肠内营养能减少肠道炎症，促进肠黏膜愈合，加速全身营养状态的恢复。

全肠内营养（exclusive enteral nutrition，EEN）是克罗恩病活动期的基础治疗，国内外学术组织（欧洲克罗恩病和结肠炎组织，欧洲儿科胃肠病学、肝病学和营养协会，北美小儿胃肠病、肝病学和营养学会）推荐，EEN是儿童或青少年活动期（＜17岁）克罗恩病的一线治疗。营养不良有损生长发育。在儿童研究中观察到，肠内营养对疾病有缓解诱导作用，缓解率为60%～80%，与激素的疗效相似。但EEN作为诱导治疗不仅改善营养状况，而且可以避免或减少激素治疗的风险和不良反应。与激素治疗相比，在EEN诱导期间，瘦体重、体重和贫血均得到改善；血清铁、白蛋白、血红蛋白及微量元素水平显著增加，生长发育迟缓的发生率降低。EEN在身高标准差评分和平均身高方面均显著优于激素治疗。有研究报道显示，EEN相比激素治疗的复发率低。因此，肠内营养在安全性、维持生长发育和营养状态方面具有一定优势。

EEN治疗成年人复杂性克罗恩病同样有疗效。一项前瞻性观察EEN诱导成年人活动性克罗恩病合并肠瘘/腹腔脓肿或炎症性肠狭窄疗效的研究结果显示，41例患者经过EEN治疗12周后，克罗恩病活动指数显著下降，80.5%的患者达到临床缓解，75%的肠皮瘘患者瘘管闭合，76%的患者腹腔脓肿消退。47%的黏膜溃疡患者经治疗后黏膜愈合。由此可见，EEN在成年人克罗恩病患者早期临床缓解，黏膜愈合，促进瘘管闭合和缩小腹腔脓肿方面同样有疗效。

近年来，IBD肠内营养的基础研究，包括免疫功能（如肠屏障通透性、细胞因子信号通路），微生物群（特异性和广泛的微生物转化）和肠道炎症（直接抗炎作用）等机制研究取得了不少进展，有效诠释了肠内营养对IBD治疗的积极作用与意义。

三、炎症性肠病家庭肠内营养的应用与管理

家庭肠内营养（HEN）适用于营养高危或营养不良、口服途径无法满足营养需求而胃肠道功能尚能利用的患者，通过管饲途径，在院外延续营养治疗，是一种维持生命的疗法。随着营养支持技术的发展与成熟、医疗床位的周转及医疗成本的增加，需要数月甚至更长时间营养支持的患者从医院延续到居家治疗。HEN能维持与改善患者营养状况，减少医疗费用与住院时间，增加病床周转率，使患者可与家人生活在一起，提高生活质量。随着IBD患病率逐年上升，HEN作为一种医疗措施，也受到临床重视与应用。我国一项对1348例HEN患者的单中心研究显示，包括炎症性肠病在内的消化系统疾病的比例为69.6%。

家庭肠内营养技术的推广与患者获益，需要患者及居家护理人员能够遵循营养照护程序，提倡由营养支持团队（NST）加强对患者及护理人员的培训。

（一）IBD患者家庭肠内营养的适应证和禁忌证

1. 适应证 对于IBD患者符合肠内营养指征，无法口服满足营养需求，临床病情相对稳定，

且需要数周（≥4周）或数月及更长时间营养支持者，均可考虑管饲，实施HEN。包括但不限于如下情况：①克罗恩病活动期。尤其小肠受累，采取EEN诱导缓解，一般6～8周，对于有营养不良者，治疗时间为12周或更长时间。②术前或术后营养不良，且放置喂养管；③狭窄性病变（幽门或十二指肠等）。放置空肠喂养管；④短肠综合征。能耐受肠内营养，居家维持治疗。

2. 禁忌证 对存在严重肠功能障碍，胃肠道梗阻，肠道出血，严重代谢失衡等不应实施HEN。

（二）营养需求

1. 能量和蛋白质 能量与蛋白质是营养支持的基本需求。目前证据支持对于轻、中度活动期和缓解期IBD患者的能量需求与健康人群类似，成年人缓解期能量供给为25～30 kcal/（kg·d），活动期相对缓解期增加8%～10%。HEN患者的身体活动与住院期间有所不同，儿童、青少年，特别是处于青春期的孩子，HEN的能量在参考同年龄能量需求的基础上，根据患者的病情，营养不良的程度，身体活动量，体重的变化，加强营养评估与调整。生长发育期一般需额外增加10%～20%的能量需求。如有条件可通过间接能量测定法确定个体化的能量需求。

IBD患者的蛋白质代谢受摄入量、消化吸收能力、炎症反应和药物等因素的影响。活动期蛋白质供给达到1.2～1.5 g/（kg·d），缓解期蛋白质需要量与普通人相似为1.0 g/（kg·d），儿童、青少年蛋白质需参照同年龄人的摄入需求。

预防儿童、青少年IBD患者生长发育迟缓的关键是定期监测生长发育指标，及时调整能量和蛋白质的供给量。

2. 微量营养素 IBD疾病活动期肠道丢失增加，摄入减少，特殊人群生理变化和药物-营养素相互作用会影响微量营养素的代谢与吸收，易出现微量营养素缺乏，故应定期评估微量营养素缺乏状况，及时纠正，尤其铁、叶酸、维生素B_{12}、维生素D等。对于使用糖皮质激素的患者，需要监测血清钙和25羟维生素D水平，适时补充以预防和纠正骨量减少和骨质疏松。当克罗恩病患者回肠病变（>30 cm）、末端回肠切除超过20 cm时，无论回盲瓣是否存在，都需要关注维生素B_{12}缺乏的风险。临床缺乏的患者需隔日肌内注射1 mg维生素B_{12}，持续1周，之后每月补充。使用柳氮磺胺嘧啶和甲氨蝶呤的IBD患者，则需要补充叶酸。

（三）家庭肠内营养的实施和护理

IBD患者实施HEN治疗的目标是建立一种既能达到营养治疗目标，预防肠内营养并发症，又符合家庭照护条件的实施和护理方案。因此，当患者纳入HEN治疗，医患之间需要充分沟通，需要营养支持团队成员进行HEN喂养及喂养相关并发症处理的教育与培训。

1. HEN置管的选择 主要取决于疾病因素、治疗时间及护理水平等。一般对于IBD活动期患者的肠内营养治疗时间为6～8周，临床通常选择放置鼻胃或鼻肠管。如果存在相关指征，经皮内镜下胃造口术（PEG）或经皮内镜下空肠造口术（PEJ）的患者，适用于>6周以上的HEN治疗。由于PEG并发症发生率低，成本低，对于需要长期HEN治疗，PEG优于手术胃造口，但若PEG不适用，X线引导下经皮胃造口术（precutaneous radiological gastrotomy，PRG）或手术实施胃造口术可作为一种长期、安全的喂养途径。放置胃管要求胃功能没有明显障碍，如胃轻瘫、胃出口梗阻或明显的反流/食管裂孔疝。若IBD患者存在上述情况，首选空肠或小肠喂养。虽然，临床上鼻胃管的应用范围广泛，但如需长期喂养，推荐胃造口术。喂养管的材质、内径大小影响IBD患者的舒适度与并发症护理。儿童、青少年采用的鼻饲喂养管应考虑选择口径合适且柔软的硅胶管、聚氨酯管等材质，可提高舒适度，减少与喂养管相关的并发症。

2. 肠内营养制剂的选择 肠内营养制剂根据氮源主要分为整蛋白型、要素型（短肽和氨基酸）

类，整蛋白型与要素型配方在诱导克罗恩病缓解方面无显著统计学差异。目前的证据不支持特定配方或添加特殊底物（如谷氨酰胺、ω-3脂肪酸、生长因子、降低乳化或低聚物配方）的肠内营养制剂更胜于标准配方产品。标准配方产品即可满足患者营养需求，且相对适口性好、成本低。IBD患者肠内营养制剂的选择，须根据营养需求量、食物不耐受或过敏（如乳糖不耐受、酪蛋白等）、脏器功能、肠道耐受性、喂养途径，以及产品适口性等因素综合考虑。

混合自制的食物匀浆膳管饲在HEN中很受欢迎，因为与商品化肠内营养制剂相比，其成本低廉。然而，食物匀浆膳在常量营养素和微量营养素组成方面难以实现标准化，并且可能带来更高的污染风险及更烦琐的处理和管理。对于IBD疾病活动期患者，更推荐应用商品化的肠内营养制剂。

3. HEN的喂养方式　肠内营养的喂养方式包括一次性投给、间歇性输注和连续性输注方式。IBD患者接受HEN治疗，通常选择一次性投给的推注方式。将营养液用注射器缓慢推注入喂养管内，根据喂养目标量，分次推注完成。胃内喂养能耐受500 ml营养液，每天喂养3～6次，可以满足每天的营养需求。实践中应结合目标喂养量、腹胀或腹部不适等耐受性，调整每次的喂养量、喂养速度及喂养次数。一次性投给的优点是操作方便，能为患者提供更多的自由活动空间，且使家庭护理便捷。

对于一次性给予大剂量易腹胀不适或空肠喂养者，居家可采用重力滴注的喂养方式，持续喂养12～24 h，避免一次性投给喂养带来的肠道不耐受，从而出现腹泻等症状。

使用肠内输注泵则更能匀速控制喂养量与喂养速度，适用于预防肠内营养不耐受的发生，提高营养支持疗效。夜间泵辅助喂养使患者能够在白天积极开展工作/学习和其他社交活动。泵辅助喂养使患者能够获得不间断的睡眠，而无须在夜间调整流速。移动式输注泵可将设备放在专门设计的帆布背包中，且输注泵的操作更轻、更直观，使患者和护理人员更容易操作。

喂养方法组合（如夜间连续喂养和白天推注喂养）可以为患者提供自主权，在满足营养需求的同时更加适合患者的生活方式偏好。

4. 喂养相关并发症的处理　接受HEN的IBD患者可能会出现与管饲或管饲相关的并发症。主要包括堵塞和意外移位的风险，但不同的通路可能导致不同的并发症。

（1）喂养管堵塞：属于常见并发症，导致其发生的主要因素包括喂养管内径小、肠内制剂黏滞及沉积于喂养管底端，以及喂养管喂药不当等。为了减少喂养管堵塞，建议在每次喂养前后、连续喂养期间（每间隔4小时）及给药前后，用温水或常温饮用水30 ml冲洗喂养管，可根据患者的临床需求调整冲洗量。此外，患者还可使用其他溶液来尝试疏通喂养管。据报道，胰酶可清除72%的堵管事件。考虑药物与营养液的相互作用，如改变溶解度等，建议由执业药师指导用药。

（2）感染：感染是经皮置管最常见的并发症。胃造瘘管的感染率为12%～32%。大多数感染症状轻微，典型表现为压痛、红斑和造口处脓性引流。但有时很难鉴别是感染还是非感染性因素引起的造口周围刺激。Mundi等提出了客观的标准，包括对造口部位的红斑、硬化和渗出物的评估，以鉴别患者造口周围是否存在感染。通过局部处理或口服抗生素治疗，可有效控制感染，很少需要拔管来控制感染。腹壁感染的危险因素包括潜在的免疫抑制、支撑或牵引对喂养管的压力增加等。

（3）喂养管脱落：据报道，在经皮内镜下胃造口的HEN中有12.8%的患者会发生误拔喂养管，原因可能包括喂养管意外牵拉，以及内部气囊破裂，喂养管无法固定在原位。如果在窦道成熟（需要大约4周的时间）前发生喂养管脱出，不应盲目尝试更换，因为胃和腹壁可能已经分离，存在喂养管错位的高风险。另外，还应监测是否有腹膜炎发生的风险，一旦出现腹膜炎症状，应要求外科会诊。对于无症状的患者，可以监测几天后再放置新管。

（4）胃肠道症状：家庭肠内营养引起的胃肠道症状，包括腹胀、腹泻、便秘、胀气、恶心、呕吐和反流等，这些症状会限制患者对HEN的耐受性，并导致摄入量不足而营养不良。肠内配方类型和给药途径是重要的影响因素。多种策略可能有助于缓解胃肠道症状，包括调整肠内喂养的输注速度，改变肠内配方，并在适当的情况下使用抗酸剂或止泻剂等药物。通常肠内营养启动可采用低剂量（目标量的1/4）开始、低速（20～50 ml/h）开始。酌情增加肠内营养剂量、速度，营养液温度也会引起胃肠道不适，一般可耐受室温，或者根据患者反应调整营养液的温度。

（5）污染：为防止污染，在配制和给药期间有效的手卫生至关重要。其他策略包括制备肠内营养的工作空间干净、卫生，使用专用设备进行操作；按要求存储肠内营养配方制剂；在使用开放式系统时，遵循建议的肠内营养挂起时间，并避免剩余配方储存不当，受到污染而变质。

5. 监测与评估

（1）HEN的疗效监测：主要基于体重、身体成分、水合状态和实验室检查。作为营养不良的高风险人群，IBD患者需要周期性进行营养筛查和营养治疗效果评估。我国《炎症性肠病营养支持治疗专家共识（第二版）》（2018年）推荐，以患者主观整体营养状况评估表（patient-generated subjective global assessment，PG-SGA）作为主观评定工具进行主观营养评估，同时结合人体测量、实验室指标等客观评价指标进行综合营养评定。消化内镜检查和影像学检查也可作为营养评估的参考资料。营养支持团队成员应选择合适的营养筛查与评估工具进行定期评价，并根据患者营养的状况、生长发育，酌情调整营养治疗方案。此外，应定期使用经过验证的特定问卷，进行生活质量评估，如健康调查量表36（36-item short form health survey，SF-36）、炎症性肠病残疾指数（the IBD disability index，IBD-DI）等。

（2）肌少症：IBD患者常见的并发症。定期予以评估与诊断，采取合理干预，能更好地提高患者的生存质量。ESPEN建议，患者出现肌肉质量和/或肌肉功能下降时，应适量进行抗阻运动，但不推荐IBD患者进行高强度运动。

当达到IBD的治疗目的，纠正营养不良至所需体重且患者口服摄入能维持需求时，应终止HEN。

四、管理与培训

所有直接参与患者护理的医疗保健专业人员都应接受与其职责相关的教育和培训，以了解与安全提供HEN相关的内容及提供充足营养的重要性。推荐开展IBD家庭肠内营养治疗的医疗机构组建一支相对固定、多学科专业的营养支持团队，骨干成员包括消化科医师、外科医师、护士和营养师等，定期开展相关医护人员、患者与家属的培训，建立数据库，定期分析，为IBD管理提供实践证据。

五、总　结

IBD患者营养风险高，是营养不良高发人群。当患者确诊IBD时，应立即接受营养支持小组的筛查、评估和相应干预。鉴于目前尚无可完全治愈IBD的药物和医疗技术，合理的营养支持有助于诱导和维持疾病的缓解、减缓病情进展、改善疾病预后及提高患者生存质量。对于符合HEN适应证且无相关禁忌证的IBD患者而言，HEN有助于改善和维持其营养状况，有利于提高生活质量，满足患者生理和心理需求。

当IBD患者需要实施HEN时，专业的医护人员应加强对患者及其家属的健康教育并进行随访和监测，及时识别和处理HEN相关并发症。HEN期间一旦出现异常，应及时与营养支持团队沟通，调整营养治疗方案。

参考文献

[1] GBD 2017 Inflammatory Bowel Disease Collaborators. The global, regional, and national burden of inflammatory bowel disease in 195 countries and territories, 1990—2017: a systematic analysis for the Global Burden of Disease Study 2017 [J]. Lancet Gastroenterol Hepatol, 2020, 5 (1): 17-30.

[2] ASHTON J J, GAVIN J, BEATTIE R M. Exclusive enteral nutrition in Crohn's disease: Evidence and practicalities [J]. Clin Nutr, 2019, 38 (1): 80-89.

[3] SCALDAFERRI F, PIZZOFERRATO M, LOPETUSO L R, et al. Nutrition and IBD: Malnutrition and/or Sarcopenia? A Practical Guide [J]. Gastroenterol Res Pract, 2017: 8646495.

[4] BALESTRIERI P, RIBOLSI M, GUARINO M P L, et al. Nutritional Aspects in Inflammatory Bowel Diseases [J]. Nutrients, 2020, 12 (2): 372.

[5] BISCHOFF S C, AUSTIN P, BOEYKENS K, et al. ESPEN guideline on home enteral nutrition [J]. Clin Nutr, 2020, 39 (1): 5-22.

[6] GRAMLICH L, HURT R T, JIN J, et al. Home Enteral Nutrition: Towards a Standard of Care [J]. Nutrients. 2018, 10 (8): 1020.

[7] BISCHOFF S C, ESCHER J, HÉBUTERNE X, et al. ESPEN practical guideline: Clinical Nutrition in inflammatory bowel disease [J]. Clin Nutr, 2020, 39 (3): 632-653.

[8] MARTIN K, GARDNER G. Home Enteral Nutrition: Updates, Trends, and Challenges [J]. Nutr Clin Pract, 2017, 32 (6): 712-721.

[9] JONES C W, SMITH J R, PATON E A, et al. Outcomes Associated With Early vs Late Initiation of Exclusive Enteral Feeding Regimens Following Laparoscopic Gastrostomy Tube Placement in the Pediatric Patient [J]. Nutr Clin Pract, 2020, 35 (5): 911-918.

[10] MASSIRONI S, ROSSI R E, CAVALCOLI F A, et al. Nutritional deficiencies in inflammatory bowel disease: Therapeutic approaches [J], Clin Nutr, 2013, 32 (6): 904-910.

[11] 中华医学会肠内肠外营养学分会，中国医药教育协会炎症性肠病专业委员会. 中国炎症性肠病营养诊疗共识 [J/OL]. 中华消化病与影像杂志（电子版），2021, 11 (1): 8-15.

[12] 中华医学会消化病学分会炎症性肠病学组. 炎症性肠病营养支持治疗专家共识（第二版）[J]. 中华炎性肠病杂志，2018. 2 (3): 154-172.

[13] ALTOMARE R, GIUSEPPE D G, ABRUZZO A, et al. Enteral nutrition support to treat malnutrition in inflammatory bowel disease [J]. Nutrients, 2015, 7 (4): 2125-2133.

[14] 施咏梅. 炎症性肠病的营养支持治疗与饮食管理 [J]. 内科理论与实践，2017, 12 (3): 171-175.

[15] 韦军民. 炎症性肠病肠内营养制剂选择 [J]. 中国实用外科杂志，2013, 33 (7): 544-546.

[16] 李培培，张丽，于子荞，等. 家庭肠内营养的国内外研究进展 [J]. 护理学杂志，2017, 32 (12): 105-109.

[17] SUZUKI Y, ISHIBASHI Y, TAKAHASHI N, et al. Experiences with home enteral nutrition using PEG in patients with adult Crohn's disease [J]. Gan To Kagaku Ryoho, 1998, Suppl 4: 689-694.

[18] SCALDAFERRI F, PIZZOFERRATO M, LOPETUSO LR, et al. Nutrition and IBD: Malnutrition and/or Sarcopenia? A Practical Guide [J]. Gastroenterol Res Pract, 2017, 2017: 8646495.

[19] YANG Q, GAO X, CHEN H, et al. Efficacy of exclusive enteral nutrition in complicated Crohn's disease [J]. Scand J Gastroenterol, 2017, 52 (9): 995-1001.

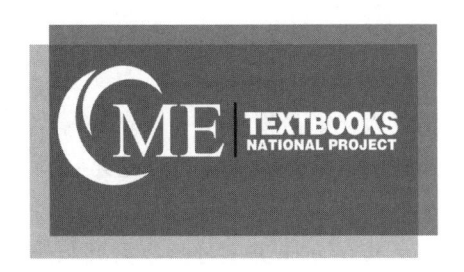

儿童患者的家庭肠内营养

第24章

杨炯贤　钱素云
首都医科大学附属北京儿童医院

一、儿童患者开展家庭肠内营养的背景

家庭肠内营养始于20世纪70年代，随着营养学的不断进步，家庭肠内营养已成为一种有效的营养治疗手段，特别是对需要长期门诊随诊治疗的儿童。住院期间需要肠内营养的患儿，出院后病情虽趋于稳定，但仍不能脱离肠内营养时，家庭肠内营养将会成为一种长期、有效的治疗手段。家庭肠内营养对改善某些特定状态儿童的预后，保证生长发育及生活质量至关重要。肠内营养是一种医学治疗，但营养支持治疗的途径、营养制剂的选择和管饲方法、管路的护理及肠内营养并发症的防治需由多学科团队管理。儿童开展家庭肠内营养治疗的疾病谱与成年人差异较大，某些疾病（如先天性食道闭锁）需反复住院、长期营养支持治疗，部分患儿甚至需持续至成年。

二、儿童家庭肠内营养的适应证、禁忌证及实施条件

充分掌握儿童家庭肠内营养的适应证和禁忌证是正确实施的先决条件，同时需明确看护者应具备的基本技能和条件，以保证家庭肠内营养的顺利进行。

（一）适应证

病情平稳，仍需要管饲肠内营养且胃肠道具有功能或具有部分功能的出院患儿，均适合开展家庭肠内营养。具体包括：①神经系统疾病影响吞咽功能；②口鼻咽部的肿瘤、外伤、意外损害致局部功能障碍或受损；③食道狭窄，如食道闭锁术后狭窄、化学损伤后狭窄等；④胃动力不足或功能不良；⑤消化道疾病，如炎症性肠病、慢性胰腺炎、慢性胃肠功能障碍等；⑥其他，如严重的喂养困难，生长迟缓，慢性营养不良，短肠综合征，神经性厌食症等。

（二）禁忌证

启动家庭肠内营养需专业医师和营养师对患儿进行评估，对看护者进行培训后再实施。禁忌证包括：①患儿病情不稳定，如消化道出血、严重感染、应激、肠衰竭等是最常见的禁忌证；②看护者不具备家庭肠内营养的能力；③医师或营养师评估后认为不适宜家庭肠内营养的患儿。

(三)实施条件

1. 管路要求 患儿需于出院时已完成可较长时间留存的管路置入,如鼻胃管(<6周)、鼻空肠管(<90天)、胃造瘘置胃管、胃造瘘空肠置管、空肠细针穿刺置管。此部分内容可详见第10章"家庭肠内营养途径的建立与应用"。

2. 儿童肠内营养制剂 目前,市售的肠内营养制剂种类繁多,按蛋白质类型分为要素型和非要素型两大类。临床医师和专职营养师应充分了解儿童肠内制剂的类别、组成、特性,由专业营养团队为患儿选择适宜的家庭肠内营养制剂。

儿童肠内营养制剂的特点包括:①糖类主要来源于葡萄糖浆和麦芽糊精;②蛋白质更加富含乳清蛋白,蛋白质供能占9%～12%,较成年人制剂略低;③植物油作为脂肪的来源,1岁以内的肠内营养配方脂肪供能占45%～50%,部分配方中添加了中链甘油三酯(medium-chain triglyceride, MCT),中链脂肪酸多占脂肪供能的20%～60%不等,某些特定专病配方中链脂肪酸可占脂肪供能的80%～90%。1岁以上的家庭肠内营养配方和1岁以内的配方略有差异,成年人制剂逐渐可用于4岁以上的患儿。

3. 看护者需掌握的基本操作技能

(1)在患儿出院前,医务人员应培训1～2名看护者,使其能够正确实施出院后的家庭肠内营养。

(2)出院时,看护者应充分了解患儿出院后营养治疗方案,包括制剂选择和冲调方法,喂养方式及管路管理。

(3)掌握肠内营养实施过程中可能出现的并发症(如耐受不良等)的观察指标和判断方法,能够及时发现并了解基本处理方法和方案。

(4)掌握管路的护理方法,如冲管的方法。虽然不同部位的管路内径不同,但多数采用脉冲式冲管。

(5)看护者应与当地医疗机构建立通畅的联系和转诊关系,已备应急。

三、能量目标及生长发育的监测

儿童家庭肠内营养需要多方位一体的综合管理,共同帮助患儿度过这一特殊阶段。家庭肠内营养的能量供给量受患儿营养状况、原发病、能量消耗、年龄及性别等因素的影响。儿童能量需求的组成部分与成年人有所不同,除单位体重所需的基础代谢能量更高外,生长发育所需是儿童特有的能量需求,在营养治疗中应充分考虑。

(一)能量目标

患儿的能量目标一般由四大部分组成:基础代谢率、食物生热效应、日常活动及生长发育需求。部分生长发育迟滞的患儿,还需要提供追赶生长所需的能量。

1. 基础代谢率 基础代谢率(basal metabolic rate, BMR)是维持机体最基本的生命活动所需要的能量。在炎症、高热、慢性疾病(如心肺疾病)条件下BMR会增加,而在低能量摄入、慢性营养不良等情况下会降低。间接能量测定法是测定BMR的"金标准",又称代谢车。公式法,如Schofield公式等简便易行,是临床较常用的方法。

2. 食物生热效应 受不同喂养途径和营养成分的影响,一般占每天总能量消耗的10%。年长儿童活动量增加,其占总能量消耗的比例上升。

3. 日常活动 患儿日常常用活动系数为卧床或安静坐着为1.2;安静站着或坐着活动为

1.4～1.5。

4. 生长发育需求 ①幼儿和青春期患儿生长发育较快，需要额外的热卡。②新生儿时期维持加速生长所需的能量占总能量的30%～35%。③营养不良/不足的患儿出院后需要追赶生长，能量需求按实际年龄对应的第50百分位数的身高及体重来计算。热卡计算也可按实际体重的计算结果乘以1.2～1.5，严重发育停滞的患儿甚至乘以1.5～2.0。热卡供给应根据身高和体重的增长速度实时调整。④早产儿营养储备较差，肠道喂养达105～130 kcal/（kg·d）时，患儿可有理想的体重增长。早产儿需提高能量供应［约110～135 kcal/（kg·d），甚至150 kcal/（kg·d）］才能达到理想的体重增长速度。

（二）生长发育监测

1. 生长监测 生长监测主要参照人体学测量，常用指标包括身长/身高、体重、体重/身长指数和头围等。

（1）身长/身高：按照WHO相关要求，2岁以内的患儿进行身长测定，2岁以上可以独立站立的儿童进行身高测定，测定方法同成年人。

（2）体重：可以反映人体骨骼、肌肉、脂肪及脏器的发育状况，也可以间接地反映机体的营养状态。

（3）头围：一般采用带有刻度的软尺进行测量。被测者可取立位、坐位或仰卧位。测量者位于被测者的右前方，将软尺两点固定于头部右侧眉弓上缘处，软尺从头部右侧经过枕骨粗隆最高处绕头一圈，精确到0.1 cm。头围应作为36月龄以下儿童的一项独立生长监测指标。

2. 发育监测 认知是人获得和运用知识的过程，属于行为范畴，是孩子生长发育过程中的重要组成部分。

（1）认知发育：从感知开始，到理解，之后涉及思维、记忆。认知阶段分为0～2岁感知运动阶段、2～7岁前运算阶段、7～12岁具体运算阶段和12～15岁的形式运算阶段。

（2）心理发育：分为感知发展、注意和记忆发展、思维与想象、语言和言语发展、游戏等多维度。

（3）运动发育：是指身体肌肉控制身体动作、姿势和运动的能力，包括大运动技能和精细运动技能。

婴幼儿疾病过程中对认知发育、心理及运动的影响很大，出院后需要定期进行评估，明确患儿是否因疾病及特殊状态导致发育落后，并制订相应的追赶计划。

四、肠内营养制剂的选择

（一）儿童肠内营养制剂的分类

1. 非要素配方（多聚配方） ①非要素配方：作为肠内营养的标准配方，营养素全面且由均衡的营养素组成，用于消化系统功能比较完善的患儿；②氮源为整蛋白（酪蛋白和乳清蛋白为主）；③糖类来源于麦芽糖糊精、葡萄糖浆；④维生素、微量元素及某些矿物质均达到推荐每日膳食供给量（recommended daily dietary allowance，RDA）；⑤多聚糖中部分配方不含有乳糖，并已经去除麸质。

儿童非要素配方的能量密度大部分为0.67～1.0 kcal/ml，部分成年人制剂能量密度可达到1.5～2 kcal/ml。成年人制剂一般可用于较大年龄的儿童，具体适用的儿童人群详见产品说明书。

非要素配方的优点是营养全、渗透压低、口感好，适用于胃肠功能完整的患儿，用于口服营养补充和经胃喂养的家庭肠内营养患儿。部分高能量密度配方适用于需要追赶生长和/或需要限制液体的患儿。

2. 要素配方

（1）短肽配方（低聚配方）：氮源为蛋白质水解后短肽和部分游离氨基酸，糖类主要是葡萄糖浆和麦芽糊精。脂肪来自长链脂肪酸和中链脂肪酸。短肽配方同样含有每天推荐剂量的微量营养素。多数儿童短肽制剂为免乳糖配方。口感欠佳（但口感明显优于成年人短肽配方），应尽量采用管饲。短肽配方适用于消化吸收功能不良（炎症性肠病、短肠综合征、迁延性腹泻等）、牛奶蛋白过敏及胰腺外分泌功能不全的患儿（囊性纤维化、慢性胰腺炎等）。1岁以内的短肽配方在标准配制条件下，能量密度为0.67 kcal/ml；部分产品可以进行高卡冲配，能量密度可达到0.8～1.0 kcal/ml，适用于限制液体、追赶生长及各种原因导致摄入不足的患儿。目前1岁以上的短肽配方陆续上市，口感明显优于1岁以内的短肽配方。

（2）氨基酸配方（单体配方）：以左旋氨基酸为氮源，较非要素配方和短肽配方渗透压更高，口感差，不含有乳糖。主要适用于一些严重牛奶蛋白过敏、各种原因所致超敏反应综合征及部分肠衰竭患儿。1岁以内配方的能量密度为0.67 kcal/ml，因渗透压较高不宜进行高卡冲配。特殊医学用途配方和药品氨基酸配方口感略有差异。对于生长发育缓慢及体重增长不良的患儿，如果病情允许，建议逐步调整为深度水解配方。1岁以上的氨基酸配方口感明显优于1岁以内的氨基酸配方，能量密度可高达1.0 kcal/ml。

3. 特殊组件

（1）中链甘油三酯（MCT）：富含MCT的制剂适用于脂肪消化吸收障碍者及乳糜胸/腹的患儿，难治性癫痫的生酮饮食中也会应用一定比例的MCT。MCT不能提供人体所需的必需脂肪酸，故不能作为人体脂肪的唯一来源。MCT应用过程中需注意患儿消化道耐受情况。

（2）糊精：麦芽糊精是淀粉水解物，含5～10葡萄糖单位。容易与其他食品融合，溶解度好、无特殊气味、口感好、易被人体吸收，一般作为肠内营养糖类的补充剂，用于需要限制蛋白质，增加能量补充的群体。临床一般不单独使用，需要配合一定的肠内营养配方或其他组件共同使用。

（二）肠内营养制剂喂养实例

儿童肠内营养制剂临床应用实例见表24-1。

表24-1 儿童肠内营养制剂喂养实例

病例序号	疾病名称	喂养管路	营养制剂	喂养方式	泵入速度
病例1	食管闭锁术后合并复杂食管气管瘘，胃食管反流	空肠喂养管	根据具体情况选用短肽制剂或氨基酸制剂	持续泵入	根据体重及耐受情况逐渐增加
病例2	神经性厌食	鼻胃管	整蛋白全营养肠内营养制剂	推注或重力滴注	根据进食量及体重增长速度酌情调整
病例3	食道化学性灼伤致狭窄	胃造瘘	整蛋白全营养肠内营养制剂	按时推注	喂养量应满足本年龄段儿童的需要量和手术创伤的额外需求
病例4	牛奶蛋白过敏合并吸入性肺炎	幽门后喂养	氨基酸制剂	持续泵入	满足患儿生长发育需求和炎症反应带来的损耗
病例5	短肠综合征	鼻胃管	整蛋白全营养肠内营养制剂	持续泵入，根据患儿的日常活动选择管饲肠内营养的时间	满足患儿生长发育需求

五、儿童家庭肠内营养常见问题及处置方法

（一）机械并发症

1. 堵管 儿童管饲应用的管路较成年人细，每次使用前后均应仔细冲管，多采用脉冲式冲管。持续泵入的患儿，应注意间断冲管，一般每隔3～4h冲管一次，避免管路堵塞。发生堵管后，可尝试应用成年人管路管理过程的通管方法，建议尽快就近更换。

2. 意外拔管 幼儿意外拔管较常见，看护者在日间应加强看护管理，必要时夜间可适当限制患者上肢的活动范围，关注管路位置。

3. 局部损伤 经鼻置管的患儿，应在定期更换管路时同时更换置管的位置，避免鼻腔长期单侧磨损。

（二）胃肠并发症

1. 呕吐 呕吐见于经胃管喂养或胃造瘘经胃喂养的患儿。喂养后频繁呕吐，应注意调整一次性推注液体量和喂养的间隔时间，酌情减少单次推注喂养量或适当延长喂养间隔时间，必要时可改为重力滴注或间断泵入。

2. 腹泻 腹泻患儿可尝试适当减少单次喂养量或减慢输注速度。注意喂养器皿及管路清洁，避免污染。

3. 体重增长不良 体重增长不良是儿童尤其是幼儿管饲肠内营养的常见问题。应重点考虑能量供给是否充足，以及三大营养素供能比例是否合适，吸收是否良好等问题。

参考文献

[1] PIRONI L, BOEYKENS K, BOZZETTI F, et al. ESPEN guideline on home enteral nutrition[J]. Clinical Nutrition, 2020, 39 (6): 5-22.

[2] LEAH G, RYAN H, JIN J, et al. Home Enteral Nutrition: Towards a Standard of Care [J]. Nutrients, 2018, 10 (8): 1020.

[3] LIM, M L, YONG BYP, MAR MQM, et al. Caring for patients on home enteral nutrition: Reported complications by home carers and perspectives of community nurses [J]. J Clin Nurs, 2018, 27 (13-14): 2825-2835.

[4] D TANG, PARKER E K, FARUQUIE S S, et al. Evaluation of home enteral nutrition services at public hospitals in New South Wales, Australia[J]. Nutrition & Dietetics, 2019, 76 (1): 6-13.

[5] JUKIC, P N, GAGLIARDI C, FAGNANI D, et al. Home Enteral Nutrition therapy: Difficulties, satisfactions and support needs of caregivers assisting older patients[J]. Clinical Nutrition, 2017, 36(4): 1062-1067.

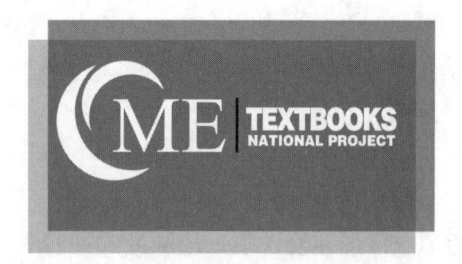

缓和医疗与家庭肠内营养

第25章

宁晓红
中国医学科学院北京协和医院

一、缓和医疗

（一）缓和医疗的定义

缓和医疗（palliative care）给予对治疗已无反应、生存期有限（如恶性肿瘤晚期及非肿瘤疾病晚期，如慢性充血性心力衰竭晚期、慢性阻塞性肺疾病末期等）的患者及其家属全面照护，尽力帮助患者和家属获得最好的生存质量。缓和医疗通过尽可能控制各种症状，同时特别注重减轻其社会、心理、灵性痛苦（spiritual distress）来实现这一目标。

（二）缓和医疗的原则

1. 以患者为中心，而非以患者家属为中心。
2. 关注患者的意愿、舒适和尊严，患者家属次之。
3. 不是以治疗疾病为焦点：导致病况的疾病已经被认定无更好的治疗方法可以使用。
4. 接受不可避免的死亡：患者本人及其家属需要接受这一事实，医务人员更需要学会接受死亡接近的事实，要积极面对和准备，而非只是用"先进的医疗科技手段"抗拒。
5. 不加速也不延缓死亡：不应使用药物加速患者死亡（如安乐死），也不应对生命维持治疗无法带来益处的患者使用生命维持治疗。

（三）缓和医疗的本质和意义

缓和医疗与现行医疗并无冲突，并不需要任何超越现行医疗的新药或新技术，与现行医疗的本质上无异。

现行医疗更重视治愈，工作的焦点在于"正确诊断""正确治疗""治疗有效"，帮助人们"活"下去。缓和医疗的目标是减轻人们由于疾病引发的痛苦，这个痛苦包括来自身体、心理、社会和灵性（spirituality）全方位的痛苦，尤其需要关注那些已经明确生命时间有限的患者及其家属。缓和医疗的目标已不是治愈，也不主要聚焦在原发疾病的治疗，而是积极地帮助患者以有质量的方式走向他们生命的终点。

缓和医疗正视"死亡"（医务人员常害怕谈论并回避），在聚焦"死亡"这个事实的前提下，陪伴和帮助生命走向终点的患者及其家属，帮助患者达到"善终"，帮助他们达到"生死两相安"。

（四）缓和医疗的核心技术

缓和医疗的核心技术包括：①控制患者疼痛及其他的躯体症状；②心理、社会、灵性关怀，这也是当前急性病医疗中最缺乏的部分；③促进各方沟通，如患者家属之间、医患之间、医疗团队内部的沟通。

【临床案例1】

患者，男性，66岁。2021年9月因"咯血丝痰"就诊，确诊为"小细胞肺癌ⅣB期"。骨显像：脊柱多个椎体、右侧第6后肋骨转移。曾行6个疗程卡铂＋依托泊苷＋度伐利尤单抗治疗后，病情进展；经过2个疗程托泊替康方案治疗后，病情继续进展，右侧胸腔积液增多。患者右侧胸痛加重，呼吸困难明显，给予胸腔穿刺引流后症状可缓解。2022年8月病情进展，考虑换用三线化疗，因患者家属表示患者处于疾病终末期，药物不良反应会增加患者的痛苦，遂选择使用安罗替尼2个疗程，2022年9月28日，患者因出现憋气加重就诊于急诊，胸部CT见右侧胸部大量胸腔积液，全肺不张，给予胸腔穿刺引流，症状改善不明显，间断夜间出现呼吸困难加重，痰液不易咳出，指氧饱和度94%（鼻导管吸氧5 L/min情况下），血压120/68 mmHg，心率113次/分，呼吸30次/分，在CT引导下胸腔积液引流置管，给予对症加雾化治疗，但胸闷症状缓解不佳。家属对于是否进一步化疗的意见不统一。

缓和医疗的处理方式

1. 面对面评估患者的症状，了解患者最希望解决的问题，针对呼吸困难，由于引发呼吸困难的病因（肺部肿瘤进展及胸腔积液）已无有效的治愈方法，需要考虑应用吗啡来缓解患者的呼吸困难，直至患者表示对症状的控制可以接受。

2. 关于下一步是否继续化疗：与患者本人沟通，明确患者本人的意愿，若患者和家属意见不一致，应在医师提供充分信息的基础上，考虑通过家庭会议来共同决策，但以患者的意愿为主要参考，讨论患者的照顾地点（在医院还是回家）、临终前是否行有创救治和入ICU，以及离世地点等。

3. 患者的身后事、愿望、家庭关系修和、家属的哀伤和丧葬准备等。

二、缓和医疗理念下的营养支持

在缓和医疗实践中营养治疗的原理和应用的原则与常规医疗并没有本质差别。缓和医疗实践中提到的营养支持和常规医疗中的营养支持的不同源于缓和医疗对患者意愿的关注和治疗目标的审视，共同决策是尊重患者意愿和确定治疗目标时非常重要的工作内容和工作手段。

（一）医患双方的关系

医患双方是协作关系。除知晓终末期患者的营养问题，身体状况评估及营养支持手段之外，临床医师还应与患者方共同制定终末期患者的营养支持方案。在这个过程中，需要营养支持的提供者（医方）与营养支持的接受者（患方）保持密切的沟通与协作。双方不仅要在以"患者为核心"的基本原则下，共同制订个性化、灵活的营养支持目标，还要在完成营养支持的过程中明确自己的角色定位，保持持续、流畅的沟通，以应对在营养支持过程中出现的各种变化。

（二）共同明确营养支持的目标与意义

作为缓和医疗的手段之一，营养支持的根本目标仍然是"以人为本，提高患者生活质量"。在计划或实施营养治疗时，遵循"肯定生命，将死亡视为一个正常的过程，这个过程没有被加速，同样也没有被阻碍或延长，而是减轻该进程中患者身体、心理、社会和灵性多层面的痛苦"的总原则。在此基础上，营养支持的目标还包括与患者建立一种"真诚、温暖、富有同理心"的治疗关系，充分将患者身体症状的管理与患者和家属的情感和精神需求结合起来，使患者及其家庭在面对有死亡威胁的疾病时，尽可能拥有稳定的心态，帮助患者以一种基于患者意愿、有尊严、相对不痛苦的方式走向生命的尽头。

【临床案例2】

患者，女性，41岁。于2019年9月诊断为"卵巢高级别浆液性癌Ⅳb期"，给予手术治疗和术后化疗。2021年5月，肿瘤发生多发转移，给予放疗、化疗、靶向治疗及免疫治疗。2023年1月，患者会阴及肛周的肿物生长迅速，累及尿道口和肛门口，表面破溃，排尿、排便时疼痛难忍，外用利多卡因镇痛效果欠佳。右侧肋骨疼痛，使用丁丙诺啡透皮贴，镇痛效果可，但自觉有眩晕的不良反应。胃肠道功能尚可，但因排便时疼痛严重导致患者不敢进食。

缓和医疗的处理方式

通过与患者沟通，患者表示知晓自己的病情已进展至末期，希望能够减少痛苦，保有尊严（外阴伤口使她觉得尊严尽失）。患者不愿意大量输液，觉得输液是一件痛苦的事情，希望自己能够尝到美食，但又担心大便时疼痛。她惦记自己10岁的儿子，希望自己能够早日回家与儿子团聚。

针对她的情况，我们建议她尝试肠内营养制剂。肠内营养制剂的食物残渣少，能减少她排便时的痛苦；患者可以品尝喜欢的食物；积极通便，减少大便排出时的刺激，排便前可临时使用镇痛药，最大程度地减轻排便时的疼痛；加强全身镇痛治疗直至患者满意。根据她的耐受性逐渐调整肠内营养的用量。同时与患者家属讨论，为患者儿子的哀伤做铺垫和准备，让他逐步知道妈妈的病情严重，生存时间不长。与家属商量是否有机会让患者达成"回家看看"及"尽可能在家里多住一段时间"的愿望。

由于该类患者的营养支持干预相对简易（主要为医师人力成本）且对于卫生条件的要求不苛刻，对于症状负荷不大、情况允许的患者甚至可以在家中接受或自主进行营养支持，减少不必要的就诊和由住院带来的患者家庭的心理和经济成本，有助于达到降低患者心理负担和提高患者家庭满意度的目标。

（三）基于患者生活质量的营养评估和营养支持

终末期患者营养支持的目标不尽相同，有的患者是为了提高生活质量（quality of Life，QOL），有的患者是为了延长生存时间。虽然营养状况可以经由主观全面评定量表（subjective global assessment，SGA）、患者自评主观全面评定量表（patient-generated subjective global assessment，PG-SGA）、营养不良通用筛查工具（malnutrition universal screening tools，MUST）及营养风险筛查量表（nutritional risk screening，NRS）等进行比较全面的评估，但评估要与治疗目标相称。患者最关注的目标（如生活质量）随时变化，因而医师也要不断调整营养支持方案。

【临床案例3】

患者，女性，75岁。诊断为"晚期胃癌"。患者进食极少，只能吃少量小米粥，2022年4月至6月体重下降了10 kg。有腹痛、腹胀、便秘、失眠等多种症状。医疗团队判断她不适合接受针对肿瘤的化疗、放疗等治疗。患者对疾病进入这样的状态不能接受，不愿意接受这个残酷的事实，坚持要求医生给予针对肿瘤的治疗。家属不知道该如何帮助她。

缓和医疗的处理方式

该患者不需要将所有营养评估表都做一遍。通过进食状况和体重变化可判断患者处于营养缺乏的状态，应立即对患者进行营养治疗，但前提是让患者了解营养治疗的方法有哪些，再通过沟通明确患者愿意选择哪种营养治疗的措施。同时，及时给予镇痛药减轻患者的痛苦；针对患者的"不接受现实"做相应的灵性关怀的工作，如通过倾听、同理、人生回顾等过程让患者逐步对疾病和死亡有心理准备。使患者身、心、社、灵都平安的离世是缓和医疗工作者的目标，但也应接纳"并不是每一位患者都能达到这样的境界"。

实际上生命终末期患者食欲减退的情况普遍存在，有些患者甚至没有进食欲望，常有饱胀、恶心和味觉受损等症状，强行规劝进食之后会有腹胀等不适。基于"以患者为中心"的原则，可以按照患者自觉舒适的方式让患者自主决定进食的种类和量，不需要像急性病医疗中那样根据患者的体重计算营养量。终末期患者对于进食成形食物的愿望有时被患者本人或其家属理解为一种"积极生活的表现"。尽管一个人的营养需求可以完全通过管饲和肠外营养来满足，但是"享受食物"的过程不能被这些营养途径所代替，医务人员和家属均应对此予以高度重视。

【临床案例4】

患者，男性，66岁。诊断为"结肠癌肝转移"。总治疗时间达31个月，患者现因完全性肠梗阻，遵医嘱禁食水、接受全肠外营养治疗。患者的预计生存时间以周计算。患者主诉"口渴、口腔疼痛"，且有喝水、喝可乐的强烈意愿。家属希望满足他的愿望，但又不敢违背医嘱。

缓和医疗的处理方式

从治疗完全性肠梗阻的角度看，"禁食水"的处理措施从医疗原则上看是正确的，但从缓和医疗的角度看，患者可以饮水（或可乐）。因此，上述两者并不矛盾：饮水主要是针对患者的口渴、口腔疼痛症状，减轻患者口渴和口腔疼痛是缓和医疗的治疗目标，值得注意的是缓和医疗的处理意见中并非让患者大量饮水。具体建议如下：①进行口腔护理，保持口腔清洁舒适；②让患者小口喝温水（还可以用淡柠檬水和淡茶水），并观察患者的反应，如果不加重患者的痛苦，可以间断少量啜饮；③可以用小喷壶向口腔内间断喷雾，或者使用口腔保湿啫喱减轻口干症状。

患者对生活质量的感知还取决于疾病发展的严重程度，症状出现的频率、持续时间及对自身正常生活的影响。患者在接受营养支持后的活动能力和与外界沟通能力同样影响患者对于营养支持的满意度。患者对于生活质量的要求与临床医师对于患者生活质量的要求（如营养代谢的各方面检测及BMI等客观指标）差异很大。基于"以患者为中心"的原则及尊重患者意愿的考量，在对终末期患者进行营养支持决策时，临床医师需要将自己的专业经验与患者对于生活质量的考量和个人喜好紧密结合起来，与患者共同制定营养支持的最佳方案，而且这个方案可以随着患者的病情、症状及个人意愿的变化而调整。

【临床案例5】

患者，男性，16岁。因"感染后高炎症状态原因未明"入院，入院后出现难以纠正的急性肝功能异常、弥散性血管内凝血（DIC）合并上消出血、鼻衄、口腔黏膜出血，预后极差。患者为家中独子，患者父母虽充分了解病情，但要求继续尽一切可能治疗，医方也一直在多科会诊等多种途径尽全力救治。患者的预计生存时间以天或以周计算。还未与患者本人讨论过病情和预后。患者口渴难忍，想喝水、吃冰棍、喝可乐，主管医师团队觉得非常为难，请缓和医疗会诊。

缓和医疗的处理方式

1. 营养评估：采用任何一种量表进行营养评估，均可得出"营养不良"的结果，因此不必须使用量表评估。

2. 营养支持计划：依据当前病情，暂时持续全胃肠外营养。

3. 最终的营养支持的方案：综合患者的预计生存期和患者意愿，患者及其家属能够理解和认同当前应给予"以舒适和满足愿望为主的治疗"，每天静脉补液量为1300 ml，允许患者吃冰棍，指导患者用海绵棒清理口腔，选择患者喜欢的漱口水漱口，允许患者喝可乐。该患者最终得以出院。

缓和医疗的处理措施都是从"舒适、愿望"的角度出发，使得患者很满足，家属也很欣慰。

（四）营养支持的预先讨论和持续讨论

死亡的定义很明确，但是终末期患者生命的结束是一个"过程"，不是一个"时间点"。

在我国，医师常推迟与患者谈论死亡时间，患者及其家属也不知道如何面对死亡及走向死亡的过程。目前，只有少数患者可以得到缓和医疗的帮助，绝大多数患者没有机会得到缓和医疗的帮助。前期疾病恶化引起的患者身体功能的丧失及强力医疗干预引起的营养摄入能力的丧失，使得终末期患者的营养支持干预并不容易进行。终末期的营养支持，对于维持生命质量的效果有限，患者在其他控制疾病的方法失效后转以营养支持为主的过程中，对疼痛等症状的控制还未达到良好的效果，生命就已经终结。在没有好转希望、充满痛苦折磨的死亡过程中，患方很难从仅针对疾病进行技术性治疗的过程中获得快乐或幸福感，他们急需人文关怀和提高生活质量的需求常无法得到满足。

因此，在当患者被诊断出患有危及生命的疾病时，临床医师就应该与患者开始展开持续和开放性的包括营养支持在内的临终照护措施的相关讨论，并与患者及其家属提前制订计划。在后续的治疗过程中，营养支持和缓和医疗的相关理念也应在原发疾病治疗过程中同时开展，疾病的针对性治疗与缓和医疗的比例和形式也应随着疾病的进展而不断调整。同时，营养支持的方式也随着患者营养摄入能力和营养评估的改变而调整，如临床医师推荐的营养方式会在口服、肠内营养（EN）和肠外营养（PN）之间改变。对于恶性肿瘤患者和慢性疾病终末期患者，他们的机体功能在生命的最后一段时间常呈现波动性的持续下降。对于患者，在疾病治疗初始就给予营养支持比在治疗手段失效时再加入营养支持更好适应，并且在对疾病进行积极干预的过程中加入营养支持，有助于缓解因疾病治疗引起患者虚弱、体重下降和精神萎靡，为终末期积累更好的身体和精神状态，使生活质量的维持或提高成为可能。

【临床案例6】

患者，男性，67岁。诊断为"肠癌肝转移"。化疗过程中出现恶心、进食量减少。除了加强针对化疗不良反应的处理外，还同时给予肠内营养粉剂（安素）口服，每天12～15勺。化疗间歇期患者食欲佳，停用肠内营养粉剂。化疗期间患者食欲缺乏，加用肠内营养粉剂。

患者在确诊26个月后，因体质虚弱明显，停止化疗。患者进食量也不断减少，医师建议留置鼻饲管或经外周静脉穿刺的中心静脉导管（peripherally inserted central venous catheter，PICC），患者均拒绝，希望尽可能自己进食。

缓和医疗的处理方式

患者肠内营养粉剂（安素）的用量增至每天28勺，如此维持了5个月的时间。

在生命的末期，患者的进食量也越来越少，肠内营养粉剂（安素）的摄入量也逐渐减少。患者家属（两个儿子和妻子）尊重患者的选择和做法，陪伴在患者身边，最后患者在家中安然离世，并未应用输液或其他营养支持的措施。

本案例中医务人员和家属尊重患者的意愿，患者以自己希望的方式度过了生命最后的时光。

（五）营养支持对于患者的意义

在给患者进行营养支持时，我们需要考量患者整体利益，医患要时刻共同评价营养支持的得失，需要时刻提醒自己"延长生命不是唯一目标"，临床医师要与患者及其家属达成基于患者意愿的共识：生命的"延长"是在保证患者相对舒适的情况下进行，医患共同完成之前达成的"维护生命质量"的目标。如果在疾病终末期过度使用营养支持延长患者医学意义上的生存时间，很多时候延长的是患者痛苦、绝望的死亡过程。此时人工营养支持不再有提高生活质量的作用，医师有必要向患方提出减少或撤除营养支持的建议。这时我们遵循的是"尊重生命自然进程"的原则，过度施加干预手段在一定程度上侵犯了患者生命与死亡的尊严。在不同宗教背景、教育经历和生活方式、受不同社会伦理和法律规范影响的家庭中，人们对于不惜一切代价保护生命、维护生命的尊严并平静离世的见解常并不一致，因此需要医疗团队协助沟通，沟通时首先要充分了解患方的想法，尤其是患者本人的想法。

在此基础上，临床医师在采取营养支持措施时，应将优先考虑的因素从营养成分的补充转变为临床舒适度的提高，包括不受限制的饮食、疼痛的控制、保障患者的活动能力、稳定患者的心理状况、减轻患者的胃肠功能障碍及避免肠梗阻的发生。同时要关注营养支持的有效性和安全性，采取侵袭性最小、舒适性最高的方式进行营养支持。近期有关共识认为：接近生命终点时，大部分患者只需极少量的食物和水来减少饥渴感并防止因脱水而引起的精神症状，此时过度的营养支持反而会加重患者的代谢负担，影响其生活质量。一项对178例患有严重痴呆的疗养院老年人进行的前瞻性研究显示，之前接受过营养与水化治疗患者在疾病终末期的自发性进食减少和患者自身的不适感无关。大部分患者认为在终末期的人工营养支持不会让自己变得更加舒适。对于生命体征不稳定和多脏器衰竭者，原则上不考虑系统性营养支持。

（六）营养支持决策中的角色定位

1. 患者 具有充分的自主性和决策权。患者的自主权是指患者有权获得自身希望的任何一种治疗，前提是患者具备自主决策的能力。患者的自主权包括：①对于营养支持方式的选择权；②对于营养支持性质、意义和范围，包括潜在的并发症和风险的知情、同意和拒绝权；患者可以在任何时候撤回之前的同意的事项而无须给出理由。虽然患者的拒绝可能难以被他人所理解，甚至会导致自身生命的终结，但仍然应该尊重患者本人的意愿和决定。须保证患者在行使自己权力时必须是完全自愿且无压力。

自主决策能力包括充分获得且完全理解自身状况与治疗内容，只有患者的心理、精神状态平稳正常，经过深思熟虑后才拥有这样的决策能力。如自愿停止营养和水化治疗，是在病情预后不佳和生命垂危的情况下做出的合法的且在医学上可接受的决定，是患者解除无法忍受的痛苦的最后手段，这在很多国家被临床医师和家属认为是得体的死亡方式。

即使患者表达能力受限，在接受营养支持的过程中最轻微的表情变化和肢体动作异常都应被临床医师关注，并且着重考量以确保患者的每一个想法都被接收到。此外，放弃进食和饮水可以被视为一种自我决定死亡的表达方式。对自己生命的自主决定不应与严重的抑郁精神疾病，或者与疾病相关的食欲缺乏相混淆，有时，临床医师很难区分终末期患者是主动放弃生命，还是精神状况出现波动。在没有明确确诊精神疾病的情况下，临床医师与患方持续深入的沟通显得尤为重要，如果此时无法得到患者有效的意愿表达，应按照患者的生前预嘱执行。

2. 家属 给予患者辅助和支持。在患者生命的终末期中，患者家属常会承受比患者更多的悲痛。但在制定营养支持决策时，某些情况下患者家属可以代替患者做出最有利于患者的决定。在患者失去决策能力时，鼓励由患者家属根据对患者意愿的理解来做出营养支持的治疗决定。但是在某些情况下，患者家属并不一定能完全知晓患者当下的意图，因此，鼓励家属在患者确诊有生命威胁的疾病且健康状况下降的过程中，早期与临床医师和患者展开关于治疗偏好和治疗目标的讨论。患者家属可以用各种方式来表达和记录患者的意愿，提前与患者讨论他/她的想法［即预立医疗计划（advance care planning，ACP）］，并保持一致，这有助于在患者没有表达能力时，家属可以遵照患者的营养支持意图，以代理人的身份将患者的治疗愿望准确地传达给医疗团队。

患者家属在家庭中进行的人工喂养成形食物传递的是对患者的关怀，这种"形式喂养"对于实际的营养效果并不大，更多是起到安慰家属的作用。如果喂食不造成患者和家属的困扰或痛苦，是可以进行的。

患者家属在患者即将离去时常处于"爱、不舍、难过"的状态，这会使撤除营养支持非常困难。家属的心态需要从"满足自己内心的情感"变成"帮助患者达成他的愿望"。在患者体重下降等身体状况变差时，应与专业人员沟通讨论，与医师一起做出最有利于患者的决策。

3. 医师 应始终坚持共同决策。医师有充分医学专业知识背景和临床经验，知晓患者在终末期的营养状态并有实施最佳营养支持的能力，但是维持生命的技术不应该是"某种营养支持是合适的、唯一的或主要的决定性因素"。医师的观念需要从"我们能做……"转变为"如果需要可以做……"。不同文化、宗教、生活水平背景的患者向医师提问时，医师要做好咨询师的角色。医师有义务如实、充分地告知患者及其家属相应的信息。同时医师应该以患者为中心，并且充分考虑患者及其家属的感受，建立一个包含双方共识的营养支持决策，这个过程就是共同决策。

营养支持过程中，医师必须保持随时与患者沟通，核实患者希望何种营养支持方式，以及不希望采用何种治疗或干预。倾听患者的意愿，尊重他们对生活质量的理解，而不是把自己的价值观或偏好强加在患者身上，后者常引发患者的抵触情绪和不适。此外，要明确营养支持只是帮助患者的诸多工作内容的一部分，医师不能仅考虑营养支持而忽略其他可以帮助患者的手段和内容。

在患者生命的最后阶段，医师发现现有的营养支持给患者生活质量带来的帮助与不良反应不成比例时，医师有义务向患者家属提出减少或停止现有措施的建议。这可能引发患者家属和医护团队的情感和道德方面的冲突，尽管医师的建议是基于充分医学依据，但不同背景的患方可能对适应证、治疗目标和治疗效果有不同的解读，此时沟通显得尤为重要。例如，医师可以平稳措辞，向患方说明"即使无法治愈，医疗团队也不会停止对患者的照护，医务人员的一切做法都是希望帮助患者和家属减轻身体和社会、心理、灵性痛苦"。沟通不当可能产生摩擦甚至冲突，但是在任何时候让患方掌握最全面、科学的信息，并促使他们做出恰当的决策都是医师的责任。

【临床案例7】

患者，男性，97岁。患者留置PEG管5年，喂养管周围已形成局部疝，须每天换药。营养外科医师建议必要时更换PEG导管。麻醉科医师考虑患者肺部（肺癌+肺部感染）状况后认为他难以接受静脉麻醉下换管，而在局部麻醉下进行换管患者又难以配合。

缓和医疗的处理方式

患者本人已经没有决策能力，之前未留有生前预嘱。患者儿子作为患者的代理人在与其他患者家属商讨后，表示对患者的病情变化有充分的理解和准备，希望能够尽量减少有创操作所引发的痛苦。

经过老年医学科、麻醉科、缓和医学中心、营养外科及消化科共同会诊后，医疗主管团队与患者家属进行沟通，最后决定先稳定病情，以静脉营养为主，待有条件时再考虑麻醉下换管。1个月后伤口情况稳定，逐步恢复PEG营养，患者返回家中继续生活。

三、2016年ESPEN《关于终末期患者营养和水化的伦理学指南》摘录

摘录归纳2016年ESPEN《关于终末期患者营养和水化的伦理学指南》作为参考。

人工营养及补液的先决条件，包括治疗指征及患者的意愿和患者知情同意。然而，在任何情

况下，主治医师都必须做出最终决定并承担责任。

（一）伦理框架

自主性、有利、不伤害和公平是在医疗决定中必须遵循的国际通用的伦理学原则。

1. 尊重自主原则 一个有自主决定能力的患者可以在被充分告知后拒绝治疗，即便这种拒绝会导致患者死亡。患者自主性并不表示在没有医学指征的情况下有权利要求任何患者想要的治疗。

2. 有利、不伤害原则

（1）如果一种治疗的风险和负担超过潜在的益处，那么医师有义务不给予这种治疗。

（2）停止人工营养和水分补充后，医护人员仍必须给予标准照护，以保障患者的最佳生活质量。

（3）人工营养的计划是根据个人治疗的现实目标、患者本人的意愿，以及医师和其他医疗专业人员对病情的评估得出的。

（4）医疗的目的包括延长或维持生命（如有必要需要接受生活质量的短暂恶化），以及为了提高或维持生活质量（如有必要，需要接受缩短剩余寿命）。

（5）在人工营养补充的可行性或有效性不确定的情况下，建议在"尝试"的基础上进行治疗。在患者出现并发症或治疗未达到预期效果时，应停止治疗。

（6）必须根据患者的情况定期评估是否需要持续使用人工营养。

3. 公正原则 每个人都有获得有效的、可行的治疗的平等权利，资源的分配需要有公平性，不得带有任何歧视，避免只能延长痛苦的无效治疗。在资源有限的情况下，必须适当使用道德上适当和透明的标准。

（二）特殊情况

人工营养的补充可以在不同的环境中进行（在医院、疗养院和家里），但在不同环境下都会存在道德伦理上的挑战。

1. 营养、补液与高龄

（1）老年患者的营养治疗通常不只是作为一种临时措施，而是一种确保营养和补液的长期医学手段直至生命结束。在有慢性疾病的情况下，这类治疗可以持续到死亡阶段，需要定期评估持续给予该治疗的医学理由。

（2）放弃饮食可以被视为患者通过对自己生命的自主决定而决定死亡的表达，但不应与严重的抑郁症或与疾病相关的食欲缺乏相混淆。

2. 营养、补液与痴呆

（1）停止人工喂养的决定可能被误解为"不喂食"，因为营养与生命有关，而营养的缺失则与饥饿有关。对于需要支持的进食困难患者，必须制订个体化的照护计划，喂养计划应该被称为"舒适喂食"，以避免措辞上的负面含义。特别是在生命即将结束时的医疗决定，必须仔细选择适当的用语。

（2）对于晚期痴呆的患者，应始终给予谨慎的饮食辅助（人工喂食）。

3. 营养、补液与持续植物状态

（1）任何预后不确定的疾病患者均应给予人工营养和补液。

（2）一旦确诊持续植物状态，必须考虑患者的预先指示或意愿。

4. 营养，补液与缓和医疗 人工营养已成为缓和医疗的一部分，例如，在神经系统疾病和癌症患者中，人工营养可能提高患者的生存率和生活质量，长期家庭肠内营养和肠外营养护理计划也应在考虑范围内。

5. 营养、补液与安宁疗护 目前并没有明确的标准来确定死亡阶段的开始。需要对患者应用个体化的营养干预。

6. 营养、补液与护理 人工营养的使用绝不能以减少护理工作量为目的。

7. 营养、补液与重症监护室 人工营养和补液是对于重症患者的标准疗法。当与治疗目标不符或治疗无效时，必须撤除人工营养和补液。

（三）患者的意愿、信息及许可

1. 患者的权利

（1）在任何情况下，医护人员都必须尊重能够提供同意和做出判断的成年患者的意愿。

（2）与任何其他医疗干预一样，医护人员应告知患者及其代理人该措施的性质、意义和范围，包括潜在的并发症和风险。

2. 患者同意的能力 即使患者没有法律意义上的行为能力，但患者仍有可能表达自己的意愿并参与决策过程。

3. 患者同意能力不足 患者没有能力做出同意和决策，由其代理人（代理人将取决于当地的法律与条规）进行决策。患者代理人需要执行患者的意愿。当患者代理人无法做出有效决策时，医师需要根据患者的症状和指标对患者进行人工营养补给。

4. 预设指示 医护人员可鼓励患者根据当地法律设立预设指示。确认预设指示的有效性和真实性需要一些必要条件。根据法律规定，医师必须尊重有效的预设指示。

5. 生命质量

（1）包括人工营养补给在内的任何治疗手段，必须考虑患者的生命质量。

（2）患者如果因异物困扰而取出喂养管，并表达拒绝维持生命的营养补给时，医护人员必须根据患者之前的陈述、价值观和人生决定进行解读。

（四）艰难决策与道德困境

1. 决策者之间的分歧和紧张

（1）为达成各方都接受的方案，应先考虑所有的可选项，包括听取第二意见、伦理案例讨论、临床伦理咨询，以及来自临床伦理委员会的建议。

（2）在没有适应证，未达到治疗目标或未经同意的情况下，停止营养治疗会导致家庭成员或团队成员（医师、护理人员和其他治疗专业的成员）之间的个人情感和/或道德冲突。

2. 拒绝和撤除营养与补液治疗 没有任何益处或风险获益不成比例的医疗可以被撤除或不予提供。治疗的减少可能意味着逐步停用或减少给药剂量以限制不良反应。

3. 自愿拒绝营养和补液 在预后不佳和临终时，有自主决定能力的患者自愿停止营养支持和补液在法律和医学上是可接受的决定。

4. 文化与信仰 医务人员有责任学习如何在满足患者的精神需求的情况下提供医疗服务。医务人员必须尊重患者及其家属的宗教、种族和文化背景。

5. 强制喂食（神经性厌食症患者不在本讨论之列） 当患者能够同意或做出判断并决定拒绝强迫喂食时，一般禁止违背患者的意愿提供营养。

参考文献

[1] TWYCROSS R WA. Introducing palliative care [M]. 5th ed. Amersham: Halstan Printing Group, 2016.

[2] SCHWARTZ D B, BARROCAS A, WESLEY J R, et al. ASPEN Special report: gastrostomy tube placement in patients with advanced dementia or near end of life [J]. Nutr Clin Pract, 2014, 29: 829-840.

[3] CASARETT D, KAPO J, CAPLAN A. Appropriate use of artificial nutrition and hydration-fundamental principles and recommendations [J]. N Engl J Med, 2005, 353: 2607-2612.

[4] FUHRMAN M P, HERRMANN V M. Bridging the continuum: nutrition support in palliative and hospice care [J]. Nutr Clin Pract, 2006, 21 (2): 134-141.

[5] PASMAN H R W, ONWUTEAKA-PHILIPSEN B D, KRIEGSMAN D M W, et al. Discomfort in nursing home patients with severe dementia in whom artifificial nutrition and hydration is forgone [J]. Arch Intern Med, 2005, 165 (15): 1729-1735.

[6] CHIU T Y, HU W Y, CHUANG R B, et al. Nutrition and hydration for terminal cancer patients in TaiWan [J]. Support Care Cancer, 2002, 10 (8): 630-636.

[7] 黎介寿. 重症患者营养治疗个体化的思考 [J]. 肠外与肠内营养, 2009, 16 (4): 193-194.

[8] CHABOT B E, GOEDHART A. A survey of self-directed dying attended by proxies in the Dutch population [J]. Soc Sci Med, 2009, 68 (10): 1745-1751.

[9] WINTER S M. Terminal nutrition: framing the debate for the withdrawal of nutritional support in terminally ill patients [J]. Am J Med, 2000, 109 (9): 723-726.

[10] DRUML C, BALLMER P E, DRUML W, et al. ESPEN guideline on ethical aspects of artificial nutrition and hydration [J]. Clin Nutr, 2016, 35 (3): 545-556.

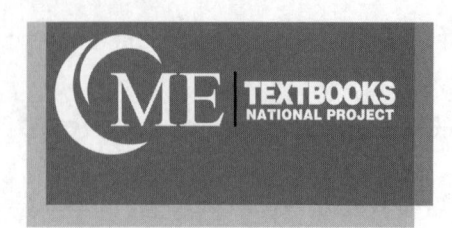

危重症患者的家庭肠内营养

第26章

么改琦　苑润雪
北京大学第三医院　航天中心医院

危重症患者由于机体应激反应使机体处于高分解代谢状态，同时常合并营养摄入不足，胃排空受损和肠道运动障碍等，导致危重症患者常存在营养不良。因此，对危重症患者进行合理、有效的营养支持，对于满足其代谢需求，减少并发症的发生，促进患者尽快康复至关重要。营养支持不仅能够补充外源营养物质，还改善了危重症患者高分解代谢和营养不良的状态，现已成为危重患者各种综合治疗措施的一个重要部分。营养支持的方式主要包括肠外营养（parenteral nutrition，PN）和肠内营养（enteral nutrition，EN）。其中，肠内营养被证明具有维持或恢复胃肠道的完整性，增加肠道菌群的多样性，减少肠道细菌易位，维持肠道的免疫和代谢反应等优势，而受到人们的广泛关注。本章就危重症患者ICU住院期间肠内营养及出院后家庭肠内营养（HEN）的应用与监测作一阐述。

一、概　　述

危重症患者的营养支持主要有肠外营养和肠内营养两种方式。肠外营养是指通过外周静脉或中心静脉等胃肠道之外的途径为机体补充所需要的营养物质，而肠内营养则是指经人体胃肠道为机体提供营养支持，无论哪种方式都可以为危重症患者在能量、营养缺乏时给予及时且有效的营养供给。长期的肠外营养使肠黏膜细胞缺乏能量供给，会进一步削弱危重症患者的肠道屏障功能，而肠内营养更符合人体的生理结构特点，在提供营养物质方面更优于肠外营养，特别是在减少感染并发症方面。2016年，美国重症医学会（Society of Critical Care Medicine，SCCM）和美国肠外肠内营养学（ASPEN）发布的《成年人危重症患者营养支持治疗实施与评价指南》（以下简称SCCM/ASPEN指南）建议，对危重症患者应尽早开始肠内喂养。早期肠内营养不仅能有效改善患者的营养状况及病情的严重程度，还能提高肠黏膜屏障及免疫功能，维护肠道微生态，从而减少并发症风险，缩短患者ICU住院时间，改善预后。其中，肠内营养对危重症患者肠道的屏障功能、免疫功能和肠道菌群的可能影响机制如下。

（一）对肠道屏障功能的影响

人体肠道的表面积庞大，是抵御外界病原体和有害物质的重要屏障，因此，保持肠道的完整性是发挥其屏障功能的首要前提。正常生理状态下，肠道屏障由生物化学屏障、机械屏障和免疫屏障构成。①第一道屏障生物化学屏障，主要是由肠壁杯状细胞分泌的黏蛋白和帕内特细胞分泌的溶菌酶组成，可以有效阻止肠腔内微生物向上皮细胞迁移；②第二道屏障是机械屏障，主要由单层柱状上皮细胞构成，细胞旁的空间则由紧密连接连接起来，进而将肠腔与肠道底层组织分隔开；③第三道屏障是免疫屏障，由与肠道上皮（如肠上皮淋巴细胞、树突状细胞、吞噬细胞等）相关的免疫细胞网络组成。这种生物化学、物理和免疫屏障的结合有效地阻碍了肠腔内的细菌和毒素移位到组织中。当肠道屏障受到损害时，其通透性增高，肠内的细菌及毒素可转移进组织、血液中，引起肠源性脓毒血症，继发全身的炎症反应可能会进一步加重肠道屏障功能的损伤，进而导致脓毒症休克和多器官功能障碍综合征，是危重症患者死亡的重要原因之一。

在饥饿和肠外营养期间，肠黏膜出现降解，导致肠道屏障的通透性减低，发生"肠漏"，使得跨上皮细胞的阻力降低，促进细菌迁移至黏膜下组织，肠道屏障的完整性受损。出现这种现象的机制可能是肠上皮细胞产生的碱性磷酸酶减少，这种酶具有解毒脂多糖和防止细菌越过肠黏膜屏障入侵的能力。动物实验体外和体内模型均表明，肠碱性磷酸酶的表达和功能随饥饿而减少，而肠内营养可以保存肠碱性磷酸酶的表达。此外，动物实验发现，在全肠外营养的过程中，肠道屏障中紧密连接的超微结构发生了改变，与肠内营养相比，其紧密连接的排列更为松散和不完整，使得肠上皮的通透性增加，大大削弱了肠道屏障的抵抗力。

小鼠和细胞培养的体内研究结果表明，肿瘤坏死因子-α（tumor necrosis factor，TNF-α）在全肠外营养过程中表达上调，通过TNF-α与肿瘤坏死因子受体1（tumor necrosis factor receptor 1，TNFR1）和TNFR2的相互作用，闭合蛋白（occludin）、密封蛋白（claudin）及闭合小环蛋白-1（zonula occludens-1，ZO-1）等紧密连接复合体的组成蛋白的表达降低，细菌经上皮移位的阻力也会大幅度降低。而且干扰素-γ可以增强TNFR1和TNFR2的表达，干扰素-γ的显著增加促进上皮细胞凋亡，诱导细菌移位。白介素-10（interleukin，IL-10）是肠道屏障的重要调节剂，它主要来源于上皮内淋巴细胞，是促炎细胞因子（如TNF-α）的有效抑制剂。接受全肠外营养的动物研究表明，IL-10的表达显著下降，这与紧密连接表达的减少和肠上皮抵抗的下降有关，肠上皮细胞中干扰素-γ的表达增加，而IL-10的外部替代可在一定程度上减轻上述肠道屏障的变化。

（二）对肠道免疫功能的影响

如前所述，单纯接受肠外营养时，由于肠道屏障结构的改变，细菌和毒素更容易从肠道迁移到肠上皮下组织，且接受肠外营养的患者发生感染并发症的概率要高于肠内营养，故推测在缺乏肠内营养的情况下肠道的免疫防御功能也可能发生变化。

肠道的免疫防御机制主要由肠道的免疫细胞［统称为肠道相关淋巴组织（gut-associated lymphoid tissue，GALT）包括固有层淋巴细胞、巨噬细胞和Peyer斑］和由帕内特细胞分泌的抗菌蛋白组成。其中，某些抗菌蛋白的表达由细菌与肠上皮细胞的Toll样受体（toll-like receptor，TLR）的相互作用来调节。当细菌位于黏膜细胞的顶端，TLR就能保持对共生细菌的耐受性，当细菌穿过上皮层时，就会诱导炎症以抵御全身感染。对接受全肠外营养的小鼠肠上皮内淋巴细胞和上皮细胞的分析表明，肠内营养的缺失导致TLR的作用下降，可能会引起肠道炎症发生。

Peyer斑是小肠黏膜内的一组淋巴滤泡，由B细胞和T细胞（CD4为主）组成，在其表面覆盖着一层微皱褶细胞，又称M细胞。它能识别胃肠道内的多种抗原，主要吞噬病毒和肠道病原菌，并呈递给免疫细胞，免疫细胞对致病抗原进行加工、转运等。在此过程中被激活的免疫细胞经过循环归巢的过程回到肠黏膜固有层，成为分泌免疫球蛋白A（immunoglobulin，IgA）为主的浆细胞，和效应T细胞参与肠道局部免疫反应。当肠内营养缺失时，Peyer斑中的淋巴细胞数量减少，尤其是CD4淋巴细胞显著减少，进而IgA的浓度也会随之下降，导致肠道免疫防御功能减低。研究表明，即使少量的肠内营养也对肠道免疫功能有益，并可恢复小鼠的IgA浓度和淋巴细胞数量。

肠道CD4和CD8淋巴细胞表达的IL-10，一方面可诱导ZO-1、ZO-2、claudin、occludin等紧

密连接的表达，另一方面也可抑制TNF-α的释放，由于机体在饥饿时淋巴细胞的比例下降，因此，IL-10的浓度也随之下降。Lubbers等使用人内毒素血症模型，表明肠内营养可以发挥抗炎作用，结果显示血清中促炎细胞因子TNF-α和IL-6水平降低，抗炎细胞因子IL-10浓度升高。因此，在缺乏肠内营养时，肠道的免疫功能下降诱发炎症，致使促炎因子和抗炎因子失衡，导致上皮屏障的破坏和细菌移位的发生。

（三）对肠道菌群的影响

与肠外营养相比，肠内营养除了对肠道的屏障功能和免疫防御功能有积极的影响之外，有研究表明，危重症患者肠内营养的缺乏还可能会改变其肠道菌群的组成和结构，进而削弱肠道上皮屏障功能，导致细菌移位，严重时引起脓毒症等严重的全身并发症。

饥饿和肠外营养与细菌多样性的丧失有关，这可能会改变微生物群与宿主免疫系统的相互作用，导致更多的潜在致病菌生长，如大肠埃希菌、沙门菌、耶尔森菌和弧菌，引发感染及肠黏膜中促炎细胞因子的表达增加和屏障功能的丧失。动物实验表明，接受肠内营养的小鼠，其肠道菌群以厚壁菌门为主；而接受肠外营养的小鼠，其肠道内拟杆菌门的比例增加且肠道屏障的功能受损，而值得注意的是，在补充部分肠内营养后，这些变化会被逆转。

此外，危重症患者肠上皮功能出现损害的原因可能是短链脂肪酸（short-chain fatty acid，SCFA）的产生受到影响。SCFA是肠道菌群通过发酵膳食纤维产生的重要代谢产物，包括丁酸、乙酸、丙酸等，是结肠上皮的主要能量来源，并有利于保持肠道功能的完整性。在脓毒症过程中，粪便中SCFA的浓度下降，由于能量供应不足，肠上皮细胞迅速凋亡，导致黏膜上皮屏障受损，出现营养吸收障碍、腹泻和病原体易位等。在移植物抗宿主病小鼠模型中，当摄入能够产生大量短链脂肪酸的菌株时，疾病的严重程度降低，这可以解释为肠道中高浓度的丁酸盐通过增强肠上皮细胞间连接和减少细胞凋亡来改善上皮屏障。

二、住院期间肠内营养应用与监测

（一）营养状态评估

临床上的危重症患者常合并代谢紊乱和营养不良，因此，启动肠内营养首先要对患者进行全面的营养评估。对危重患者营养状况的评估尚无"金标准"，常用的评估工具包括临床和人体测量参数及血清生物标志物，但在敏感性和特异性方面存在局限性。目前，临床上应用的营养评估工具种类较多，且各类筛查评估工具的适用范围及评估方法有所不同，使得营养风险评估结果差异较大，从而给危重患者制定营养治疗方案带来困难。

2016年，SCCM/ASPEN指南建议，对入住ICU的危重症患者运用营养风险筛查2002（nutritional risk screening，NRS2002）和重症患者营养风险评分工具（nutrition risk in the critically ill，NUTRIC）进行营养风险测定。NRS2002是以Kondrup为首的欧洲肠外肠内营养学会（European Society for Parenteral and Enteral Nutrition，ESPEN）专家组开发的营养风险筛查工具，包括人体测量、近期体重变化、膳食摄入情况和疾病的严重程度等四个方面的评估内容。它可有效预测营养不良的风险，并能动态地、前瞻性地判断患者营养状态的变化，在临床上应用较多，被ESPEN和中华医学会肠外肠内营养分会推荐使用。其中，将NRS2002≥3分定义为有营养风险。NUTRIC评分是一种针对危重症患者开发的营养状况评估系统，基于患者年龄，结合急性生理学和慢性健康状况评价Ⅱ（acute physiology and chronic health evaluation，APACHE Ⅱ）评分、脓毒症相关性器官功能衰竭评价（sepsis-related organ failure assessment, SOFA）评分、器官功能不全、入住ICU前住院时间等方面对患者的营养状态进行评估，通过分数量化评估疾病的严重程度和预后。NUTRIC评分（不含IL-6）≥5分为高营养风险。与NRS2002相比，NUTRIC评分更适用于评估危重症患者营养状况。与低NUTRIC评分患者相比，高NUTRIC评分（≥5分）患者增加营养支持，可有效降低患者住院时间及28天死亡率。2019年，ESPEN《重症监护病房临床营养指南》（以下简称"ESPEN指南"）认为，NRS2002和营养不良通用筛查工具（malnutrition universal screening tool, MUST）评分并不只针对危重症患者，缺乏对临床实践和营养管理效用的前瞻性验证，而认为NUTRIC可以显示评分和营养干预结果之间的相互作用。所以，确定合理的营养风险筛查和评估工具对改善患者营养状况及预后帮助很大。

（二）肠内营养方案的制定

1. 启动时机选择 传统观念认为，ICU危重症患者早期应以稳定生命体征为主，而非早期进行营养支持治疗，目前的临床实践认为大多数ICU患者在早期（如住院、复苏、手术或ICU入院后24～48 h）开始肠内营养对患者的临床结局有好处，而非延迟肠内营养。

SCCM/ASPEN指南建议，无法维持自主摄入能量的重症患者在24～48 h以早期肠内营养（early enteral nutrition, EEN）的形式开始营养支持治疗；ESPEN指南建议，对于能够进食的重症患者，口服饮食优于肠内营养或肠外营养，如果无法经口摄入，应在早期应用肠内营养（48 h内），而不是延迟肠内营养，也不是应用早期肠外营养。2017年，欧洲危重病医学会（European Society of Intensive Care Medicine, ESICM）的《重症患者早期肠内营养：ESICM临床实践指南》（以下简称"ESICM指南"）建议，危重症患者应在早期（24～48 h）采用肠内营养而不是早期肠外营养或延迟肠内营养。国外一项随机对照试验将ICU入院后24 h内的早期肠内营养与其他形式的营养支持进行比较，结果显示早期肠内营养与应用所有其他形式的营养支持之间患者的死亡率并没有显著差异，而亚组分析显示，早期肠内营养比延迟肠内营养显著降低了患者死亡率。然而，在某些患者中，应该延迟肠内营养，ESICM指南建议，对于多数成年重症患者，应从较低的速度开始早期肠内营养，当患者处于难以控制的休克、低氧血症和酸中毒、活动性上消化道出血、每6小时的胃残余量＞500 ml、肠道缺血、肠梗阻、腹腔高压综合征，以及难以进行远端喂养的高流量瘘等情况下需要延迟肠内营养。我国《重症患者早期肠内营养临床实践专家共识》（2018年）建议：①排除EN禁忌证后，对重症患者于入住ICU时间为24～48 h启动肠内营养，外科术后患者可提早至24 h内；②对于血流动力学基本稳定、无肠内营养禁忌证的重症患者，应尽早启动肠内营养；③对于血流动力学不稳定的患者，应在液体复苏完成、血流动力学基本稳定后尽早启动肠内营养；④对于大部分重症患者，不建议早期单独使用肠外营养；⑤对于基础营养不良或胃肠道大手术术前已进行肠外营养的重症患者，建议EEN。因此，早期开始肠内营养对危重症患者病情的恢复影响较为重要。

2. 热量/蛋白质等营养成分需要量 与其他临床疾病治疗方案相同，肠内营养治疗也逐渐趋于个体化。SCCM/ASPEN指南认为，在没有影响测量精度的变量的情况下，因使用间接量热法（indirect calorimetry, IC）来确定危重症患者的能量需求较为准确，因此建议使用IC法。但实际临床上该方法实施较为困难，故临床上较常用的是根据患者的体重，利用公式[25～30 kcal/(kg·d)]来计算基本的能量需求，但是也需要取决于患者的基础营养情况。危重症患者因应激或炎症反应导致营养吸收和利用障碍，所以早期足量的营养供应可能会增加患者的负担而不利于恢复，而滋养型喂养可以巧妙地避开这一缺点。该方案是指每天给予患者10～20 kcal/kg或不超过500 kcal热量，减少胃肠不耐受的发生，逐渐在1周后达到目标量的80%是最优的方案，但具体实施方案也需要依据患者的病情。

蛋白质是人体维持基本生命活动的重要营养物质之一，而危重症患者的蛋白质被大量消耗，对蛋白质的需求较大，保证充足的蛋白质摄入对于病情恢复非常重要，具体的补充量也应按照实际情况。一项纳入113个ICU的前瞻性、多中心观察性研究显示，相对于单纯的足量热量喂养，足量热量高蛋白喂养的重症患者28天病死率下降约50%，因此，危重症患者对蛋白质的需求量比热量的需求可能更大。SCCM/ASPEN指南建议，在营养支持中要一直持续评估蛋白质供应的充足性，保证蛋白质的需要量在1.2～2.0 g/（kg·d）。ESPEN指南建议，蛋白质可逐渐增加至1.3 g/（kg·d）。我国《重症患者早期肠内营养临床实践专家共识》（2018年）建议，目标喂养量为104.6～125.5 kJ/（kg·d）[25～30 kcal/（kg·d）]，目标蛋白需要量1.2～2.0 g/（kg·d）。因此，根据患者实际情况合理地确定其热量/蛋白质目标量对病情改善及预后非常重要。

3. 喂养方式、配方选择 肠内营养的喂养方式及营养制剂配方也是如今研究的热点。目前，临床上提倡危重症患者应用鼻饲泵持久少量给予肠内营养，有利于减少相关并发症的产生，但仍缺乏高质量的研究支持，间歇大剂量给予肠内营养的方式更加便捷且成本较低，更适合大部分使用胃管且病情稳定的患者。SCCM/ASPEN指南和ESPEN指南均推荐危重症患者经胃开始肠内营养，对于存在误吸、反流高风险的患者，可选择幽门后喂养或空肠喂养。我国《重症患者早期肠内营养临床实践专家共识》（2018年）指出，肠内营养的途径包括口服、管饲（鼻胃管、鼻肠管）和胃肠造瘘术等。喂养通路的选择原则为：①满足肠内营养需要；②置管方式尽量简单、方便；③尽量减少对患者损害；④舒适和有利于长期带管。

对于营养制剂配方的建议中，SCCM/ASPEN指南建议，危重症患者启动肠内营养时使用标准的聚合配方制剂（以整蛋白为氮源的制剂，区别于以短肽、氨基酸为氮源的制剂），不常规补充肠内谷氨酰胺。既往荟萃分析提示，富含膳食纤维的肠内营养制剂可有效降低腹泻发生率，其中水溶性膳食纤维可酵解产生的SCFA是改善腹泻的主要成分，且目前研究多支持重症患者启动肠内营养时，尤其喂养不耐受者，可考虑应用富含膳食纤维配方。由于预消化的短肽型肠内营养制剂有助于改善喂养不耐受现象，因此，我国《重症患者早期肠内营养临床实践专家共识》（2018年）建议，对下述患者给予预消化的肠内营养配方：存在肠梗阻风险、肠道缺血或严重肠蠕动障碍者，伴持续性腹泻不能耐受其他肠内营养制剂者，伴吸收不良及对膳食纤维反应较差者，重症胰腺炎或短肠综合征等重症患者。

ESICM指南规定的危重症患者进行早期肠内营养的一般原则为：①肠内营养开始时应以较低的速度（10～20 ml/h）启动，并注意监测腹部和胃肠道症状；②当腹部和胃肠道症状缓解且无新增症状，应缓慢开始肠内营养；③喂养不耐受或有新发症状（如腹胀、腹痛或腹内压升高）的患者不应增加肠内营养，而应按照病情轻重及是否存在危险的病理过程（如肠系膜缺血等）决定是以低速进行肠内营养还是结束肠内营养。危重症患者营养支持治疗的方案并不是一成不变的，要根据患者的耐受性、并发症的出现及营养状况的恢复情况逐步调整改进，因而治疗中的评估与监测也是个体化治疗的重要部分。因此，如何根据危重症患者的疾病情况和严重程度及营养状况选择合适的营养配方是今后临床工作中医师需要进一步深化思考和实践的问题。

（三）肠内营养的监测

在临床实践中，危重症患者实施肠内营养时，极易发生腹泻、腹胀和高水平胃残余量（gastric residual volume，GRV）等不耐受的表现。一项对72项研究的系统回顾分析的结果显示，肠内喂养不耐受的患病率为38%。Koekkoek等的研究结果表明，肠内营养不耐受发生率达35%，腹泻发生率在第7天可达20%，高胃残余量发生率达10%；当重症急性胰腺炎患者发生肠内营养不耐受时，主要表现为腹胀（68.52%）、腹泻（42.59%）、便秘（46.30%）。所以针对临床上肠内营养的不耐受现象，及时地进行监测尤为重要。SCCM/ASPEN指南建议，应每天监测患者对肠内营养的耐受性（GRV、呕吐、腹胀、腹泻等）。

ESPEN指南及我国《重症患者早期肠内营养临床实践专家共识》（2018年）提出，对于存在胃肠营养不耐受及高误吸风险的重症患者，应每4小时监测GRV（证据级别：Level 5b）。ESICM临床实践指南建议，对监测GRV＞500 ml/6 h的重症患者实行延迟的胃肠营养。目前较常用的GRV监测方法有抽吸法和超声法等。对于GRV的监测尚存争议，SCCM/ASPEN指南认为，不应将GRV作为接受肠内营养的患者常规监测的指标；仍在监测GRV的患者，如果GRV＜500 ml且没有其他不耐受表现，应避免停用肠内营养。有研究认为，监测胃残余量组可降低呕吐发生率；也有研究认为胃残余量的监测与是否能减少营养不耐受表现并无关联性，且进一步指出比较每24小时随机测量胃残余量，临界值为500 ml和每4小时测胃残余量，临界值为200 ml，呕吐、腹胀的发生率无差别。一项随机对照试验比较了测量和没有测量GRV的肠内营养的呼吸机相关肺炎，二者的发生率无差异；一项荟萃分析发现，不监测与监测GRV危重患者喂养不耐受的发生率均降低，且不会增加死亡率或呼吸机相关肺炎。因此，结合患者的实际临床症状、腹内压联合监测等方式，或许可以提高评估的准确性。

胃肠道是对腹内压升高敏感的器官之一，腹内压与营养不耐受时的胃肠道症状有相关性，对预测营养不耐受有重要价值。ESICM临床营养指南指出，在腹部有病理症状、低灌注或液体过负荷患者开始使用肠内营养和增加肠内营养量时，测量腹内压可为其提供一个额外的数据，用来监测胃肠蠕动缓慢的情况。重症胰腺炎患者肠内营养治疗过程中，也推荐监测腹内压。临床上可通过直接测量法和间接测量法测得腹内压，前者是通过腹腔的引流管或穿刺针连接传感器进行监测，属于有创操作且易导致腹腔感染；后者是指测量膀胱内压力。Bejarano等的队列研究表明，在开始肠内营养之前，腹内压约为14 mmHg的患者有很高的不耐受概率，而腹内压＜11 mmHg者则可以耐受。徐秋胜等的研究显示，当腹内压升高至（17.4±0.41）mmHg时患者易出现胃潴留、腹胀等表现。当腹内压值大于20 mmHg，甚至更高时，肠内营养不耐受也更易发生；同时指出高腹内压应当作为营养不耐受的影响因素。因此，腹内压可能成为危重症患者的客观监测指标。

肠内营养过程中及时且合理的监测，并对出现的不耐受情况积极处理，警惕再喂养综合征，寻找可能的原因，通过调整营养支持配方、喂养速度及喂养途径等方式大多能取得较好效果。

三、家庭肠内营养的应用和监测

家庭肠内营养（HEN）是在专业的营养支持小组指导下，在家庭内进行的肠内营养，是医院内肠内营养的延续。对于需要长期肠内营养的危重症患者来说，由于医院床位紧张、医疗费用增加，在病情稳定后可以在家继续肠内营养，不仅可以改善患者营养状态，减少住院时间和医疗费用，而且还可以提高患者的生命质量。HEN在欧美国家的应用较为广泛，随着HEN技术的不断提高和其独特的优势，在我国的应用也日趋广泛。

（一）家庭肠内营养的适应证与禁忌证

1. 适应证 2019年由ESPEN首次发表了《ESPEN家庭肠内营养指南》（简称"HEN指南"）推荐对存在营养风险或营养不良的患者给予HEN，并列举了一系列需要HEN治疗的疾病，包括神经系统疾病引起的吞咽障碍、恶性肿瘤阻塞、癌症恶病质、慢性阻塞性肺疾病、心脏病、慢性感染，以及由于肝脏、胰腺或肠道疾病引起的吸收不良/消化不良等。HEN的患者可分为短期和长期两类。短期HEN包括大手术后早期、一些疾病的早期康复阶段等，应用的时间一般为2周至3个月；长期HEN应用范围广泛，在危重症患者康复期及晚期肿瘤患者的营养支持治疗中发挥重要作用。

2. 禁忌证 患有严重肠道功能紊乱、胃肠道梗阻、胃肠道出血、严重吸收不良或严重代谢失调等疾病或症状的患者不得使用HEN。此外，HEN指南推荐，如果患者的预期寿命<1个月，患者和/或其法定监护人不同意启用HEN，通常不应启动。

（二）家庭肠内营养方案的制定

1. 启动HEN的时间及准备 对于出院后需要继续肠内营养的患者，HEN指南建议，住院患者在出院前应该建立稳定的肠内营养计划，确定出院后可耐受现有配方及剂量，喂养管位置良好。并且，患者或护理家属应该具备足够独立完成有关管喂的基本能力，包括喂养相关设备的操作等，满足以上条件即可开始HEN。此外，与院内肠内营养不同的是，HEN的启动要保证有专业营养支持小组（包括医师、护士、营养师、药剂师及心理学专家等）的指导、获得各种营养支持制剂的便利途径、家庭成员的参与、管理部门的支持、社会的配合和团体的协作等。其中，专业营养支持小组负责评估及核实家庭情况，包括住房条件、卫生情况、经济状况、心理素质及确认家属的关爱程度等；确定可以HEN后，动态连续评估患者营养状况、制定和调整营养支持方案、建立并维护输注途径，给予相关人员培训（包括肠内喂养管的护理和维护、肠内营养的输注方法、并发症的监测及发现），并发症的评估、处理并发症、随访患者，以及决定中止、继续或更换营养支持方案等。

2. 热量/蛋白质等营养成分需要量 同住院患者相似，HEN患者的能量需要量估算方法可以在出院前采用间接测热法实际测定作为参考。大多数情况下，HEN患者能量需要量为20～30 kcal/(kg·d)，蛋白质需要量为1.0～1.5 g/(kg·d)，成年人每天的液体需要量为35 ml/(kg·d)，大多数标准肠内营养配方为1 kcal/ml能量密度，其中含80%的水，而出现发热、腹泻、呕吐，则需要额外补充水分。多数情况下，每天肠内营养提供1000 kcal能量时，肠内营养配方已含有足够的维生素、矿物质，仅在很少情况下需额外补充矿物质和其他特殊的营养物。不同肠内营养制剂提供的热量和蛋白质多少不同，例如，标准配方的热量密度常为1 kcal/ml，蛋白质提供的能量占14%～16%。高热量密度为1.5～2.0 kcal/ml，可应用于需要限制液体量或需要增加能量的患者。高蛋白质配方适合于高蛋白质需求或蛋白质需要量正常而需要减少能量的患者，这些配方常由蛋白质提供20%～25%的能量。因此，HEN过程中具体热量/蛋白质的需要量要根据患者的营养状态和疾病状态来决定和调整。

3. 喂养方式、配方的选择 HEN途径包括口服营养补充（ONS）和管饲喂养。当患者能安全经口摄入营养物质时，ONS可以满足大部分患者的能量需求，改善患者食物和液体的整体摄入状况从而最终改善临床结局。选择管饲喂养时，既要考虑实施时间的长短，还要根据胃排空能力和误吸可能性决定喂养管位置。HEN指南推荐，使用时间为4～6周的患者可采用鼻饲管进行HEN。当需要长期使用HEN时，推荐使用经皮内镜下胃造口术（PEG）或经皮内镜下空肠造口术（PEJ）。

肠内营养配方包括标准配方、要素膳或半要素膳、匀浆膳、特殊膳、模块化产品。配方的选择主要取决于患者和配方性质两方面。患者因素包括营养需求、既往史和现病史、器官功能、胃肠功能、喂养途径和液体状况；配方性质包括营养成分、能量密度、分子大小、是否含纤维素、渗透压、黏稠度、管理方法和成本。HEN指南推荐患者使用标准配方的商业制剂，而非家庭自备匀浆膳。美国一项调查研究显示，大多数患者使用匀浆膳来补充商业膳的不足；有研究证明，匀浆膳营养成分的浓度不一致可能会导致微量营养素的缺乏、喂养不足、体重下降等，所以匀浆膳的适用性和有效性需要进一步的验证。此外，HEN指南建议，腹泻和便秘的患者均可使用含膳食纤维的肠内营养配方，膳食纤维可以从粪便中吸收水分，有助于控制腹泻，又可以增加粪便容量，有助于减轻便秘，具有双向调节的作用。糖尿病患者可使用含糖量较低、含可缓慢消化的糖类和富含不饱和脂肪酸（尤其是单不饱和脂肪酸）的脂肪的改良肠内营养配方；对于无腹泻、便秘或糖尿病患者，应根据相关专家意见，使用标准的商业肠内营养制度。因此，要根据患者的病情、需要量及患者的耐受程度，帮助决定选用要素膳、标准配方制剂或添加膳食纤维及特殊配方的肠内营养。

（三）家庭肠内营养的并发症及监测

对HEN患者的监测不仅包括营养效果，包括体重、人体成分、水化、肌力和肌功能、膳食摄入量、前白蛋白及压疮情况，由于家属或护工缺乏HEN的专业护理知识，有可能导致HEN并发症的发生，主要包括机械堵管、感染、误吸、胃肠道不耐受、代谢并发症等。因此，HEN营养支持小组应主动定期监测与随访，对HEN护理人员进行健康教育和指导。

1. 机械并发症 Alivizatos的研究显示，HEN患者的管道相关的机械性并发症最常见，如导管堵塞、异位、渗漏等。在HEN过程中，家属可能自行向导管中灌注家庭配制饮食或者喂食药片，因此可能造成堵管，一般堵管用温开水疏通即可；如发现患者出现剧烈的咳嗽，应考虑导管是否异位到气管的可能，如未及时发现不仅会造成误吸，还会可能导致患者的窒息，因此，家属应学会判断导管是否在位的方法，如测量体外导管的长度，在喂养前常规检查导管位置等。经PEG喂养比鼻饲管更有效和安全，且更不容易出现喂养中断、堵管、漏出等状况。HEN指南推荐，对于需要HEN治疗时间超过6周的患者，使用PEG代替鼻饲管。

2. 感染并发症 胃肠造口的一个最常见并发症是造口处的感染，如果患者导管口处出现有引流液渗出、疼痛、肿胀等，需要护理人员马上向营养专家小组报告，由专业人员进行处理。造口后早期因造口部胃壁与前腹壁接触不紧密而产生渗漏，发生腹膜炎是经皮内镜下或X线透视下胃肠造口术的严重并发症之一，因此，在医院进行造口后早期应由医师、护士严密观察处理，待情况稳定后改为HEN。此外，如营养液或营养管路被污染、操作时未注意无菌原则也可能会引起感染并发症，所以对护理人员的健康教育及指导不能忽视。

3. 胃肠道并发症 胃肠道并发症，如腹泻，可能是由于营养液高渗透压、输注速率太快、营养液污染、温度不合适等因素引起，可以尝试调整营养液的类型、速度、温度，以及注意无菌原则等方法，适当应用止泻剂。如长期应用抗生素，还需考虑腹泻是否为抗生素引起。胃内残留液超过150 ml，营养液未加温或输注速度过快，可引起恶心、呕吐，此时应特别警惕误吸引起吸入性肺炎和呼吸衰竭的可能。除了给营养液加温和减慢输注速度外，减少误吸的方法还包括斜卧位、抬高床头及加用胃肠动力药物等。

4. 代谢并发症 HEN应用过程中患者可能会发生血糖紊乱，如果没有及时监测或重视程度不够，高血糖症或低血糖症可能被忽略，对患者的预后造成极大的危害。营养液中糖含量过高或应激状态下糖耐受性下降可表现为血糖过高，此时宜加用胰岛素；出现低血糖时则应增加葡萄糖；如出现腹泻，则应及时地补充适量的水分及电解质等。应及时发现各种代谢并发症，并补充纠正。

HEN是一个有效、相对安全、可以普及的营养支持方法，是危重症患者出院后促进身体恢复和病情好转的关键措施，需要患者与家属、医护人员、医院、厂商及社会的共同参与和保障。

四、总　结

危重症患者的营养支持是重症监护病房工作的医务人员面临的挑战。由于危重症患者的特殊性，无论是院内肠内营养还是出院后的家庭肠内营养，其所需的营养支持要求高、时间长、并发症多，因此营养评估流程、营养方案的制定及对各种并发症的监测与管理需要进一步地规范和完善。

参考文献

[1] WISCHMEYER P E, MCDONALD D, KNIGHT R. Role of the microbiome, probiotics, and 'dysbiosis therapy' in critical illness [J]. Curr Opin Crit Care, 2016, 22 (4): 347.

[2] CLARK J A, COOPERSMITH C M. Intestinal crosstalk-a new paradigm for understanding the gut as the "motor" of critical illness [J]. Shock, 2007, 28 (4): 384.

[3] AL-DORZI H M, ARABI Y M. Nutrition support for critically ill patients [J]. J Parenter Enteral Nutr, 2021, 45 (S2): 47-59.

[4] FOCK R A, BLATT S L, BEUTLER B, et al. Study of lymphocyte subpopulations in bone marrow in a model of protein-energy malnutrition [J]. Nutrition, 2010, 26 (10): 1021-1028.

[5] RAI J, GILL S S, KUMAR B R. The influence of preoperative nutritional status in wound healing after replacement arthroplasty [J]. Orthopedics, 2002, 25 (4): 417-421.

[6] WAN X, BI J, GAO X, et al. Partial enteral nutrition preserves elements of gut barrier function, including innate immunity, intestinal alkaline phosphatase (IAP) level, and intestinal microbiota in mice [J]. Nutrients, 2015, 7 (8): 6294-6312.

[7] KANG W, KUDSK K. Is there evidence that the gut contributes to mucosal immunity in humans? [J]. J Parenter Enteral Nutr, 2007, 31 (3): 246

[8] KREZALEK M A, YEH A, ALVERDY J C, et al. Influence of nutrition therapy on the intestinal microbiome [J]. Curr Opinion Clin Nutr Metab Care, 2017, 20 (2): 131-137.

[9] FREEMONT R, RICE T. How soon should we start interventional feeding in the ICU? [J] Curr Opin Gastroenterol, 2014, 30 (2): 178-181.

[10] MCCLAVE S, MARTINDALE R G, VANEK V W, et al. Guidelines for the provision and assessment of nutrition support therapy in the adult critically ill patient: Society of Critical Care Medicine (SCCM) and American Society for Parenteral and Enteral Nutrition (A.S.P.E.N.) [J]. JPEN, 2016, 40 (2): 159-211.

[11] 孙仁华, 江荣林, 黄曼, 等. 重症患者早期肠内营养临床实践专家共识 [J]. 中华危重病急救医学, 2018, 30 (8): 715-721.

[12] REINTAM B A, STARKOPF J, ALHAZZANI W, et al. Early enteral nutrition in critically ill patients: ESICM clinical practice guidelines [J]. Intensive Care Med, 2017, 43 (3): 380-398.

[13] PU H, DOIG G S, HEIGHES P T, et al. Early enteral nutrition reduces mortality and improves other key outcomes in patients with major burn injury: a meta-analysis of randomized controlled trials [J]. Crit Care Med, 2018, 46 (12): 2036-2042.

[14] FADERL M, NOTI M, CORAZZA N, et al. Keeping bugs in check: the mucus layer as a critical component in maintaining intestinal homeostasis [J]. IUBMB Life, 2015, 67 (4): 275-285.

[15] 杨靖源, 蒙俊, 杨堃. 肠紧密连接蛋白与肠道屏障功能 [J]. 医学综述, 2022, 28 (2): 235-239.

[16] LI P, JIAN J N, CHEN R L. Effect of early enteral nutrition on serum inflammatory factors and intestinal mucosal permeability in patients with severe acute pancreatitis [J]. Turk J Gastroenterol, 2021, 32 (10): 907-912.

[17] GOLDBERG R F, AUSTEN W JR, ZHANG X, et al. Intestinal alkaline phosphatase is a gut mucosal defense factor maintained by enteral nutrition [J]. Proc Natl Acad Sci USA, 2008, 105 (9): 3551-3556.

[18] DEMEHRI F R, KRUG S M, FENG Y, et al. Tight junction ultrastructure alterations in a mouse model of enteral nutrient deprivation [J]. Dig Dis Sci, 2016, 61 (6): 1524-1533.

[19] FENG Y, TEITELBAUM D H. Tumour necrosis factor-induced loss of intestinal barrier function requires TNFR1 and TNFR2 signalling in a mouse model of total parenteral nutrition [J]. J Physiol, 2013, 591 (15): 3709-3723.

[20] FENG Y, TEITELBAUM D H. Tumour necrosis factor--induced loss of intestinal barrier function requires TNFR1 and TNFR2 signalling in a mouse model of total parenteral nutrition [J]. J Physiol, 2013, 591 (15): 3709-3723.

[21] SUN X, YANG H, NOSE K, et al. Decline in

intestinal mucosal IL-10 expression and decreased intestinal barrier function in a mouse model of total parenteral nutrition [J]. Am J Physiol Gastrointest Liver Physiol, 2008, 294 (1): G139-G147.

[22] HODIN C M, LENAERTS K, GROOTJANS J, et al. Starvation compromises Paneth cells [J]. Am J Pathol, 2011, 179 (6): 2885-2893.

[23] IKEZAWA F, FUKATSU K, MORIYA T, et al. Reversal of parenteral nutrition-induced gut mucosal immunity impairment with small amounts of a complex enteral diet [J]. J Trauma, 2008, 65: 360-365.

[24] REBOLDI A, CYSTER J. Peyer's patches: organizing B-cell responses at the intestinal frontier [J]. Immunol Rev, 2016, 271 (1): 230-245.

[25] LUBBERS T, KOX M, DE HAAN J, et al. Continuous administration of enteral lipid- and protein-rich nutrition limits inflammation in a human endotoxemia model [J]. Crit Care Med, 2013, 41 (5): 1258-1265.

[26] LEVESQUE C L, TURNER J, LI J, et al. In a neonatal piglet model of intestinal failure, administration of antibiotics and lack of enteral nutrition have a greater impact on intestinal microflflora than surgical resection alone [J]. J Parenter Enteral Nutr, 2017, 41 (6): 938-945.

[27] RALLS M W, DEMEHRI F R, FENG Y, et al. Enteral nutrient deprivation in patients leads to a loss of intestinal epithelial barrier function [J]. Surgery, 2015, 157 (4): 732-742.

[28] MIYASAKA E A, FENG Y, POROYKO V, et al. Total parenteral nutrition-associated lamina propria inflammation in mice is mediated by a MyD88-dependent mechanism [J]. J. Immunol, 2013, 190 (12): 6607-6615.

[29] WAN X, BI J, GAO X, et al. Partial enteral nutrition preserves elements of gut barrier function, including innate immunity, Intestinal Alkaline Phosphatase (IAP) level, and intestinal microbiota in mice [J]. Nutrients, 2015, 7 (8): 6294-6312.

[30] BARRETT M, DEMEHRI F R, TEITELBAUM DH. Intestine, immunity, and parenteral nutrition in an era of preferred enteral feeding [J]. Curr Opin Clin Nutr Metab Care, 2015, 18 (5): 496-500.

[31] MORON R, GALVEZ J, COLMENERO M, et al. The importance of the microbiome in critically ill patients: role of nutrition [J]. Nutrients, 2019, 11 (12): 3002.

[32] YAMADA T, SHIMIZU K, OGURA H, et al. Rapid and sustained long-term decrease of fecal short-chain fatty acids in critically ill patients with systemic inflammatory response syndrome [J]. J Parenter Enter Nutr, 2015, 39 (5): 569-577.

[33] MATHEWSON N D, JENQ R, MATHEW A V, et al. Gut microbiome-derived metabolites modulate intestinal epithelial cell damage and mitigate graft-versus-host disease [J]. Nat Immunol, 2016, 17 (5): 505-513.

[34] 李莹杰, 吴萍. 重症患者营养评估与治疗的研究进展[J]. 同济大学学报（医学版）, 2020, 41 (5): 662-665, 671.

[35] ZHANG B, ZHANG Z. Association between nutrition risk in critically ill score and mortality may be mediated by nutritional therapy [J]. J Crit Care, 2017, 37: 248.

[36] WISCHMEYER P E, HASSELMANN M, KUMMERLEN C, et al. A randomized trial of supplemental parenteral nutrition in underweight and overweight critically ill patients: the TOP-UP pilot trial [J]. Crit Care, 2017, 21 (1): 142.

[37] COMPHER C, CHITTAMS J, SAMMARCO T, et al. Greater protein and energy intake may be associated with improved mortality in higher risk critically ill patients: a multicenter, multinational observational study [J]. Crit Care Med, 2017, 45 (2): 156-163.

[38] SINGER P, BLASER A R, BERGER M M, et al. ESPEN guideline on clinical nutrition in the intensive care unit [J]. Clin Nutr, 2019, 38 (1): 48-79.

[39] TIAN F, HEIGHES P T, ALLINGSTRUP M J, et al. Early enteral nutrition provided within 24 hours of ICU admission: a meta-analysis of randomized controlled trials [J]. Crit Care Med, 2018, 46 (7): 1049-1056.

[40] PETERSON S J, LATEEF O B, FREELS S, et al. Early exposure to recommended calorie delivery in the intensive care unit is associated with increased mortality in patients with acute respiratory distress syndrome [J]. J Parenter Enteral Nutr, 2018, 42 (4): 739-747.

[41] ALLINGSTRUP M J, ESMAILZADEH N,

[41] WILKENS K A, et al. Provision of protein and energy in relation to measured requirements in intensive care patients [J]. Clin Nutr, 2012, 31 (4): 462-468.

[42] ICHIMARU S. Methods of enteral nutrition administration in critically ill patients: continuous, cyclic, intermittent, and bolus feeding [J]. Nutr Clin Pract, 2018, 33 (6): 790-795.

[43] CHITTAWATANARAT K, POKAWINPUDISNUN P, POLBHAKDEE Y. Mixed fibers diet in surgical ICU septic patients [J]. Asia Pac J Clin Nutr, 2010, 19 (4): 458-464.

[44] YAGMURDUR H, LEBLEBICI F. Enteral nutrition preference in critical care: fibre-enriched or fibre-free? [J]. Asia Pac J Clin Nutr, 2016, 5 (4): 740-746.

[45] ARAÚJO-JUNQUEIRA L, De-Souza D A. Enteral nutrition therapy for critically ill adult patients: critical review and algorithm creation [J]. Nutr Hosp, 2012, 27 (4): 999-1008.

[46] BLASER A R, STARKOPF J, KIRSIMÄGI Ü, et al. Definition, prevalence, and outcome of feeding intolerance in intensive care: a systematic review and meta-analysis [J]. Acta Anaesthesiol Scand, 2014, 58 (8): 914-922.

[47] WESSELINK E, KOEKKOEK KWAC, LOOIJEN M, et al. Associations of hyperosmolar medications administered via nasogastric or nasoduodenal tubes and feeding adequacy, food intolerance and gastrointestinal complications amongst critically ill patients: A retrospective study [J]. Clin Nutr ESPEN, 2018, 25: 78-86.

[48] 陈亭, 王婷, 李清, 等. 重症急性胰腺炎患者肠内营养喂养不耐受状况及其影响因素研究 [J]. 中华护理杂志, 2017, 52 (6): 716-720.

[49] 王濯, 沈梅芬. 监测胃残余量在危重症患者肠内营养中应用效果的系统评价 [J]. 护士进修杂志, 2016, 31 (5): 406-409.

[50] 殷俊, 曹岚, 周思敏, 等. 两种胃残余量监测方案在重症患者胃肠内营养支持中的临床效果分析 [J]. 世界最新医学信息文摘, 2018, 18 (48): 24-25.

[51] REIGNIER J, MERCIER E L, GOUGE A, et al. Clinical Research in Intensive Care and Sepsis (CRICS) Group. Effect of not monitoring residual gastric volume on risk of ventilator-associated pneumonia in adults receiving mechanical ventilation and early enteral feeding: a randomized controlled trial [J]. JAMA, 2013, 309 (3): 249-56.

[52] WANG Z, DING W, FANG Q, et al. Effects of not monitoring gastric residual volume in intensive care patients: A meta-analysis [J]. Int J Nurs Stud, 2019, 91: 86-93.

[53] 程伟鹤, 鲁梅珊, 郭海凌, 等. 危重症患者早期肠内营养喂养不耐受的研究进展 [J]. 中华护理杂志, 2017, 52 (1): 98-102.

[54] 米元元, 黄海燕, 尚游, 等. 中国危重症患者肠内营养治疗常见并发症预防管理专家共识 (2021版). 中华危重病急救医学, 2021, 33 (8): 903-918.

[55] BEJARANO N, NAVARRO S, REBASA P, et al. Intra-abdominal pressure as a prognostic factor for tolerance of enteral nutrition in critical patients [J]. J Parenter Enteral Nutr, 2013, 37 (3): 352-360.

[56] 徐秋胜, 杨宝华, 徐钧, 等. 腹内压监测对开放危重症患者胃肠内营养的影响 [J]. 中国现代医生, 2017, 55 (12): 28-31.

[57] BISCHOFF S C, AUSTIN P, BOEYKENS K, et al. ESPEN guideline on home enteral nutrition [J]. Clin Nutr, 2020, 39 (1): 5-22.

[58] 游倩, 胡雯, 石磊. 2019年《ESPEN家庭肠内营养指南》解读 [J]. 中国全科医学, 2020, 23 (5): 505-510.

[59] 吴国豪. 家庭肠内营养值得关注的若干问题 [J]. 中华医学信息导报, 2022, 37 (7): 15-16.

[60] 李培培, 张丽, 于子荞, 等. 家庭肠内营养的国内外研究进展 [J]. 护理学杂志, 2017, 32 (11): 105-109.

[61] ESCURO A A, HUMMELL A C. Enteral formulas in nutrition support practice: is there a better choice for your patient? [J]. Nutr Clin Pract, 2016.

[62] HURT R T, EDAKKANAMBETH V J, EPP LM, et al. Blenderized tube feeding use in adult home enteral nutrition patients: A Cross-Sectional Study [J]. Nutr Clin Pract, 2015, 30 (6): 824-9.

[63] BORGHI R, DUTRA ARAUJO T, AIROLDI VIEIRA R I, et al. ILSI task force on enteral nutrition: estimated composition and costs of blenderized diets [J]. Nutr Hosp, 2013, 28 (6): 2033-2038.

[64] ALIVIZATOS V, GAVALA V, ALEXOPOULOS P, et al. Feeding tube-related complications and problems in patients receiving long-term home enteral nutrition [J]. Indian J Palliat Care, 2012, 18 (1): 31-33.

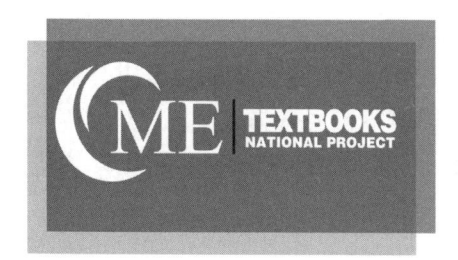

神经系统疾病患者的家庭肠内营养

第27章

魏俊吉
中国医学科学院北京协和医院

一、神经系统疾病家庭肠内营养的背景

神经系统疾病伴发营养问题由来已久，无论神经系统疾病发生急骤还是缓慢；神经功能损害局限还是广泛；病情较轻还是危重，凡是出现意识障碍、精神障碍、认知障碍、神经源性吞咽困难、神经源性呕吐、神经源性胃肠功能障碍、神经源性呼吸衰竭及严重并发症的患者均可增加营养风险或发生营养不足。神经系统疾病的营养支持也是历史悠久，早在1790年就有卒中伴吞咽障碍患者鼻胃管喂养的记录，而近年来对神经系统疾病的营养代谢问题研究也越来越深入，出院之后的康复期——神经系统疾病临床营养管理过程中易受到忽视的一个治疗阶也逐渐进入人们的视野，从管饲（tube feeding，TF）到口服进食期间（特别是康复期较长的神经重症患者）得到适宜的营养支持能够改善患者的预后。

二、需要营养支持的患者及家庭肠内营养的实施条件

对于哪些神经系统疾病的患者需要进行营养支持，哪些患者需要进行营养治疗的风险筛查，从而确定营养方案，以及要实施家庭营养需要具备哪些条件，这些在进行肠内营养之前均需要明确。

（一）需要营养支持的患者

1. 卒中、颅脑外伤、神经系统变性疾病等神经系统疾病伴吞咽障碍的患者。神经系统疾病伴吞咽障碍，既可以威胁患者气道安全，导致误吸或吸入性肺炎，又可造成进食量减少，引起营养不足。
2. 痴呆等神经系统疾病伴认知障碍的患者。神经系统疾病伴认知障碍，常因食欲减退，经口进食困难、活动量增加而普遍存在营养摄入不足和能量消耗增加的问题。老年痴呆患者中，阿尔茨海默病最为常见。
3. 任何原因引起的意识障碍的患者。

（二）需要进行营养风险筛查的患者

1. 神经系统疾病伴吞咽功能障碍的患者，需要进行饮水吞咽试验评估吞咽障碍。
2. 神经系统疾病伴胃肠症状的患者，需要应用急性胃肠损伤分级对急性胃肠功能进行评估。

3. 神经系统疾病患者需要在住院及出院后进行营养风险筛查。

神经系统疾病伴吞咽功能障碍患者因进食减少或不能进食，危重神经系统疾病患者因分解代谢大于合成代谢，甚至部分神经系统疾病患者因病前就已经存在营养不足或营养风险，对于这些患者，在住院期间专业医师会进行营养风险筛查，主要依据NRS2002和NUTRIC评分，根据评估结果制定相应的营养治疗方案，评估的具体流程可见图27-1。

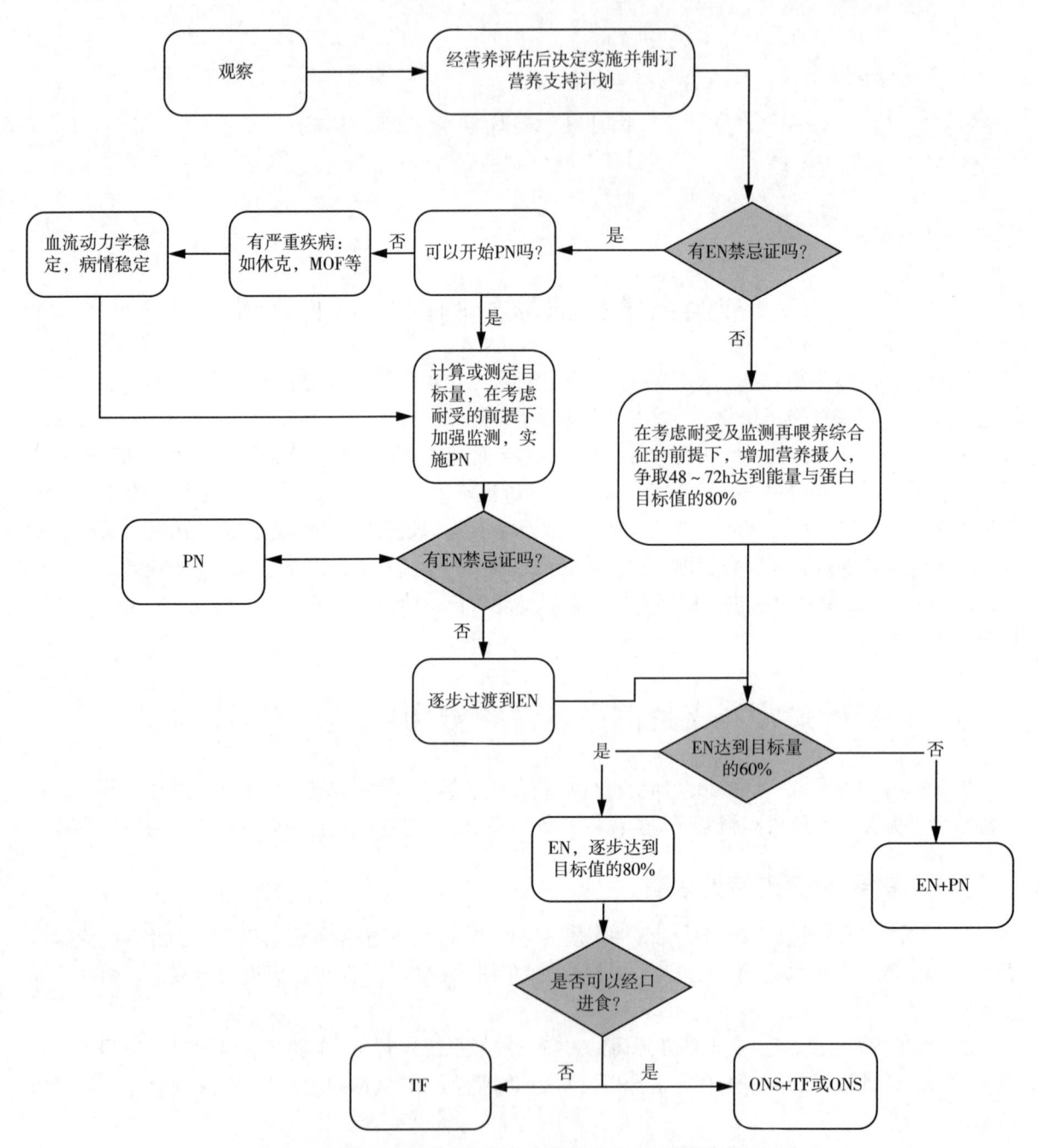

图27-1 临床医生评估是否进行口服营养补充或管饲的流程图

注：EN. 肠内营养；PN. 肠外营养；MOF. 多器官衰竭；ONS. 口服营养补充；TF. 管饲。

（三）实施条件

1. 神经疾病患者的家庭肠内营养途径主要是口服营养补充或经鼻胃管喂养，启动家庭肠内营养需专业医师对患者进行评估，且对看护者进行培训后实施，对于评估后不适合肠内营养及不具有家庭肠内营养能力的患者均不开展。

2. 相关培训主要包括肠内喂养管的护理和维护、肠内营养的输注方法、并发症的监测及发现、建立与营养支持小组成员的联系方法及建立肠内营养制剂的供应渠道等。

3. 医师会对患者需要进行连续的营养评估，住院时开始，一直持续到停止肠内营养，包括①客观营养学指标：人体测量、血浆蛋白质、外周血淋巴细胞计数等；②主观营养学指标：体重变化、食欲、饮食量变化、有无胃肠道功能障碍或病史、器官功能状态等。患者回家后，需要继续与医师保持联系，医师通过家访、电话随访继续评估患者的营养状态，以确定是否改变营养方案。营养支持小组还要定期监督患者对医嘱的执行力，一般来说，住院患者应每天进行依从性监督，而社区或出院患者应至少每周两次进行依从性监督。

4. 看护者经过住院医师的培训过后，还应对看护者提出如下建议：①每天常规进行腹围的测量，监测并记录大便的次数、性状及数量，以帮助医师判断患者是否出现消化道症状，进而影响营养方案的选择；②大部分管饲的情况下，神经系统疾病患者的肠内营养途径是经鼻胃管喂养，因此在无禁忌证情况下，肠内营养时应保持床头抬高30°～45°，可减少误吸导致的吸入性肺炎；③若在置鼻胃管的情况下，持续输注营养液，每4小时或每次中断输注或给药前、后用20～40 ml的温水冲管，营养输注管路应每天更换一次，从而防止管路堵塞。应用经皮造瘘管进行肠内营养，需要每天应用温和肥皂水或清水清理造口，同时防止管道堵塞和脱落。

三、营养治疗的目标

神经系统疾病患者的家庭肠内营养需要延续住院时期的营养治疗目标，与其他疾病不同的是，一些重症神经系统疾病患者在疾病早期可能处于应激的高代谢状态，如中枢性高热、肌强直等，导致基础代谢率增加，且有时需要镇静和镇痛治疗，基础代谢率也可能明显下降，这些具体因素构成了神经系统疾病患者营养治疗的复杂性。在具体评估时，首先，通过计算基础代谢率满足患者的能量目标，其次，各类营养物的目标，主要通过住院期间的专业医师来评估。

（一）能量目标

要进行营养治疗，首先，需要评估患者的能量代谢状况，能量代谢的测量方法多种多样，使用最多的是简单易行的预测公式法，其次是间接测热法。

1. 预测公式法　需通过计算BMI，按照能量和蛋白需求预测公式计算出的能量供给（表27-1）。

表27-1　能量和蛋白需求预测公式

BMI范围和能量目标	蛋白质
BMI < 30 kg/m², 25～30 kcal/kg IBW/day	BMI < 30 kg/m², 1.2～2 g/（kg·d）
BMI 30～50 kg/m², 11～14 kcal/kg ABW/day	BMI 30～40 kg/m², 2.0 g kg IBW/day
BMI > 50 kg/m², 22～25 kcal/kg IBW/day	BMI ≥ 40 kg/m², 最高2.5 g kg IBW/day

注：BMI.体重指数；IBW.理想体重＝身高cm-105；ABW.调整体重（适用于肥胖患者）＝（实际体重-IBW）×0.33＋IBW。

2. 间接测热法基于Weir公式　能量消耗（kJ）＝［3.941×氧气消耗量（L/d）＋1.106×

二氧化碳产生量（L/d）＋2.17×μN（g）]×4.18。其中μN为24h尿素氮。但由于各种指标的获取较为困难，且需要代谢车设备，即使在临床上应用也较少。

（二）蛋白质、糖类和脂质目标

1. 蛋白质目标 神经损伤后的高分解代谢状态与显著的蛋白水解和肌肉丢失相关，导致机体对蛋白质的需求增加，因此一般认为神经系统疾病患者较其他疾病患者有更高的蛋白需求。但目前仍不清楚最佳蛋白质目标应该是多少，也不清楚达到蛋白质能量目标的最佳时机。根据既往的专家推荐意见，患者可按照表27-1来补充蛋白质。若在住院期间，还可通过氮平衡公式：氮平衡（g/24h）=摄入蛋白质（g/24h）/6.25-[尿液中的尿素氮（g/24h）+4]进行评估，但需持续监测患者的各项指标。

2. 糖类目标 进行肠内营养时，糖类是产生能量的首选底物，通常认为糖类是无害的，但高糖可能是导致喂养不耐受的主要原因，肠内营养配方中其他多糖成分也可能导致易感患者的不耐受，在神经外科患者中，应激性高血糖的发生率高，因此建议糖类的供能比不超过60%。如果糖尿病患者要选择特殊剂型的液体营养制剂或粉剂营养粉。

3. 脂质目标 脂质氧化提供了肝脏、心脏和骨骼肌所利用能量的50%以上，所以建议脂肪的供能比不低于25%。除总量外，在肠内营养配方中需仔细评估肠内营养配方中的构成成分，包含的脂肪组成应该限制但不完全排除ω-6脂肪酸，应提供单不饱和脂肪酸、ω-3脂肪酸（DHA和EPA），减少饱和脂肪酸和避免反式脂肪酸的摄入。

四、肠内营养制剂的选择

市面上不同的肠内营养制剂很多，有的是作为药品，在住院期间的治疗大多选择的是此类制剂，而有的作为特殊用途的食品，口服营养补充时期主要选择此类制剂，但具体的制剂选择以营养团队的评估为准，本章只阐述不同营养制剂的分类和选择营养制剂时应遵循的原则。神经系统疾病患者在选择肠内营养时与其他疾病有所不同，例如，帕金森病患者可能需要更少蛋白质的配方，以减轻其运动障碍症状，具体的选择如下。

（一）肠内营养制剂的分类

肠内营养制剂的种类可以按照氮源分为三类：整蛋白型、短肽型和氨基酸型，其中整蛋白型也称为非要素型肠内营养制剂，氮源为整蛋白或蛋白游离物为主，口感好，适用于胃肠功能较好的患者。后两者称为要素型肠内营养制剂，氮源以蛋白水解物为主，经过少量消化过程即可吸收。

1. 整蛋白配方（非要素配方） 以整蛋白作为氮源，低聚糖、麦芽糖糊精或淀粉作为糖类的来源，植物油作为脂肪来源，含有矿物质、维生素和微量元素。这类制剂进入胃肠道后，能够刺激腺体分泌消化液，消化吸收过程与食物类似。临床应用较多的商品化制剂有肠内营养粉[整蛋白（total protein，TP）、安素]、肠内营养乳剂（TP、瑞素、能全力）等。

2. 要素配方

（1）短肽配方（低聚配方）：这类营养制剂氮源来源于蛋白水解物，在小肠中有运输短肽的体系，短肽经小肠黏膜刷状缘的肽酶水解后进入血液，因此较容易被机体利用。它的主要成分为水、麦芽糊精、乳清蛋白水解物、植物油、矿物质、维生素和微量元素等。商品化制剂有肠内营养混悬液（百普力）及肠内营养粉剂（百普素）等。

（2）氨基酸配方（单体配方）：这类营养制剂为低脂的粉剂，无渣，对消化腺体的刺激较小，不需要消化液或极少消化液就可以吸收。商品化制剂有肠内营养粉（爱伦多、维沃）。

3. 特殊配方剂型 如糖尿病型配方，无论是否有糖尿病病史，神经重症患者容易出现高血糖。而高血糖会导致电解质紊乱、感染、死亡率增高等。糖尿病特殊型营养配方通常为低糖高脂，且由标准配方中麦芽糖改为消化较慢的淀粉。与标准肠内营养配方相比，糖尿病配方能有效改善重症缺血性卒中患者的血糖控制，包括液体制剂（如瑞代）和营养粉剂（益力佳SR营养配方粉）。

（二）各类患者的剂型选择原则

1. 胃肠道功能正常的患者 首选富含膳食纤维的整蛋白标准配方，相较于短肽型，整蛋白配方渗透压更低，发生胃肠道不适的情况较少。

2. 糖尿病或血糖增高的患者 有条件的情况下，选择糖尿病适用型配方。无论是否有糖尿病病史，神经重症患者出现高血糖的比例可高达60%。而高血糖是严重ICU并发症的独立风险因素，如电解质紊乱、感染、住院时间延长和死亡率增高等。糖尿病剂型营养配方通常为低糖高单不饱和脂肪酸，且将标准配方中麦芽糖改为消化较慢的淀粉，能够有效控制血糖水平。

3. 低蛋白血症患者 选择高蛋白配方。

4. 糖尿病或血糖升高合并低蛋白血症患者 选择高蛋白配方，但需采用泵注方式，并加强血糖管控。

5. 高脂血症或血脂升高的患者 选择高单不饱和脂肪酸配方。

6. 消化或吸收功能障碍患者 选择短肽型或氨基酸型配方。

7. 腹泻患者 选择可溶性膳食纤维配方。可溶性膳食纤维的补充可减少临床腹泻的发生率，在选择膳食纤维添加剂时，可溶性较差的纤维会导致喂养管堵塞。可溶性较高的纤维在溶解时不呈胶状，如部分水解瓜尔豆胶、小麦糊精、菊粉或低聚果糖，喂养管堵塞概率降低。

8. 颅脑外伤和感染风险较高的患者 选择免疫增强配方。免疫增强配方中含有的精氨酸、谷氨酰胺、ω-3脂肪酸等能改善患者的免疫状况。

9. 限制液体入量患者 选择高能量密度配方。

五、神经系统疾病患者家庭肠内营养常见问题及处置方法

（一）呕吐及腹胀

腹胀的定义对清醒患者为主诉腹部有胀气感，3 h内腹围增加3 cm或3 cm以上，测量方法：采用软尺，测量的起点是受试者的肚脐，腰部做标记后在每次呼气时在相同的地方测量腰围。出现此二类情况需要减慢输注速度和/或减少输注总量，同时寻找原因对症处理，仍不缓解时改为肠外营养。

（二）腹泻

腹泻可定义为24 h内出现3～5次排便或粪便量≥750 ml，肠内营养相关性腹泻是指患者在接受肠内营养治疗2天后出现的腹泻。一般情况下，通过采取调整输入营养液的温度、降低营养液输入量和浓度、控制输注速度、酌情使用止泻药物等措施，一般患者的腹泻症状可以得到有效控制。

（三）便秘

可定义为3天内未出现排便，此时应加强补充水分及选用含有混合膳食纤维营养的配方，必要

时给予药物、低压灌肠或其他促进排便的措施。

（四）管路堵塞和脱落

应通过前文提到的操作预防此类问题，若无法避免此类问题，应选择就近尽快替换管路。

（五）误吸

若发生此类情况，应立即与专业医师联系，同时尽快就医。

参考文献

[1] PIRONI L, BOEYKENS K, BOZZETTI F, et al. ESPEN guideline on home enteral nutrition [J]. Clinical Nutrition, 2020, 39（6）: 5-22.

[2] LEAH G, RYAN H, JIN J, et al. Home enteral nutrition: Towards a standard of care [J]. Nutrients, 2018, 10（8）: 1020.

[3] LIM M L, YONG B Y P, MAR M Q M, et al. Caring for patients on home enteral nutrition: Reported complications by home carers and perspectives of community nurses [J]. J Clin Nurs, 2018, 27（13-14）: 2825-2835.

[4] 中华医学会肠外肠内营养学分会神经疾病营养支持学组，中华医学会神经病学分会神经重症协作组，中国医师协会神经内科医师分会神经重症专业委员会，等. 神经系统疾病肠内营养支持中国专家共识（第二版）[J]. 中华临床营养杂志，2019，27（4）: 193-203.

[5] 中华医学会神经外科分会，中国神经外科重症管理协作组. 中国神经外科重症患者营养治疗专家共识（2022版）[J]. 中华医学杂志，2022，102（29）: 2236-2255.

[6] 中华医学会肠外肠内营养学分会. 成人口服营养补充专家共识 [J]. 中华胃肠外科杂志，2017，20（4）: 361-365.

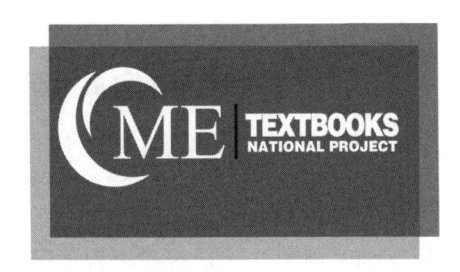

第28章 肠内营养在加速康复外科中的应用

康维明　曾子杨
中国医学科学院北京协和医院

肠内营养是加速康复外科（enhanced recovery after surgery，ERAS）重要的核心理念之一。ERAS最初是由丹麦医师Henrik Kehlet在20世纪90年代提出，并在2001年正式形成的一种围手术期快速康复理念，指采用有循证医学证据的围手术期一系列优化措施，包括入院前教育、术前心理干预、术前预康复、围手术期营养管理、术中麻醉和术后镇痛等一系列优化措施，目的是尽可能减少患者生理和心理的创伤应激，达到术后快速康复的目的。近年来，国内外临床开展了大量ERAS的相关研究，证实患者可从ERAS中获益，从而推动了ERAS在全球范围内的快速发展。其中ERAS的核心理念之一是肠功能的快速康复，肠功能快速康复可促进患者术后多脏器功能恢复，二者相辅相成，有利于患者术后的快速康复。

一、加速康复外科理念中肠内营养的临床应用

ERAS理念是以循证医学为基础，由外科、麻醉、护理、营养、康复、心理等多个学科共同形成的优化围手术期临床路径。营养支持治疗始终贯穿术前、术中和术后各个环节，是外科术后快速康复的重要保障。肠内营养是营养支持治疗的主要方法，是指将营养物质直接传递到胃或小肠进行消化、吸收、利用。相对于肠外营养（静脉输注营养液），肠内营养具有符合生理、可长期使用、相对安全、有效的特点，是ERAS临床路径的主要营养支持治疗方式。

（一）入院前教育宣传

多数患者对外科手术存在不同程度的担忧和焦虑，ERAS理念强调医护人员应向患者介绍麻醉、手术、术后康复的过程及住院时间等，对患者不了解的部分进行详细解答，缓解其术前紧张焦虑情绪。劝导患者改变术前不良生活习惯，戒烟、戒酒，并指导患者营养摄入的均衡，注重补充优质蛋白、必需氨基酸、矿物质、维生素，在术前调整至最佳身心状态，为术后顺利康复打下基础。

（二）术前预康复

术前预康复是在诊断和确定性治疗之间的时期，对患者心理、生理和营养代谢等方面进行针对性干预。多模式预康复优于单一的预康复措施，即包括抗焦虑、体能锻炼和营养支持治疗三联术前预康复。有效的心理预康复能减轻术前焦虑和抑郁对伤口愈合、早期活动、早期恢复进食等带来的负面影响。运动预康复主要包括有氧训练、阻抗耐力训练，通过增强心肺功能，提高器官和组织的

适应性，使患者能够耐受外科手术等带来的应激反应。营养预康复是在心理、运动预康复的基础上给予强化营养补充，增强生理储备，增强对手术的耐受度。肠内营养是患者术前营养预康复最重要的临床营养支持治疗方法。

（三）术前营养筛查、评估和干预

利用营养筛查和评估量表，结合人体测量学指标、实验室指标等综合评价法评估患者是否存在营养不良风险或营养不良，对有治疗指征的患者给予营养干预治疗，改善术前营养状态。

（四）优化麻醉管理、外科技术

优化麻醉管理包括术前缩短禁饮、禁食的时间、术前3 h给予糖电解质溶液，预防性镇痛减轻术后疼痛、术中多模式镇痛，从而减少阿片类药物的使用、预防性止吐治疗等，均有助于术后胃肠功能的快速恢复、减少应激、减少糖耐量异常，使患者早期适应肠内营养。同时，外科微创技术减少了对胃肠道的机械刺激，减少了麻醉药用量，也客观上为胃肠功能的早期恢复提供了有利条件。

（五）术后早期康复治疗

术后营养强调肠内优先，促进胃肠功能早期康复。ERAS理念下的术后充分镇痛、早期拔除引流管等措施可增强患者下床活动的意愿，适度活动有利于胃肠蠕动、减少食物潴留，从而增强患者食欲并减少胃肠功能障碍等并发症。胃肠功能的顺利恢复促进术后快速康复、缩短住院时间、过渡至出院后康复计划。

ERAS理念虽然在一定程度上不同于传统的外科观念，但随着循证医学证据的发展，ERAS理念越来越受到重视。ERAS是一个多学科合作的理念，需要由外科医师、麻醉医师、营养师、护师、心理医师等共同参与其中。以肠内营养为主的营养策略始终贯穿于ERAS全流程，在术前、术中、术后均承担重要角色。ERAS围手术期营养支持治疗，可以促进患者的快速康复（图28-1）。

二、加速康复外科围手术期营养治疗原则

（一）营养五阶梯原则

规范化营养支持治疗应遵循"五阶梯治疗原则"，首先进行饮食营养教育，若不能达标则依次上阶梯治疗，还包括口服营养补充、完全肠内营养、部分肠外营养、完全肠外营养。当本阶梯患者不能满足60%目标能量需求3～5天时，应该选择上阶梯治疗。对于营养不良状态，应寻找营养不良的原因，如食欲下降、咀嚼障碍、吞咽困难、消化不良、胃肠道梗阻、排便异常、治疗干扰及药物影响等，分析饮食不足的心理、生理和社会因素，在此基础上给予个体化的营养饮食指导。如进食无改善，则在正常食物以外应补充性经口摄入营养制剂，即口服营养补充（oral nutritional supplements，ONS）。在饮食+ONS不能满足目标需要量或完全无进食条件，如食管癌完全梗阻、吞咽障碍、严重胃瘫，应选择完全肠内营养（total enteral nutrition，TEN），常用的喂养途径有鼻胃管、鼻肠管、胃造口和空肠造口。在TEN不能满足目标需要量的条件下，应该在部分肠内营养（partial enteral nutrition，PEN）基础上补充性加入部分肠外营养（partial parenteral nutrition，PPN）。尽管ERAS理念强调使用胃肠道消化吸收功能，但对于胃肠道功能不完全者，应用PEN是重建生理功能状态，改善临床结局的选择。当胃肠道功能完全不能使用，完全肠外营养（total parenteral

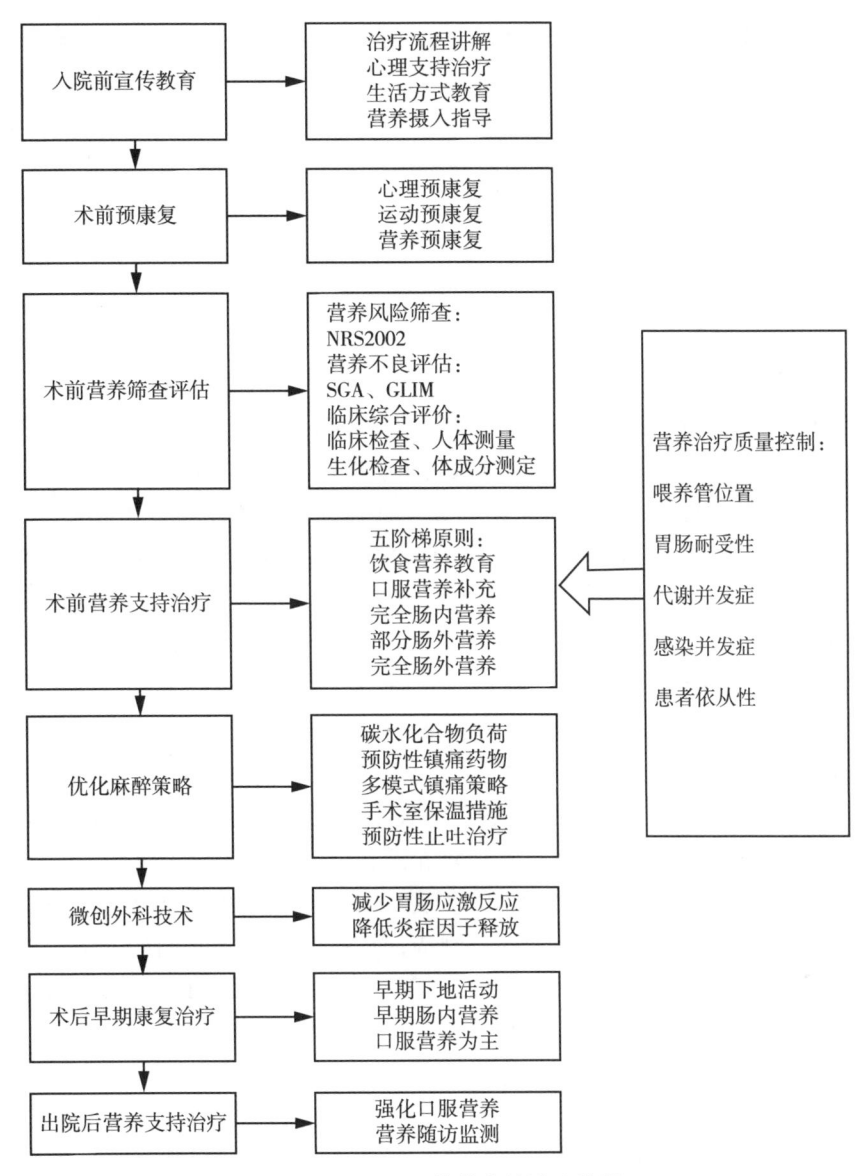

```
入院前宣传教育 → 治疗流程讲解
                  心理支持治疗
                  生活方式教育
                  营养摄入指导
       ↓
术前预康复    →   心理预康复
                  运动预康复
                  营养预康复
       ↓
术前营养筛查评估 → 营养风险筛查：
                   NRS2002
                   营养不良评估：
                   SGA、GLIM
                   临床综合评价：
                   临床检查、人体测量
                   生化检查、体成分测定        营养治疗质量控制：
       ↓                                      喂养管位置
术前营养支持治疗 → 五阶梯原则：                胃肠耐受性
                   饮食营养教育  ←──────────  代谢并发症
                   口服营养补充                感染并发症
                   完全肠内营养                患者依从性
                   部分肠外营养
                   完全肠外营养
       ↓
优化麻醉策略  →   碳水化合物负荷
                  预防性镇痛药物
                  多模式镇痛策略
                  手术室保温措施
                  预防性止吐治疗
       ↓
微创外科技术  →   减少胃肠应激反应
                  降低炎症因子释放
       ↓
术后早期康复治疗 → 早期下地活动
                   早期肠内营养
                   口服营养为主
       ↓
出院后营养支持治疗 → 强化口服营养
                     营养随访监测
```

图 28-1 ERAS 营养支持治疗流程

nutrition，TPN）成为维持患者生存的唯一营养来源。TPN 全营养混合液（all in one）包含每天所需营养物质（糖类、脂肪乳剂、氨基酸、水、电解质、微量元素等），输注途径有外周静脉、经外周静脉穿刺的中心静脉导管（PICC）及中心静脉导管（central venous catheter，CVC）等。

（二）围手术期能量和蛋白质供应

围手术期每天能量的摄入量应尽可能接近机体能量消耗值，以保持能量平衡。采用间接测热法测定机体静息能量消耗值是判断围手术期能量需要量的理想方法，可避免过度喂养或喂养不足。但临床上大多数情况下无条件直接测定患者的能量消耗值，可采用体重公式计算法估算机体的能量需要量。对非肥胖患者，25～30 kcal/（kg·d）能满足大多数手术患者的能量需求。对于 BMI≥30 kg/m² 的患者，可按正常能量目标量的 70%～80% 供给。

机体处于创伤、感染等应激状态时，蛋白分解增多，急性期蛋白合成增加，必需氨基酸需求量将相应增加。在提供足够能量前提下，足量蛋白质供给可纠正负氮平衡、修复损伤组织、促进蛋白质合成，改善患者预后。对于多数手术患者，提供1.2～1.5 g/（kg·d）蛋白质能达到理想的治疗效果，接受大型手术或处于重度应激反应的患者对蛋白质的需求量更高，可按照1.5～2.0 g/（kg·d）补充蛋白质。

老年患者的营养素供给需要符合该年龄段的需求。老年人基础代谢率较青年人下降，应根据其疾病严重程度、代谢状态适当调整能量供给。同时，老年患者胰岛素敏感性也较青年人下降，对存在胰岛素抵抗的患者，其摄入糖类的比例应降低，可在保证必需脂肪酸供应的基础上，适当增加中链甘油三酯的供给。

（三）肠内营养剂的选择

临床常用的肠内营养制剂按氮源可分为非要素型和要素型。非要素型即整蛋白型，要素型包括氨基酸型和短肽型。非要素型制剂以整蛋白或蛋白质游离物为主，口感好，适用于胃肠功能基本正常的患者。要素型制剂以蛋白水解物为主，经少量消化过程即可吸收，适用于胃肠功能受损或吸收不良的患者。但要素型制剂口感相对较差且渗透压较高，容易引起肠腔内渗透负荷过重，导致胃肠不耐受。对于有肠内喂养困难的患者，可加上部分肠外营养，待胃肠道功能逐渐恢复后，逐步过渡到整蛋白型肠内营养。

肿瘤患者常合并免疫功能下降，可在围手术期应用免疫营养，即在标准营养配方中加入免疫营养物，如谷氨酰胺、精氨酸、ω-3多不饱和脂肪酸等进行营养支持治疗。循证医学研究结果表明，免疫营养可以改善消化道肿瘤患者的营养状况，有利于控制急性炎症反应，能对术后快速康复起到一定作用。免疫营养物应在术前开始给予，以便在术后早期发挥其免疫调节及炎症控制作用。

ONS是指正常食物之外的，经口摄入宏观营养素和微量营养素营养配方，以补充日常饮食的不足，属于肠内营养的一种，适用于经规范营养咨询后经口进食仍无法达到目标摄入量的患者。ONS一般为流食或半流食，或者以粉末状形式制成，是将糖类、脂肪、蛋白质和微量元素（维生素和矿物质）按一定比例制成的特殊医学用途配方食品（foods for special medical purpose，FSMP），具有营养结构均衡、使用简单、便于临床管理的优点。

当患者存在营养支持指征时，某些情况下不宜使用或应慎用肠内营养：①完全性机械性肠梗阻、胃肠道出血、严重腹腔感染；②严重应激状态早期、休克状态；③短肠综合征早期；④高流量空肠瘘；⑤持续严重呕吐、顽固性腹泻，严重小肠、结肠炎；⑥胃肠道功能障碍或某些要求肠道休息的病情；⑦急性重症胰腺炎的急性期；⑧无法建立肠内营养喂养通路。此外，糖、氨基酸代谢异常者应使用代谢疾病特异型肠内营养制剂。因此，在使用肠内营养前，应仔细排除不宜使用肠内营养的情况，避免加重病情。

三、加速康复外科临床营养支持治疗实施原则

（一）营养预康复

疾病导致的慢性消耗、机体代谢变化，降低了患者围手术期对手术、各类并发症的耐受性。此外，大手术后患者机体持续分解代谢状态可持续至术后数月，甚至更长时间。预康复是术前有计划、有目标地全面改善患者功能状态，促进短期术后康复并提高长期生活质量。在实施心理预康复（缓解焦虑抑郁状态）和运动预康复（有氧锻炼、肌肉强化）的基础上，营养预康复是维持正氮平衡、促进组织合成代谢的关键。营养预康复应首先满足患者热量需求，在平衡日常消耗、维持能量储存之外给予额外能量，促进生理代谢。应向患者进行基本的饮食宣教，确保宏观营养素的充分摄

入和合理比例，均衡膳食种类，限制酒精摄入。考虑到肌肉蛋白代谢特点，摄入充足的蛋白质是营养预康复的关键，推荐1.5 g/（kg·d）蛋白质摄入量，首选家禽、鱼肉、乳制品、鸡蛋和植物蛋白等优质蛋白。富含必需和支链氨基酸的乳清蛋白，能够增加肌肉蛋白合成，同时具有抗炎和免疫调节性能，也应作为优先考虑。

（二）术前营养风险筛查、评估

实施全程营养管理来实现营养治疗疗效最大化，是ERAS营养支持的目标。营养风险筛查、评估则是实施个体化营养支持治疗的基础。围手术期患者营养状态存在一定差异，表现为围手术期营养风险不同。营养风险是指现存或潜在营养相关因素可导致患者出现不利临床结局的风险。营养风险筛查通过简单有效的筛查工具，可在短时间内识别潜在营养风险，以确定是否需进一步评估营养状态和给予营养干预。常见的营养风险筛查工具有营养风险筛查量表（NRS2002）、营养不良通用筛查工具（malnutrition universal screening tool，MUST）和微型营养评定简表（mini-nutritional assessment short form，MNA-SF）等。NRS2002基于较强的循证证据，被国际上多个营养学会推荐为住院患者营养风险筛查首选工具，也已广泛应用于我国临床实践（NRS2002总分在0～7分，评分≥3分提示存在营养风险，是术前积极干预的指标）。营养评定是在营养风险筛查的基础上，通过临床检查、人体测量、生化检查、人体成分测定及多项综合营养评价等主客观方法，量化营养状况，确定营养不良的类型和程度，并可在治疗过程中监测营养治疗疗效。体重、BMI、去脂体重指数（fat free mass index，FFMI）均为重要的营养评定指标。主观全面评定（subjective global assessment，SGA）量表是美国营养师协会推荐的肿瘤患者营养筛选的首选方法（A级为营养良好，B级为轻至中度营养不良，C级为重度营养不良）。目前，国际上尚无公认标准的营养筛查工具能全面评估营养状态，因此临床实践中可联合多种评价方法，综合人体测量学指标、实验室指标筛查营养风险和营养不良。全球领导人营养不良倡议（Global Leadership Initiative on Malnutrition，GLIM）是国际上最新的营养不良的诊断标准，是在营养风险筛查基础上，分别利用表现型指标（非自主性体重丢失、低BMI、肌肉量降低）和病因型指标（食物摄入或吸收降低、疾病负担或炎症）对患者进行营养不良诊断和严重程度分级。GLIM标准改变了不同国家、地区对营养不良诊断标准不一的现状，使得营养不良诊断有了统一的定义和诊断标准。

（三）术前营养干预策略

对于术前存在营养风险或合并营养不良的患者，应积极进行营养干预。欧洲肠外肠内营养学会（ESPEN）推荐，当合并下述任一情况时应视为存在严重营养风险，进行营养支持治疗：①6个月内体重下降＞10%；②SGA评级C级或NRS2002评分＞5分；③BMI＜18.5；④血清白蛋白＜30 g/L（无肝肾功能不全）；⑤预计围手术期无法经口进食＞5天；⑥摄入能量或蛋白质无法达到目标需要量50%，且持续时间＞7天的患者。营养供给途径包括肠外营养（PN）与肠内营养（EN），应根据患者全身情况及胃肠道功能合理选择营养途径。肠外营养途径具有灵活、快速、按需精确输入营养的优点，但长期使用可引起肠绒毛萎缩、肠黏膜屏障功能受损、肠道菌群移位、肠道激素分泌减少、营养代谢紊乱、肝功能受损等并发症。肠内营养符合生理、简便、安全，卫生经济学指标优于肠外营养。因此当胃肠道有功能时，应首先选择肠内营养。

对于能经口进食的患者，在增加经口饮食的基础上，ERAS理想的营养补充方式是ONS。ONS应遵循循序渐进的原则，如采用啜饮、分次口服或加入日常饮食中等方法，并观察患者耐受性，逐渐增加至目标量。对于存在营养不良的患者，术前应使用ONS≥7天。

对于存在经口进食困难的患者，应选择管饲途径肠内营养，根据疾病情况、喂养时间长短、患者精神状态及胃肠道功能状态，可选择鼻空肠管、胃/空肠造口等。鼻胃管符合生理，置管技术简单，方便早期开始营养治疗，大多数患者都能适用、耐受。经胃管喂养困难或具有高吸入风险时可改为幽门后置管。长期应用鼻胃管或鼻肠管存在鼻部黏膜糜烂、鼻窦炎、食管溃疡或梗阻等潜在风险。因此，有长期（预计喂养时间＞4周）喂养需求时，可选择通过内镜、放射辅助或手术等方式行胃/空肠造口等方式进行肠内营养。对于需行管饲营养支持的患者，患者病情相对较重，可存在心理、生理方面的应激，需对其精神心理状态给予足够重视。应详细解释肠内营养的意义、方式及具体实施方法，增强患者的治疗信心。在治疗过程中应了解其不适反应，给予必要的身心支持。

（四）加速康复外科麻醉管理中肠内营养

作为ERAS理念的重要组成部分，优化的麻醉学管理可以在提供最佳手术条件、最小化疼痛和提供充分安全保障的前提下，促进患者术后的快速康复。

1. 术前糖类补充 术前禁食、禁饮的主要目的是避免术中误吸，但过早的禁食、禁饮易引起口渴、饥饿、烦躁、脱水、血容量减少、低血糖等不良反应，消耗体内肝糖原储备，加重术后胰岛素抵抗，增加心理应激，延长术后康复时间。ERAS理念下的营养代谢管理强调缩短术前禁食、禁水时间，对于无胃排空障碍、误吸风险的患者，可在术前10 h和2 h分别口服12.5%糖类饮品800 ml和400 ml（糖尿病患者可口服矿泉水和/或静脉补充糖电解质溶液）。缩短术前禁食、禁水时间和术前口服糖类饮品，虽不能够显著改善患者营养状况，但可以改善术前的代谢状态，从而减轻手术应激、胰岛素抵抗，减少蛋白质流失和长时间禁食对胃肠功能的损害，为术后早期恢复肠道功能提供基础。

2. 优化镇痛 ERAS理念下的疼痛管理贯穿于术前、术中和术后的围手术期全程。手术创伤引起炎症介质释放和刺激传入增加，术后的疼痛可扩大手术应激并引起自主性反射，加剧术后疼痛，加重恶心、肠麻痹等症状，影响早期下地及早期进食。预防性镇痛和多模式镇痛是ERAS主要的阵痛理念。预防性镇痛可抑制外周和中枢敏化，减少镇痛药物需求，如术前可使用快速通过血-脑屏障的选择性环加氧酶-2（cyclo-oxygenase，COX-2）抑制剂，降低术中应激和炎症反应，起到预防性镇痛的作用。多模式镇痛是联合作用机制不同的镇痛方法或药物，降低每种药物的用量，以减少药物不良反应。例如，切口浸润麻醉与全身性镇痛药的联合应用，可减少术中阿片类药物的用量，减少术后恶心、呕吐、肠道平滑肌抑制，缩短术后肠麻痹的时间，有利于术后胃肠功能的快速恢复。

3. 术中保温措施 术中的低体温会导致热量大量丢失，而术中采取积极保温措施，如保持温暖环境、加热毯预热、静脉液体加温、体腔冲洗液加温等都可预防低体温，减少手术过程中的热量消耗，减少机体应激。

4. 血糖控制 术中高血糖可导致渗透性利尿介导的水电解质紊乱，可导致胰岛素治疗不足患者热量和蛋白质的丢失，因此术中应控制血糖在7.8～11.0 mmol/L。同时全身麻醉患者低血糖反应常被掩盖，术中应避免过于积极的血糖控制，以免引起低血糖导致认知功能障碍等围手术期并发症。

5. 镇吐药预防治疗 术后恶心呕吐（postoperative nausea and vomiting，PONV）的预防是ERAS麻醉管理的重要内容。PONV可导致术后水电解质失衡、误吸、出血等并发症。PONV的多模式预防策略包括非药物预防和药物预防。非药物预防包括尽量避免吸入麻醉药和阿片类药物，缩短术前禁饮时间（术前的糖类补充对降低PONV的发生率有一定益处）。药物预防包括5-羟色胺3受体拮抗剂、糖皮质激素类等。对于有PONV高风险（如晕动症病史、PONV既往史、术后预期需阿片类药物镇痛、非吸烟者等）的患者推荐应用多种方法进行联合预防治疗。

(五)术后肠内营养策略

ERAS术后营养管理主要强调术后早期进食和经口进食,适宜的肠内营养可缩短住院时间,促进术后过渡至正常饮食。早期肠内营养除了可以提供营养底物,更重要的意义在于促进肠道运动功能恢复,维护肠黏膜屏障及免疫功能、防止肠道细菌易位,减少炎性介质释放和并发症的发生。经口进食的意义在于通过食物对口腔、咽、食管、胃的机械刺激产生迷走神经兴奋,使胃肠蠕动增强,刺激胃肠道释放激素,通过体液调节增强小肠蠕动。此外,咀嚼口香糖可以诱发胃肠反射,缩短肠麻痹的持续时间,也可作为促进胃肠功能快速恢复的一种方法。

对于口服无法补充足够营养的患者,应通过管饲给予肠内营养。肠内营养的管饲途径分为两类:①无创置管技术,主要指经鼻胃途径放置导管,根据病情需要,导管远端可放置在胃、十二指肠或空肠中;②有创置管技术,包括经皮内镜下的胃/空肠造口术和外科手术中的空肠穿刺置管造口术。对于接受腹部手术且术后预计口服补充不足的患者,建议在术中留置空肠穿刺造口管或鼻空肠管。对于存在胃肠吻合的手术患者,营养管应置于吻合口远端,减少对吻合口的影响,有利于进行早期肠内营养。

胃肠手术除存在胃肠功能障碍、肠缺血及肠梗阻等情况,推荐术后尽早恢复肠内营养。胃部手术术后1~2天可启动肠内营养,结直肠术后当天待麻醉清醒可尝试经口进流食。术后早期肠内营养可促进胃肠道正常功能、促进机体合成代谢、缩短术后住院时间,且不增加恶心、呕吐和吻合口瘘的发生率。对于多数患者,术后口服营养能满足营养需求。早期进食应从小剂量、多频次开始,根据患者耐受程度逐渐加量。当患者口服营养能达到50%目标量时,首选ONS。如口服摄入无法达到50%目标量,应考虑通过管饲肠内营养进行营养支持治疗。一些大手术后早期胃肠道常处于应激状态,单纯肠内营养可能难以满足机体对蛋白质和能量的需求,如出现喂养不耐受等情况(恶心、呕吐,腹胀、腹痛,肛门排气、排便明显减少,鼻胃管引流量明显增多、胃残余量>500 ml、腹部影像学异常等)。当通过口服和管饲补充的营养量仍无法达到50%的目标量且持续时间>7天时,则应联合应用肠外营养。肠外营养可快速纠正能量供应不足和负氮平衡,促进组织器官功能的恢复,降低围手术期并发症发生率。当胃肠功能恢复,再过渡至全肠内营养,可有效降低围手术期风险,改善临床结局。

(六)出院后营养支持治疗策略

患者在外科大手术后发生体重丢失和功能下降是常见的术后问题,对于术前伴有营养风险或营养不良的患者及胃肠肿瘤患者尤为如此,但术后短期的营养支持治疗常无法纠正其营养不足的状态。此外,部分肿瘤患者术后需进行辅助放化疗等后续治疗,期间胃肠功能不全、食欲下降、恶心呕吐、腹胀不适等问题会重新出现,而肿瘤康复期患者接受营养治疗后,不仅可以减少其营养不良并发症,还能有效改善临床结局,提高长期生活质量。因此,ERAS全程营养管理应从院内延伸至院外,对出院患者继续进行科学合理的营养指导,增强能量和蛋白质摄入。对于出院后处于康复期的患者,摄入1.2~1.5倍静息能量消耗量才能保证良好的合成代谢。如存在早饱、纳差等症状,应尝试少量多餐,适当增加能量密度。对于多数可正常经口进食的患者,可将ONS作为出院后的长期营养补充。推荐对于4级手术的患者术后应继续ONS 4~8周。对于严重营养不良的患者和术后住院时间长或ICU住院时间较长的患者,术后ONS应继续使用3~6个月。对于口服摄入不足的患者,应继续保留鼻胃肠管、空肠造口管等作为营养支持治疗的最后保障。出院后应定期对患者进行营养随访和监测,以及进行营养状态评估,制订合理营养摄入目标,监测患者营养摄入的情况,这对于巩固、维持ERAS快速康复治疗效果有重要意义。

四、肠内营养治疗并发症防治和质量监控

围手术期肠内营养治疗过程中，应进行周密的质量监测，及时发现问题尽早解决，包括喂养管位置不佳、各类并发症、患者依从性低等。密切的营养治疗监控对于治疗计划的顺利实施具有重要意义。

（一）喂养管位置评估

置入喂养管后，患者的活动、胃肠蠕动均可导致喂养管位置改变或脱出。喂养管管口置于空肠时，管道可因活动等原因向外脱出，盘曲于胃内导致呕吐等问题。造瘘管与胃肠壁固定不紧造成胃肠液外溢，或者造瘘管未与腹壁固定造成管道脱出也是常见问题。因此，对于管饲营养患者，应按时监测患者有无呕吐、反流症状，以及喂养管在体外的长度，必要时通过X线等影像学方法进行观察。对位置不当者，应调整位置后再进行肠内营养治疗。

（二）胃肠耐受性评估

肠内营养治疗总体上安全性较高，但使用不当或患者本身存在代谢障碍、感染因素时，可导致胃肠不耐受，影响治疗效果。常表现为腹胀、腹痛、肠痉挛、恶心、呕吐、腹泻和便秘等。当出现胃肠不良反应时，应首先鉴别是否存在机械性或麻痹性肠梗阻，如存在应及时停止肠内营养，若不存在应筛查可能导致胃肠不耐受的因素并对症治疗。

肠内营养制剂相关的胃肠道不耐受因素主要包括膳食纤维不足、高渗配方、温度过低、输注速度过快、微生物污染、胃排空过快、乳糖不耐受、糖类/脂质吸收不良等，可通过改善配方、减缓进食速度、适宜加温、规范无菌操作等方法进行防治。

非肠内营养制剂相关的胃肠道不耐受因素主要包括抗生素引起的菌群失调、胃肠功能障碍（短肠、肠黏膜萎缩、胰腺炎等）、胃潴留、长期卧床等。对于抗生素相关的菌群失调可停用相关药物并给予益生菌调节菌群。肠道功能障碍患者可考虑先给予部分PN纠正营养不良状态，EN从小剂量、低浓度开始补充。胃潴留患者可抬高床头、加用胃动力药或改变肠内营养途径，鼓励患者下地活动，促进胃肠功能改善。

（三）代谢并发症

肠内营养治疗过程中的代谢相关并发症包括水、电解质及酸碱平衡紊乱，糖代谢异常、微量元素异常、维生素及必需脂肪酸缺乏等。按时监测患者出入量、血生化检查对于保障营养支持治疗的安全性具有重要意义。

高渗、高蛋白配方或气管切开、机械通气、昏迷状态均可导致高渗性脱水，此时应改用或调配等渗肠内营养并增加摄水量。心、肾、肝功能不全时，容易出现水潴留，应监测出入量并严格限制入量。高血钾应考虑是否存在肾功能不全及肠内营养配方中钾含量过高。低血钾除考虑是否存在限钾摄入的情况（如肾功能不全时），也应考虑胰岛素应用时的钾转移。高血糖可能与肠内营养配方中糖含量偏高有关，对糖尿病患者应选用糖尿病专用配方，同时也应考虑应激状态下也可发生高血糖。低血糖可能与突然停用肠内营养有关，应考虑胰岛素使用不当的情况。

围手术期应激状态下体内分解代谢明显高于合成代谢，容易引起微量元素的缺乏。透析、肠瘘患者容易丢失微量元素，短肠综合征患者存在微量元素的吸收障碍，均是微量元素缺乏高危人群。因此，营养支持治疗过程中应监测微量元素水平，对于微量元素不足的患者，首选口服制剂补充，

若存在口服障碍或吸收不良，需使用多种微量元素注射液。

（四）感染并发症

肠内营养常见的感染相关并发症包括误吸导致的吸入性肺炎和营养液污染造成的胃肠道感染。营养液误吸与床头未抬高、喂养管位置不当、喂养管过粗、胃排空障碍及昏迷、神经肌肉疾患有关，可通过抬高床头、调整喂养管的位置、使用软管细管、减慢滴注速度等预防，或通过改用胃/空肠造口等方式有效避免其发生。营养液污染的可能原因有配制环境污染、配制器械不洁、储存温度不当或时间过长、患者口腔不清洁等。在肠内营养配制过程中应遵循无菌原则，已打开的营养制剂在常温下存放的时间应不超过12 h，冷藏在冰箱（储存温度为4 ℃）应不超过24 h。

（五）患者依从性

1. 营养宣教　对于维持患者依从性，确保营养支持治疗的顺利实施至关重要，主要包括①营养知识科普：使患者理解营养支持对改善健康结局的重要性；②营养素使用指导：向患者充分说明肠内营养的使用方式，如ONS的摄入目标量、冲配方式和服用方式。

2. 饮食动机方面　需要筛查潜在的精神性厌食或抑郁导致进食减退的因素，及早对其进行心理干预。此外，口腔黏膜炎、吞咽功能障碍以及肿瘤引起的食欲减退，均会限制经口摄入量，故在实施ONS前需对患者的经口进食能力进行评估，以确定经口途径实施肠内营养的可行性。与管饲营养和肠外营养不同，ONS常依赖患者自觉服用，在缺少医护人员或照护者帮助或监督时，存在漏服ONS的情况，因此也需定期监测患者实际摄入情况，避免耽误治疗计划的实施。

五、加速康复外科肠内营养的展望

自ERAS理念提出以来，肠内营养就是其倡导的核心理念之一。从术前的预康复，到术前的缩短禁食、禁饮时间，以及术后的早期进食，都是在循证医学的时代背景下对传统临床实践方法的改进，体现了现代医学不断更新、修正、完善的特点。需要注意的是，ERAS肠内营养治疗"理念"不是一成不变的，需要更多的医学证据完善、优化其临床路径，其具体实施也应基于临床实际情况，根据具体情况作出调整。

参考文献

[1] KEHLET H, WILMORE D W. Evidence-based surgical care and the evolution of fast-track surgery [J]. Ann Surg, 2008, 248（2）: 189-198.

[2] 刘子嘉，黄宇光. "三联预康复"：ERAS的术前优化. 医学与哲学[J]. 医学与哲学，2017，38（12）：11-14.

[3] 江志伟，李宁. 结直肠手术应用加速康复外科中国专家共识（2015版）[J]. 中华胃肠外科杂志，2015（8）：785-787.

[4] 中华医学会肠外肠内营养学分会，中国医药教育协会加速康复外科专业委员会. 加速康复外科围术期营养支持中国专家共识（2019版）[J]，2019，18（10）：897-902.

[5] 石汉平，许红霞，李苏宜，等. 营养不良的五阶梯治疗[J]. 肿瘤代谢与营养电子杂志，2015（1）：5.

[6] 中华医学会肠外肠内营养学分会. 成人围手术期营养支持指南[J]. 中华外科杂志，2016，54（9）：641-657.

[7] 中华医学会肠外肠内营养学分会老年营养支持学组. 中国老年患者肠外肠内营养应用指南（2020）[J]. 中华老年医学杂志，2020（2）：119-132.

[8] 吴蓓雯，叶向红，李素云，等. 提高口服营养

补充依从性临床管理实践的专家共识[J]. 肿瘤代谢与营养电子杂志, 2021, 8(5): 8.

[9] 广东省药学会. 肠内营养临床药学共识（第二版）[J]. 今日药学, 2017, 27(6): 11.

[10] 周岩冰. 胃肠肿瘤患者的术前预康复[J]. 中华胃肠外科杂志, 2021, 24(2): 6.

[11] KONDRUP J, ALLISON S P, ELIA M, et al. Educational and Clinical Practice Committee, European Society of Parenteral and Enteral Nutrition (ESPEN). ESPEN guidelines for nutrition screening 2002 [J]. Clin Nutr, 2003, 22(4): 415-21.

[12] JENSEN G L, CEDERHOLM T, CORREIA MITD, et al. GLIM criteria for the diagnosis of malnutrition: a consensus report from the global clinical nutrition community [J]. J Parenter Enteral Nutr, 2019, 43(1): 32-40.

[13] WEIMANN A, BRAGA M, CARLI F, et al. ESPEN practical guideline: Clinical nutrition in surgery [J]. Clin Nutr, 2021, 40(7): 4745-4761.

[14] 中华医学会外科学分会胃肠外科学组, 中华医学会外科学分会结直肠外科学组, 中国医师协会外科医师分会上消化道外科医师委员会. 胃肠外科病人围手术期全程营养管理中国专家共识（2021版）[J]. 中国实用外科杂志, 2021, 41(10): 1111-1125.

[15] 中国医师协会麻醉学医师分会. 促进术后康复的麻醉管理专家共识[J]. 中华麻醉学杂志, 2015, 35(2): 141-148.

[16] 佟冰渡, 田雪, 陈亚萍. 脊柱术后患者麻痹性肠梗阻的研究进展[J]. 中国护理管理, 2020(2): 4.

[17] 中华医学会肠外肠内营养学分会, 石汉平, 方玉, 等. 多种微量元素注射液临床应用中国专家共识（2021）[J]. 肿瘤代谢与营养电子杂志, 2021, 8(4): 8.

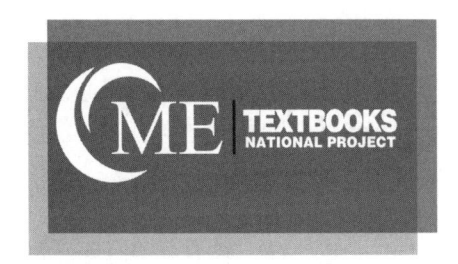

肠内营养相关操作步骤及流程（视频）

附 录

手机端：扫描二维码→点击"报名学习"→关注并注册中华医学教育在线→进入"我的课程"→选择"《家庭肠内营养》配套视频"→点击"开始学习"

PC端：登录中华医学教育在线http：//cmeonline.cma-cmc.com.cn/→注册→进入"我的课程"→选择"《家庭肠内营养》配套视频→点击"开始学习"

扫码免费观看本书配套视频

视频1：家庭肠内营养患者出院宣教和上门访视。

视频2：手工及搅拌机冲配肠内营养粉剂操作方法。

视频3：腹腔镜下空肠穿刺营养管置入术。

视频4：腹腔镜下胃肠吻合 鼻-空肠营养管置入术。

视频5：经皮内镜下胃穿刺置管术/经皮内镜下胃造口-空肠置管术。

视频6：经皮内镜下胃穿刺置管术（PEG）肠内营养护理操作技术。

视频7：经皮内镜下胃穿刺置管术（PEG）瘘口周围皮肤感染的护理。

学习培训及学分申请办法

一、《国家级继续医学教育项目教材》经原卫生部（现为国家卫生健康委员会）科教司、全国继续医学教育委员会批准，由全国继续医学教育委员会、中华医学会联合主办，中华医学电子音像出版社编辑出版，面向全国医学领域不同学科、不同专业的临床医生，专门用于继续医学教育培训。

二、学员学习教材后，在规定时间（自出版日期起 1 年）内可向本教材编委会申请继续医学教育 II 类学分证书，具体办法如下：

方法一：PC 激活

1. 访问"中华医学教育在线"网站 cmeonline.cma-cmc.com.cn，注册、登录。
2. 点击首页右侧"图书答题"按钮，或个人中心"线下图书"按钮。
3. 刮开本书封底防伪标涂层，输入序号激活图书。
4. 在个人中心"我的课程"栏目下，找到本书，按步骤进行考核，成绩必须合格才能申请证书。
5. 在"我的课程"－"已经完成"，或"申请证书"栏目下，申请证书。

方法二：手机激活

1. 微信扫描二维码 关注"中华医学教育在线"官方微信并注册。
2. 点开个人中心"图书激活"，刮开本书封底防伪标涂层，输入序号激活图书。
3. 在个人中心"我的课程"栏目下，找到本书，按步骤进行考核，成绩必须合格才能申请证书。
4. 登录PC端网站，在"我的课程"－"已经完成"，或"申请证书"栏目下，申请证书。

三、证书查询

在PC端首页右上方帮助中心"查询证书"中输入姓名和课程名称进行查询。

《国家级继续医学教育项目教材》编委会